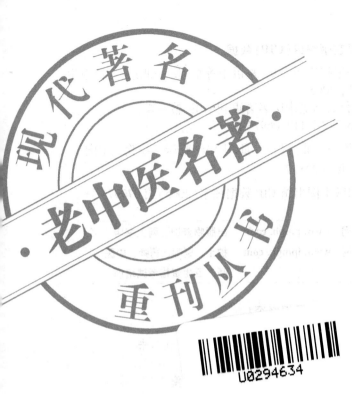

现代著名老中医名著重刊丛书

老中医名著

祝谌予 翟济生 施如瑜 施如雪 整理

第一辑

U0294634

现代著名老中

施今墨

临床经验集

人民卫生出版社

图书在版编目(CIP)数据

施今墨临床经验集/祝谌予等整理. —北京:人民卫生
出版社,2005.9

(现代著名老中医名著重刊丛书 第一辑)

ISBN 978-7-117-06974-8

Ⅰ.施… Ⅱ.祝… Ⅲ.中医学临床 – 经验 – 中国 –
现代 Ⅳ.R248.7

中国版本图书馆 CIP 数据核字(2005)第 079971 号

门户网:www. pmph. com	出版物查询、网上书店
卫人网:www. ipmph. com	护士、医师、药师、中医
	师、卫生资格考试培训

现代著名老中医名著重刊丛书

第 一 辑

施今墨临床经验集

整　　理:祝谌予 等

出版发行:人民卫生出版社(中继线 010 – 59780011)

地　　址:北京市朝阳区潘家园南里 19 号

邮　　编:100021

E – mail:pmph @ pmph. com

购书热线:010 – 59787592　010 – 59787584　010 – 65264830

印　　刷:中农印务有限公司

经　　销:新华书店

开　　本:850 × 1168　1/32　印张:11.5

字　　数:243 千字

版　　次:2005 年 10 月第 1 版　2024 年 3 月第 1 版第 22 次印刷

标准书号:ISBN 978-7-117-06974-8/R · 6975

定　　价:21.00 元

打击盗版举报电话:**010-59787491**　E-mail:**WQ @ pmph. com**

(凡属印装质量问题请与本社市场营销中心联系退换)

出 版 说 明

　　秦伯未、施今墨、蒲辅周等著名医家,既熟通旧学,又勤修新知;既提倡继承传统中医,又不排斥西医诊疗技术的应用,在中医学发展过程中起到了承前启后的作用。这批著作均成于他们的垂暮之年,有的甚至撰写于病榻之前,无论是亲自撰述,还是口传身授,或是其弟子整理,都集中反映了他们毕生所学和临床经验之精华,诸位名老中医不吝秘术、广求传播,所秉承的正是力求为民除瘵的一片赤诚之心。诸位先贤治学严谨,厚积薄发,所述医案,辨证明晰,治必效验,不仅具有很强的临床实用性,其中也不乏具有创造性的建树;医话著作则娓娓道来,深入浅出,是学习中医的难得佳作,为近世不可多得的传世之作。

　　由于原版书出版的时间已久,已很难见到,部分著作甚至已成为学习中医者的收藏珍品,为促进中医临床和中医学术水平的提高,我社决定将一批名医名著编为《现代著名老中医名著重刊丛书》分批出版,以飨读者。其中“第一辑”收录13种名著:

　　　　《中医临证备要》　　　　　《施今墨临床经验集》
　　　　《蒲辅周医案》　　　　　　《蒲辅周医疗经验》
　　　　《岳美中论医集》　　　　　《岳美中医案集》
　　　　《郭士魁临床经验选集——杂病证治》

《钱伯煊妇科医案》　　　《朱小南妇科经验选》

《赵心波儿科临床经验选编》《赵锡武医疗经验》

《朱仁康临床经验集——皮肤外科》

《张赞臣临床经验选编》

这批名著原于20世纪60年代前后至80年代初在我社出版，自发行以来一直受到读者的广泛欢迎，其中多数品种的发行量都达到了数十万册，在中医界产生了很大的影响，对提高中医临床水平和中医事业的发展起到了极大的推动作用。

为使读者能够原汁原味地阅读名老中医原著，我们在重刊时采取尽可能保持原书原貌的原则，主要修改了原著中疏漏的少量印制错误，规范了文字用法和体例层次，在版式上则按照现在读者的阅读习惯予以编排。此外，为不影响原书内容的准确性，避免因换算造成的人为错误，部分旧制的药名、病名、医学术语、计量单位、现已淘汰的检测项目与方法等均未改动，保留了原貌。对于犀角、虎骨等现已禁止使用的药品，本次重刊也未予改动，希冀读者在临证时使用相应的代用品。

人民卫生出版社

2005年7月

自　序

　　我今日老犹应诊，是为当前服务，若再著书立说，便是为后世服务。究竟有无意义，全看需要与否。我认为科学进步何止一日千里，不久将来变化之巨，定有人所不能想像者。凡事愈益精简奥妙，医学亦决不例外，彼时是否仍用笨拙之旧法治病，实难逆料。然则今日所写之经验总结，后世需要或不需要大成问题，以我卜之，殊无著书传统之必然性可以断定。但我们医务工作者始终应以服务病人为职志，不问将来用得着与用不着，只问肯不肯把一己所学所知全盘托献，留待后世公开批判也，所以我还是和同道们写出这一册验方医案合编。

1962 年 12 月今墨随笔

需要或不需要，古咸问题以待卜之

殊未尽善。传统之以世性多以验方

但我们医务工作者始终应服务病

人为职志，而将来用药与用石药以

向皆以背把一己所习知，今搜罗载当行

应与今闹批判如所载送兰如同道们守去

这一册临方医药合编

一九六二年十月　鲁谦随笔

我今日老孫店偷是为尚前顺諸若
再華李主说便是为便服務实先
有与意我全先需要与志我德为
科学進步何已一日千里不久将未发
化之巨室者人所不能想像艹凡亊
金孟精简奥妙医学临决不例外彼
当是習仍用箕独之旧任凭痛实部
送料批判今日所守之經驗總結隆必

前　言

施今墨老师（1881—1969）浙江萧山人，自幼承舅父河南安阳名中医李可亭先生亲授，刻苦攻读，发奋为医，从事中医工作 60 余年，博览医籍，古今中西无不搜求，遍游全国，寒热燥湿实地体验，医理通彻，实践丰富，疗效卓著。

施师热爱祖国医学，但不讳中医之短，不嫉西医之长，大力提倡革新中医，30 年代，他就明确指出："吾以为中医之改进方法，舍借用西医之生理、病理以互相佐证，实无别途"（引自《华北国医学院第三届毕业纪念刊》）。几十年来，他不断探索中西医相结合的治疗新途径。

施师主张中西医病名应该统一，他打破千百年来的旧传统，首先把西医对疾病的命名，引入到祖国医学的范畴之中。他不仅在临床诊断时运用西医病名，而且开创了中成药采用西医病名的范例，气管炎丸、神经衰弱丸、高血压速降丸等直接应用西医病名的中成药，深受广大群众欢迎。他重视西医对疾病的认识，临床中把西医的诊断和病理融合到中医的辨证施治之中，治病独具一格。例如，中医辨证为气虚的病人，经西医检查出病人体内有肿瘤，他就结合中西医观点，在补气的基础上，加用软坚化瘀的药物，并根据肿瘤的部位和中药归

1

经的特点来选择药物组方。

施师认为，疗效是检验医生理论是否正确的标准。学习、继承祖国医学理论，必须与临床实际相结合，要敢于突破，推陈出新。

对于外感热性病，历来医家都强调其病因是外邪所致。施师则认为，必须重视内因，内有蓄热，才易感受外邪，因此在辨治时，创七清三解（即清里和解表药味之比例为七比三）、六清四解、五清五解、三清七解诸法。

辨证施治，是中医特长，施师在实践中感到，八纲辨证并不完善，气血是人体的物质基础，十分重要，应该补充到八纲之中。因此提出：十纲辨证，即"以阴阳为总纲，表里虚实寒热气血为八纲"。

辨证时，施师不仅重视望、闻、切三诊，尤其注意询问病人的工作、生活、习惯、精神等情况。他说："我们治的是生活在社会环境中的人，因此一定要重视社会环境中各种因素对病人的影响。"

施师强调"有是证，用是药"，不应以医生个人所好和习惯成为温补派、寒凉派。疾病变化万千，不应以主观意识决定客观实际。他治病时，不具成见，根据病情，该寒就寒，该热就热，兼采中西医理和各家之长，旁及民间疗法和单方草药。凡遇有疑难大证，必参合中西医理，穷源竟委，敢于创立新法、新方，每奏奇效。他说："决不能凑症状以命证，执成方以治病。"

对于理、法、方、药的关系，他的体会是："临证如临阵，用药如用兵。必须明辨证候，详慎组方，灵活用药。不知医理，即难辨证，辨证不明，无从立法，遂致堆砌药味，杂乱无章。"

施师善于组方，精于配伍。其处方多由古今数个方剂化裁而成，时用原方，时采其意，药味虽多而不乱，主次分明，配合巧妙，结构严谨，浑然一体，往往数剂即见功效。他特别善于双药合用，世称"施氏药对"。两味药配伍应用，古已有之，至施师则更加丰富多彩。"药对"有寒温并用，有表里并用，有一阴一阳，有一气一血，有一脏一腑等等；有互相配合，增其疗效，有互相制约，防其偏胜。

组方计算比例，也为施师所创。处方中血分药和气分药的比例；解表药和清里药的比例；扶正药和祛邪药的比例；甚至一补益方剂中，补心、补肝、补肾、补阴、补阳……每类药各应占多大比例，施师都有极精确的安排。他说："组方用药，比例恰当，首先在于辨证精确；辨证精确组方用药不注意比例安排，疗效就差。两者相辅相成，缺一不可。"

在党的关怀下，1962 年我们开始整理施师医案的工作。1966 年，由于林彪、"四人帮"的干扰和破坏，给我们的工作带来了极大困难，施师虽身受迫害，但对整理其医案的工作，一直十分关心，希望能把自己几十年积累的临床经验，无保留地贡献给人民。1969 年他病重时，还一再叮嘱："我虽然今后不能再看病，而我的这些经验，对人民是有用的，一定要整理出来，让它继续为人民服务。"施师去世后，敬爱的周总理对医案出版工作也十分关怀，曾指示有关部门"要大力支持"，使我们受到极大鼓舞，遂对该书又进行了三次修编工作。今年，正逢建国三十周年和施师逝世十周年，这本《施今墨临床经验集》终于得以付印，实现了施师"继续为人民服务"的遗愿。

　　本书在编辑过程中，承蒙卫生部中医局、北京市卫生局领导的关怀，并得到了中国医学科学院首都医院、北京同仁医院、北京中医医院三个单位党委的大力支持，在此表示衷心感谢。

　　限于我们的水平和资料记录的欠缺，遗漏编辑不当之处，敬希批评指正。

1979 年 12 月整理者

编 写 说 明

1. 本书主要从施师解放后有病历记载的医案中选择出较为完整的 212 例，分作内、妇、儿及其他疾病四门加以介绍。这些医案的原始记录都比较简单，为保持资料的历史原貌，作为学术经验的总结，除作文字的修饰外，其他一律未加增删改动，以供研究参考。

2. 施师对于各类疾病辨证治疗的独特见解，以〔论……病证治〕一节，冠于每类疾病之始。

3. 为了有利于西医学习中医的需要和体现施师审证论病中西医结合的特点，根据医案内容，基本上以现代医学标准分门归类。内科疾病原计划按现代医学各生理系统分类，但由于很多病案缺少西医诊断的完整资料和受到中西医病名不统一的限制，只好有的按生理系统分类（如呼吸系统病、消化系统病），有的按病种分类（如糖尿病、心脏病），有的则根据中医对疾病的认识分类（如外感病）。各案都采用中医病名，凡是经西医诊断过的病例，则将西医诊断以括号的形式在中医病名后标出。

4. 施师平素处方时，习惯将药对中的两味药并列书写。为使药对突出醒目，有些在案语中简要说明其配伍意义。以后拟对药对作专门介绍。

5. 原案药物剂量，均为两、钱、分旧制，今统改为新制克计算。

目　录

第
一
辑

第一辑

内 科 疾 病

一、外 感 病

〔论外感病证治〕

春气温和，夏气暑热，秋气清凉，冬气冷冽，此四
时之正气。若气不适其候，正不御其邪，皆能为患，故
四季均有外感病。然分其大类不外风寒与温热二者，其
中又可再分传染性及非传染性两种，如流脑、乙脑、伤
寒、猩红热、麻疹等皆属传染性者；如感寒、中暑等则
为非传染性者。余意不论其为外感风寒或温热，不论其
为传染性或非传染性，必须外因内因结合起来看，六淫
疫疠之邪皆为外因，若单纯外因亦不均能致病。例如流
行性感冒病毒，其传染性颇高，传播感染最为广泛，然
而流行区域亦非百分之百均染是病。又如夏日酷暑，温
热蕴郁，但中暑究竟不是多数。"邪之所凑，其气必
虚"，外因通过内因始生作用，确为至理名言。

古人论外感病，自《内经》以后，历代均有所发
展，尤以仲景之《伤寒论》为后世所宗。至刘河间之
《素问病机气宜保命集》主张"清凉治温，通下治疫"，
始为温病治法之转折点。尔后明之吴又可，清之叶天
士、吴鞠通、王孟英、雷少逸等，在理论与治法上均有

发展，逐渐创立温病学说。如叶天士《温热论》曰："温邪上受，首先犯肺，逆传心包。肺主气属卫，心主血属营。辨营卫气血虽与伤寒同，若论治法则与伤寒大异也。"实是独具创见，发前人之未发。其察舌验齿辨别斑疹和白㾦法，至今在临床诊断中仍有重大意义。

外感性疾病之伤寒与温病两大学说，前人论证精确详细，六经辨证、卫气营血辨证、三焦辨证各有其长，所创诸方，亦均显效，不多赘述。而余在临床中对于外感病，着重辨别气血、虚实和表里。辨气血，即分清层次。邪在卫气，治之较易；邪入营血，病情严重。温邪在卫分的时间很短，极易伤及气分，但只要病邪尚在气分，就应坚守气分这道防线，不使病邪再继续深入。叶天士提出"在卫汗之可也，到气才可清气，入营犹可透热转气……入血犹恐耗血动血，直须凉血散血"的原则，临床中实属重要。邪尚留气分中时，一定注意不要用血分药，以免将邪引入营血。论虚实，即考虑邪正关系。虚实不分，邪正不明，时常会发生误治，如正气素亏外感风寒者，应扶正祛邪，若只投发散之剂，往往使表不固正愈虚而生他变。审表里，即详查表里比重。外感热性病多属内有蓄热，外感风寒，治疗时应既解表寒又清里热，用药时表里比重必须恰当。余治此类病有七解三清（即解表药味和清里药味之比例为七比三，余此类推）、六解四清、半解半清、四解六清、三解七清之说，虽属个人杜撰，但在临床中亦示明表里比重关系至切，较为实用。

外邪入侵必予出路，万不可闭门逐寇。其出路有三，为汗及二便。在表多以汗解，在里多以二便而清，因此分清表里最为重要。而过汗则伤津，过下则正衰，若引邪由膀胱水道外出，则较为妥贴。苇根、竹叶、滑石、荷梗之类，既不伤津又可清热，若予浮萍，则外邪可从汗尿两途而去。

用药之配伍，颇具技巧，治病如作战，配伍如将兵，熟习战士特点，善于调配兵伍，指挥裕如，始克顽敌，医者熟习药性，精研配伍，亦同是理也。如外感病不宜过早用连、芩、栀子、生石膏等寒凉药物，以免引邪入里。但栀子伍豆豉，生石膏伍薄荷、桑叶，黄芩伍芥穗，既能解表又清里热，相互为用，效果益彰。

温病中以湿温最为缠绵，要层层解脱，治以芳香化浊、淡渗利湿、苦寒清热、宣气化湿诸法。不宜过汗或攻下，否则时见发热初退旋又再发，故治湿温尤要细致慎重。若病入血分，出现神昏谵语，舌绛唇焦，不可汗解，宜选用紫雪丹、安宫牛黄丸、局方至宝丹配合汤剂以治之。

温病之舌苔变化甚多，余在临床中体会，凡舌苔薄而润，病尚轻，若外白中黄或灰且厚腻而垢者病重难治。亦有初见厚腻舌苔，一夜之间突然变为无苔而舌色猩红者，均不易治。古人论舌苔，白主寒，黄主热，黑为热极，但不可一概而论，应结合舌质颜色及苔面润燥来定。如苔白如粉，舌质绛红干燥不润者，为热伏邪盛，湿滞不化，行将津枯之兆。又如舌润苔黑，并见肢冷腹泻，却为寒极之象。

1. 风寒外袭案

张某，男，50 岁，病历号 52、4、381。

一周前，晚间外出沐浴，出浴室返家途中即感寒风透骨，汗闭不出，当夜即发高热，鼻塞声重，周身酸楚。服成药，汗出而感冒未解，寒热日轻暮重，口干、便结，胸闷不欲食。

舌苔黄厚，脉洪数有力。

辨证立法：

浴后感寒，腠理紧闭，阳气不得发越，遂致高热，虽服成药汗出而寒邪化热不解，必清里以导邪出，拟七清三解法治之。

处方：

杭白芍（桂枝5克同炒）10克　　淡豆豉10克　　酒条芩6克　炒山栀6克　　紫油朴4.5克　　全瓜蒌24克　　炒枳壳4.5克　杏仁泥10克　　薤白头10克　　苦桔梗4.5克　　白苇根15克　炙草梢3克　　白茅根15克　　大红枣3枚　　鲜生姜3片

按：浴后汗出，毛孔开张，骤遇寒风侵袭汗闭不出而发高热，患者虽服成药发汗，然外感并未能解，病邪入里化热，此时当以表里双治，患者里热重于表寒，故清里为主解表为辅，七清三解为法，清解比例恰当患者只一诊即愈。本案以桂枝汤、栀豉汤合瓜蒌、薤白治之。施师对于胸闷不食，便结气滞者，常以苦桔梗、炒枳壳、杏仁泥、薤白头四药配伍，用之多效。

2. 表寒里热案

刘某，男，38岁，病历号56、10、448。

一周之前，暴感风寒，左臂骤然作痛，咳嗽剧烈，夜不安枕，经服药及针灸治疗，未见显效，昨晚忽又咳血，大便四日未下。体温38.8℃。

舌苔黄，脉浮紧。

辨证立法：

脉象浮紧，浮则为风，紧则为寒，风寒痹阻经络左臂骤痛。肺主皮毛，风寒客肺，症现咳嗽。大便不通，内热甚炽，遂致咳血。基本以五解五清法治之。

处方：

赤芍药 6 克　　白芍药 6 克　　川桂枝（炒）4.5 克　　炙苏子 10 克　　炙白前 6 克　　片姜黄 10 克　　炙紫菀 10 克　　炙前胡 6 克　　白杏仁 10 克　　炙麻黄 3 克　　嫩桑枝 30 克　　苦桔梗 4.5 克　　大蓟炭 6 克　　白苇根 15 克　　酒黄芩 10 克　　小蓟炭 6 克　　白茅根 15 克　　炙甘草 3 克　　紫雪丹 3 克（温开水分二次冲服）

二诊：前方服二剂，发热退，臂痛减，咳嗽见好，未吐血，大便已下。

处方：

前方去大小蓟炭、紫雪丹，加旋覆花 6 克，新绛 4.5 克（前二味药同布包）。

三诊：药服二剂，左臂痛已好，体温正常，咳嗽减轻，但周身似有气窜走，酸楚不适，夙疾偏头痛又现。

处方：

杭白芍 10 克　　片姜黄 6 克　　旋覆花（红新绛 4.5 克同布包）6 克　　川桂枝（炒）3 克　　酒地龙 10 克　　白蒺藜 15 克　　海风藤 10 克　　石楠藤 10 克　　蔓荆子 6 克　　炙甘草 3 克

按：素蓄内热，暴感风寒，腠理紧闭，不得透越，遂发高热。热逼血溢，致生咳血。高热苔黄而便干，里热炽盛。脉象浮紧，咳则臂痛是属风寒未解。故以清解并举之法。新绛有活血通络之功，姜黄活血理气有治风湿臂痛之效。

3. 半表半里案

张某，男，57 岁，病历号 53、5、430。

身发寒热已二十余日，曾服药发汗，汗出又复畏风，全身倦怠无力，不思饮食，小便黄，量甚少。

舌苔薄黄质红，脉弦数。

辨证立法：

病已二十余日，邪正互争，寒热时作，病在半表半里之间，故服药虽汗出，而邪仍不得解。小便黄少，苔黄舌红而脉弦数，说明兼有里热，拟和表里，清内热，通利膀胱水道之法治之。

处方：

赤白芍各6克　川桂枝（柴胡4.5克同炒）1.5克　旋覆花（炒半夏曲10克同布包）6克　炒香豉6克　炒知母6克　川厚朴4.5克　炒山栀10克　煨草果4.5克　白通草4.5克　白苇根12克　酒黄芩10克　赤茯苓10克　白茅根12克　酒黄连4.5克　赤小豆10克　炙甘草3克

二诊：药服四剂，寒热大为减轻，周身舒畅，二十余日以来无此佳象。尿量增多，食欲稍好。

处方：

赤白芍各6克　银柴胡（桂枝1.5克同炒）3克　旋覆花（炒半夏曲10克同布包）6克　车前草6克　赤茯苓12克　冬瓜子12克　车前子6克　赤小豆12克　冬葵子12克　白苇根18克　炒黄连4.5克　炙草梢3克　焙内金10克　炒谷芽10克　炒麦芽10克

按：里有蓄热，易致外感，外邪入于半表半里，遂使里热更炽，惟以和解兼清里热之法方能奏效。初诊之方以达原饮、柴胡桂枝汤、栀豉汤化裁。方中桂枝与二芍，柴胡与二黄，苇根与茅根，豆豉与山栀，草果与知母，一表一里，互助配合，桂、柴、苇、豆、草同施逐邪外出之功，芍、黄、茅、栀、知共起敛阴、清热、凉血之效。解清共伍，体现了施师善用对药的特点。旋覆花配半夏曲和胃降逆，川朴除湿散满，甘草调和诸药并扶正。赤苓、赤小豆、通草等味利湿使邪有出路。本方药味较多，初看杂乱无章，细审方知组方配伍均有法度。

小柴胡汤之应用，王孟英氏说："惟风寒正疟，邪在少阳者，可以按法而投……若温热暑湿诸疟……但执此汤，奉为圣法，则参、甘、姜、枣，温补助邪，骤则液涸神昏，缓则邪留结瘕，且有耗阴伤血而成疟劳者"。本案虽由外感而致发寒热如疟，但因素有蓄热内伏，临床构成复杂之证，正如王氏所云，"非属风寒正疟"，故施师不用小柴胡汤，以防"参、甘、姜、枣，温补助邪"，耗伤津液。古人有"疟属少阳"之说，施师抓住邪在半表半里，兼有蓄热内伏的病机，采达原之意，以和解为法，佐清热利湿之品，宣、疏、清、利共施，一诊便收到了很好的治疗效果，其辨证、立法、组方、配伍俱见巧思。施师治病的风格，于此案中可见一斑。临床中证候复杂，千变万化，病人的症状，往往不能完全符合书本上某证某方，遇此情况，施师决不墨守成规，而是灵活运用古法古方，体现了古为今用的特点。施师常说："决不能凑症状以命证，执成方以治病"。

4. 类疟案

石某，女，44岁，病历号52、10、60。

病已一周，隔日发寒热一次，类似疟疾，经医院检查，未发现疟原虫，寒热发作时，头痛口干，周身酸楚，汗出甚多，倦怠无力。

舌苔白，脉数大。

辨证立法：

时届秋日，感受风寒，素体不健，正气不足以抗邪外出，致使营卫不调，表里失和，邪正互争，症发类似疟疾。拟和表里，调营卫治之。

处方：

炒柴胡 3 克　炒桂枝 3 克　煨草果 5 克　酒黄芩 10 克 赤白芍各 6 克　肥知母 6 克　桑寄生 15 克　炒常山 5 克　野党参 6 克　嫩桑枝 15 克　炒槟榔 10 克　清半夏 10 克　川厚朴 6 克　炙甘草 3 克

二诊：前方服四剂，寒热发作已无规律，且症状减轻，胸闷，头痛，口渴仍存。

处方：

炒桂枝 1.5 克　北柴胡 3 克　均青皮 5 克　赤白芍各 6 克　酒黄芩 10 克　广陈皮 5 克　煨草果 5 克　野党参 6 克 炒槟榔 6 克　肥知母 6 克　清半夏 10 克　川厚朴 6 克　酒川芎 5 克　鲜生地 12 克　天花粉 10 克　炒蔓荆 5 克　鲜茅根 12 克　甘草梢 3 克

按：本案与上案，均以寒热如疟为其主症，同用和解之法，但前案兼清里热，本案则兼补气。本案处方中，补气药味并未多用，且党参用量轻，既无温补助邪之患，又起鼓助正气之功，用药之技巧，即在于此。

5. 热入血室案

李某，女，32 岁，教师，病历号 53、5、170。

病历四日，发热、头痛、项强，经水适至，呕吐不食，心烦不能眠，甚则谵语妄言，口干，大便已四日未解。

舌苔外白中黄，脉浮紧。

辨证立法：

暴感外邪，适遇经至，热入血室。即应调和气血，兼以通便。

处方：

赤白芍各 6 克　川桂枝 3 克　银柴胡 4.5 克　川独活

4.5克　酒黄芩6克　酒黄连3克　紫丹参6克　酒川芎4.5
克　粉丹皮6克　姜竹茹10克　炒陈皮6克　香豆豉（炒）
12克　蔓荆子6克　法半夏6克　晚蚕砂（炒皂角子10克同布
包）10克　砂仁壳4.5克　白苇根12克　炙甘草3克　豆蔻
壳4.5克　白茅根12克

二诊：服前方二剂，发热渐退，头痛减轻，颈项不
强，仍感不适，呕吐止，大便已通，但干燥。

处方：

赤芍药6克　炒柴胡4.5克　蔓荆子6克　杭白芍10克
川独活4.5克　酒川芎4.5克　牡丹皮6克　酒归尾6克
鲜茅根10克　细丹参6克　鲜生地10克　苦桔梗4.5克
炒香豉10克　莱菔缨6克　炒山栀6克　莱菔子6克　炙
甘草3克

按：《金匮要略》云："妇人伤寒发热，经水适来，
昼日明了，暮则谵语，如见鬼状者，此为热入血室。
治之无犯胃气及上二焦，必自愈。"本案即为暴受风
寒，入里化热而又月经适至，以致热入血室。症见头
痛，项强，甚则谵语妄言，治宜从气分血分双治。加
晚蚕砂、皂角子以润肠通便。就诊二次，服药四剂，
应手而愈。

6. 外感表虚案

任某，女，52岁，病历号53、10、120。

一月以前发病，初起恶寒发热，周身酸楚，屡经医
治，寒热始终未退，近日来更加时时自汗、畏风、胸
闷、胃胀、气短心慌、睡眠不安。

舌苔薄白，六脉虚软无力。

辨证立法：

体弱多劳，中气素亏。前感风寒，迭进发散之剂，

遂致表虚不固，自汗多，畏风怕冷，腠理松弛则外邪极易侵入，故寒热久久不退。今当和营卫，固腠理，补中气，调脾胃为治。

处方：

炙黄芪18克　北防风3克　杭白芍（桂枝木3克同炒）10克　炒白术6克　米党参6克　当归身6克　云茯神10克　炒远志10克　云茯苓10克　浮小麦30克　五味子3克　炙甘草3克　厚朴花4.5克　大红枣2枚　鲜生姜2片　玫瑰花4.5克

二诊：服药四剂，汗渐少，精神强，食欲稍增，惟睡眠仍欠佳，心慌气短如旧。有时仍觉有寒热，两胁又现窜痛。

处方：

前方去五味子，加柴胡4.5克、北秫米12克、炒半夏曲10克，再服五剂。

三诊：服前方寒热退净，食欲增强，行动时汗易出。

处方：

黄芪皮10克　杭白芍（桂枝1.5克同炒）6克　浮小麦30克　野于术4.5克　当归身6克　厚朴花6克　地骨皮10克　炒远志10克　玫瑰花6克　香稻芽15克　炙甘草3克

按：平素体弱，外感风寒，不宜重施表散，否则表愈虚，腠理愈不固，外邪更易侵袭，一再重感，寒热何由得解。施师治疗此病，以玉屏风散合桂枝汤、四君子汤为主，和营卫，补中气，腠理固密，外邪难侵。

7. 温邪内伏案

马某，男，61岁，出诊。

病已四月，反复发热不退，曾自购成药服用未见效果。体温在 39℃ 左右，头痛如裂而晕，口渴多饮，大便稀溏灼热，小便短赤，烦躁不安，时发谵语。

舌质红，苔黄厚，脉数。

辨证立法：

温邪内伏，蕴结不解，所以历久发热不退。当以清热为主佐以透邪，基本以七清三解法治之。

处方：

白苇根 12 克　金银花 10 克　桑叶 6 克　白茅根 12 克　金银藤 10 克　桑枝 20 克　煨葛根 6 克　酒黄连 4.5 克　赤芍 10 克　酒黄芩 6 克　赤茯苓 10 克　薄荷 4.5 克　炒香豉 12 克　炒山栀 6 克　草梢 3 克　龙胆草（酒炒）6 克　蔓荆子（炒）4.5 克

二诊：服药二剂，汗出头痛减，大便泻已止，小便量增多，色深黄，口渴多饮，体温 38℃，仍作谵语，咳嗽气促，舌红苔垢。防转肺炎，拟清凉透邪佐以止咳化痰为治。

处方：

白苇根 15 克　酒黄芩 10 克　炙前胡 4.5 克　白茅根 15 克　酒黄连 4.5 克　炙白前 4.5 克　生石膏 15 克　炙紫菀 4.5 克　桑叶 6 克　肥知母 6 克　炙化红 4.5 克　桑枝 18 克　淡竹叶 10 克　蔓荆子（炒，布包）6 克　赤芍 10 克　节菖蒲 4.5 克　赤茯苓 10 克　粳米（布包）100 粒

三诊：服二剂，发热渐退，体温不及 38℃，口渴多饮，小便短赤，汗出如蒸，神识清楚，但仍烦躁，舌红，苔黄已不厚，脉稍数。温邪初退，不宜汗解，应导之由小溲而去。

处方：

赤茯苓 12 克　朱寸冬 6 克　冬瓜子 12 克　赤小豆 12 克

朱茯神6克 冬葵子12克 淡竹叶10克 炒远志10克 白通草4.5克 车前草10克 金石斛6克 瓜蒌根10克 车前子10克 鲜石斛6克 瓜蒌皮10克 节菖蒲4.5克 炙草梢3克

四诊：热退至常温，神识清楚，除觉体倦无力及食欲不振外，余无他症。拟养阴开胃作善后处理。

处方：

北沙参10克 鲜生地10克 鲜石斛10克 朱茯神10克 淡竹叶10克 冬瓜子10克 朱寸冬各10克 佩兰叶10克 冬葵子10克 旋覆花（布包）6克 节菖蒲6克 炒远志10克 半夏曲10克 炙草梢3克

按：本案为年事已高，又罹温邪内伏发热不退之证。初诊用葛根黄芩黄连汤及栀子豉汤加减，以清热为主佐以宣透之味，二诊以新加白虎汤为主治之，加强清凉透热作用，三诊清热为主，养阴为辅，四诊则反之，养阴为主清热为辅。温邪蕴久最易伤阴，不可过汗过下，惟以导邪由小溲而出，始较妥贴，三诊中重用利尿之药，达八味之多，充分体现施师退热时，采用引邪由水道而出的特点。施师组方时，既突出重点又照顾全面，二诊在清凉透热时佐以止咳化痰的前胡、白前、紫菀、橘红消除咳嗽症状，以防微杜渐。四诊主要养阴扶正又用半夏曲化痰开胃，佩兰叶醒脾化湿，善后处理十分周到。本案虽属年高病久，每诊法随证变，治法很有条理，配伍颇具匠心，遂使四个月不退之热，四诊而愈。

8. 暑湿案

高某，女，56岁，病历号51、8、634。

盛暑酷热，贪食生冷，院中乘凉，深夜始睡。今晨忽腹痛如绞，腹泻四次，恶心呕吐，不思食，头痛微热，腰酸身倦。

舌苔薄白，六脉濡数。

辨证立法：

外感暑湿，内伤寒滞，互阻中焦，胃失和降，故呕吐不食。脾乏健运，因以腹泻。即予祛暑、利湿、和胃、健脾法治之。

处方：

藿香梗4.5克　苍术炭10克　扁豆花6克　苦桔梗4.5克　白术炭10克　扁豆衣6克　姜厚朴6克　广陈皮4.5克　云茯苓10克　白通草4.5克　炒薏仁12克　姜半夏6克　炒香豉10克　干芦根12克　炙草梢3克　大红枣3枚　鲜生姜3片

二诊：服药二剂，呕吐腹泻均止，但觉胸腹不适，食欲欠佳，全身酸软无力，头已不痛，但觉晕。

处方：

云茯神10克　厚朴花4.5克　野於术4.5克　云茯苓10克　玫瑰花4.5克　陈皮炭6克　佩兰叶10克　益元散（用鲜荷叶包煎）10克　炒枳壳4.5克　扁豆花10克　苦桔梗4.5克　扁豆衣10克　炙草梢3克

按：夏日暑湿熏蒸，脾胃不健，复加贪食生冷，乘凉感寒，致使脾胃升降失调。泄泻之病，盛暑多见，良由是故。本案化裁藿香正气散方，药服两剂，吐泻均止，二诊则以开胃和中为善后。

9. 暑风案

张某，女，62岁，病历号51、8、205。

昨日急急出城探视女病，烈日当空，途中亦未少休，当晚又赶回城内，劳苦乏倦，在院中乘凉时竟然入睡，夜间即感周身酸楚无力，今晨已觉发热，头晕，自汗，口干不思饮，恶心不欲食，大便两日未解。

舌苔薄白，六脉濡数。

辨证立法：

白昼外出受暑，夜晚乘凉感风，是为伤暑之证。患者年逾六旬，体力本已不足，更易受暑感风，急拟清暑热祛风邪为治。

处方：

鲜佩兰 10 克　鲜苇根 15 克　厚朴花 6 克　鲜藿香 10 克　鲜茅根 15 克　玫瑰花 6 克　鲜薄荷 6 克　嫩桑枝 18 克　冬桑叶 6 克　益元散（鲜荷叶 15 克包煎）15 克　川郁金 6 克　半夏曲 6 克　酒黄芩 6 克　建神曲 6 克　酒黄连 3 克

按：东垣云："暑热者，夏之令也，火行于天地之间，人或劳倦或饥饿，元气亏乏，不足以御天令亢极，于是受伤而为病。"长夏酷暑常见此类病案，不外受暑感风或受暑感寒。《内经》云："在天为热，在地为火，……其性为暑"。暑热最易伤津耗气。夏日伤暑，发热有汗者，多为受暑感风，辛凉轻宣，散风清热即可，不可用温热发散之药，以免重虚其表，愈伤津气。施师即以清暑祛风，芳香化浊为主要治法，患者服药二剂即愈。佩兰、藿香、苇根、茅根、薄荷、荷叶均用鲜者，取其清新之气，清暑生津力强。

10. 喉痛发疹案

王某，女，32 岁，病历号 52、5、687。

病历四日，初起寒热并作，继而喉痛，右颈亦肿，昨日全身遍起红疹微痒，小便短赤。

舌苔白垢，脉数。

辨证立法：

风邪外受，湿阻中焦，郁热不得宣透下利，攻之于上，以致颈肿喉痛，入之于血，遂发红疹。急应清热凉血，解毒消肿，佐以芳化宣透，以免病势扩延。

处方：

大力子（炒）6克　赤芍药12克　白茅根12克　赤茯苓10克　白苇根12克　马勃绒（青黛3克同布包）4.5克　山慈菇10克　嫩桑枝15克　苦桔梗4.5克　青连翘10克　冬桑叶10克　佩兰叶10克　厚朴花6克　山栀衣4.5克　蝉蜕4.5克　玫瑰花6克　甘草梢3克

二诊：服药二剂，寒热退，红疹消，颈肿见好，喉痛减轻，但左颊又显红肿，触之皮肤有热感，食纳不佳。

处方：

金银花6克　青连翘10克　鲜石斛10克　金银藤6克　鲜生地10克　大力子6克　川黄连6克　苦桔梗4.5克　瓜蒌皮6克　条黄芩6克　瓜蒌根6克　马勃绒（青黛3克同布包）4.5克　玫瑰花4.5克　冬桑叶6克　厚朴花4.5克　佩兰叶10克　嫩桑枝18克　炒谷芽10克　炒麦芽10克　甘草梢4.5克

三诊：前方服二剂，又觉发寒热，左颊肿痛较甚。

处方：

鲜茅根12克　忍冬藤10克　赤茯苓10克　鲜苇根12克　忍冬花10克　赤芍药10克　炒香豉10克　黑芥穗10克　苦桔梗4.5克　炒山栀6克　大力子10克　粉丹皮10克　南花粉12克　轻马勃（青黛3克同布包）4.5克　青连翘10克　大生地10克　鲜生地10克　粉甘草3克

四诊：服药三剂，寒热退，左颊红肿未再扩大，但未见消，心烦，不思食。前方去炒香豉、山栀衣，加蒲公英 15 克。

五诊：服药二剂，左颊红肿见消，寒热未作，小便短赤。

处方：

前方去大力子、芥穗，加酒黄连 3 克、酒黄芩 10 克。

按：病之初起，邪在气分，不应早用血分药味，以免引之入里，然邪已入于血分，则须在血中清化。本案患者皮肤遍发红疹，已有热入血分之象，故初诊即用赤芍、山栀、茅根等以清血热。本案组方用药，静中有动。苦寒、甘寒之味其性为静，芳香辛淡之味其性为动，静药直攻病邪，动药引邪外出。内攻、外导、上宣、下利，毒热遂无藏身之地。芥穗炒黑，既能入血，又有导邪外出之功。患者舌苔白垢湿阻中焦，故加用玫瑰花、厚朴花、佩兰等药，于清解重剂之中少佐芳香之品，以免湿与热结，病情缠绵。患者在右颈肿、喉痛好转之后，左颊又出现红肿如丹毒状，屡进清热解毒之剂始渐消退。此病若治之不当，常致血毒入心，遂发谵语狂躁、神识昏迷。

11. 上焦风热两目肿赤案

赵某，男，46 岁。

起病急骤，两目肿赤而痛，时已二日，畏光、怕风、头晕、口燥。

舌苔薄白，六脉弦数。

辨证立法：

风为阳邪，常袭头面，病人发病急骤而畏风。肝开窍于目，外邪引动肝热，以致两目肿赤而痛，头晕，口燥，六脉弦数。急用清肝热，散风邪法治之。

处方：

木贼草10克　龙胆草4.5克　鲜生地10克　密蒙花10克　酒川芎4.5克　鲜苇根15克　赤茯苓6克　冬桑叶6克　黄菊花10克　赤芍药6克　蝉蜕4.5克　白蒺藜10克　东白薇6克

按：患者服药三剂，两目赤肿均消。本案中施师于清肝散风药中，加用酒川芎、赤芍、生地等药以活血，实寓"血行风自灭"、"凉血以清热"之意。平素肝热又届春风乍起，时见眼结膜炎病流行，来势虽急，治之亦速，以清肝热散风邪为法，治疗多效。

12. 瘟毒发颐案（流行性腮腺炎）

梁某，女，23岁，病历号52、4、521。

发热二日，畏风，两侧腮腺部肿痛，食物下咽时亦疼，痰涎多，小溲赤，口干不思食。

舌苔薄白，脉浮数。

辨证立法：

内蓄热，外感风，风热冲行两颊而肿痛，急拟散风清热法治之。二日间连服三剂，以期速效，免致毒热蕴久生变。

处方：

白苇根15克　忍冬藤6克　蒲公英12克　白茅根15克　忍冬花6克　大力子6克　炒香豉6克　青连翘10克　马勃绒（黛蛤散10克同布包）4.5克　炒山栀6克　山慈菇10克　酒条芩10克　赤芍药10克　赤茯苓10克　杏仁泥6克　薄荷梗4.5克　甘草梢4.5克

二诊：服三剂，微汗出，热退，耳下肿已消，现症咳嗽，不思食，大便三日未解，是属外邪虽解，内热未净，以调理肺胃，清其余热为治。

处方：

炙前胡6克　炙紫菀4.5克　炒内金10克　炙白前6克
炙陈皮4.5克　佩兰叶10克　炒杏仁6克　苦桔梗4.5克
炒枳壳4.5克　薤白头10克　甘草梢4.5克

按：内蓄郁热，外感风邪，两腮肿痛之患，以普济
消毒饮加减治之最效。腮腺炎、扁桃腺炎等病均可以此
方化裁，但若不引邪外出，滥用苦寒粘腻药物，则邪无
出路，常致肿胀难消，甚至引发其他变故。

13. 真中风口眼㖞斜案一

王某，男，35岁，病历号51、6、561。

十余日前，晚出观剧，深夜步行归家，凉风拂面，
颇感舒适，但次日晨起，竟然口不能开，强之则两腮痛
甚，视物模糊，大便秘结。

舌吐不出，质甚红，六脉弦数。

辨证立法：

平素积热甚久，外感风邪，风从上受，热聚腮颊，
遂致肌肉拘紧，口不能开。应予通便以清热，散风以缓
急之法为治。

处方：

龙胆草4.5克　草决明10克　蒲公英15克　石决明18
克　青连翘10克　大力子6克　川独活4.5克　冬桑叶6克
山慈菇10克　薄荷梗4.5克　蝉蜕4.5克　片姜黄10克　石
菖蒲4.5克　全瓜蒌24克　酒川军6克　风化硝6克

二诊：服药三剂，大便通畅，已能张口，但觉两腮
肌肉紧张仍不自如。

前方去龙胆草、山慈菇、蝉蜕、酒川军，加酒川芎
4.5克、制全蝎6克、黄菊花10克，再服三剂。

按：经云："风者善行而数变"，又云："风者，百病
之长也"。若无内热郁聚，虽有邪风亦难致病。内热郁

闭正气，风邪中伤经络，则现肌肉紧急，治之宜表里双解，所组方剂系仿防风通圣散之意化裁，不用原药，只取其法。

14. 真中风口眼㖞斜案二

王某，男，20岁，病历号52、3、466。

春节外出，寒风劲冽，返家后即感周身酸楚，当夜即恶寒发热，次晨盥洗时，水经口角自流，始见口眼均向左侧㖞斜。病已二日，求医服药未见大效。现症除口眼仍斜外，时作寒热，畏风，大便二日未行，小便短赤，食欲欠佳。

舌苔薄白，六脉浮紧。

辨证立法：

《金匮要略》云："寸口脉浮而紧，紧则为寒，浮则为虚，寒虚相搏，邪在皮肤。浮者血虚，络脉空虚，贼邪不泻，或左或右，邪气反缓，正气即急，正气引邪，㖞僻不遂。邪在于络，肌肤不仁；邪在于经，即重不胜"。此中风之证，前曾服小续命汤治之，风寒稍解，而肌肉拘紧之症，尚未消除。拟祛风活络为治。

处方：

川羌活 4.5 克　白僵蚕 4.5 克　双钩藤 12 克　川独活 4.5 克　制全蝎 6 克　酒地龙 10 克　炒蒲黄 10 克　明天麻 4.5 克　冬桑叶 10 克　北防风 4.5 克　节菖蒲 6 克　白蒺藜 15 克　苦桔梗 4.5 克

二诊：服二剂，寒热均除，口眼㖞斜稍觉松缓。前方去桑叶、蒲黄，加川芎 4.5 克、当归 10 克。

三诊：药服四剂，口眼㖞斜已见好转，左腮微肿。

处方：

制全蝎 6 克　明天麻 4.5 克　白僵蚕 4.5 克　双钩藤 12

克　白蒺藜 10 克　生鹿角 15 克　酒地龙 10 克　蒲公英（酒炒）15 克　山慈菇 10 克　节菖蒲 6 克　酒川芎 4.5 克

按：冬日寒风劲烈，外出感冒，常致口眼㖞斜，麻、桂、附子、防风等用之不为不当，而肌肉拘紧则难收效，施师喜用地龙、僵蚕、全蝎等动物药治疗口眼㖞斜，每得预期效果。

15. 真中风头痛案

刘某，女，30 岁，病历号 53、8、584。

睡卧当风，恶寒发热已二日，头痛如裂，周身酸楚，恶心呕吐，不思饮食。

舌苔薄白，六脉浮紧。

辨证立法：

风从上受，骤发头痛，病之初起，邪在太阳，即用祛风解表法为治。

处方：

杭白芍（桂枝 3 克同炒）10 克　蔓荆子（炒）6 克　川羌活 3 克　白僵蚕 4.5 克　薄荷梗 4.5 克　酒川芎 4.5 克　白蒺藜 12 克　嫩桑枝 24 克　香白芷 4.5 克　冬桑叶 10 克　龙胆草 4.5 克　炙甘草 3 克　淡吴萸（川连水炒）4.5 克　大红枣 3 枚　鲜生姜 3 片

二诊：药服四剂，寒热已退，头痛大减，呕吐亦止，仍觉周身酸楚，大便四日未下。

处方：

杭白芍（桂枝 3 克同炒）10 克　嫩桑枝 18 克　酒川芎 4.5 克　桑寄生 18 克　香白芷 4.5 克　蔓荆子 6 克　晚蚕砂（炒皂角子 10 克同布包）10 克　明天麻 4.5 克　薄荷梗 4.5 克　火麻仁 15 克　炒枳壳 4.5 克　炙甘草 3 克　佩兰叶 10 克

按：头为诸阳之会，风从上受，故头痛如裂，必以祛风解表治之。仿川芎茶调散之意合桂枝汤立方。仲景用吴茱萸治厥阴头痛呕涎，《本草备要》载吴茱萸有温中下气，开腠理逐风寒之功，故亦应能治风寒头痛呕吐，施师用吴茱萸治头痛而伴有恶心、呕吐之症多效。

16. 湿温案一（肠伤寒）

此为回忆医案。某君五十余岁，住在天津市旧张园附近，约于1927至1928年之间，初春季节，患温热传染病，经西医确诊为肠伤寒病，历十余日发热炽盛不退，神识昏瞀，病情严重。天津市中医陈、朱二人推荐我赴津为之诊疗，抵津约下午二时许。患者蜷卧，目瞑，面晦黯，高热近40℃，谵语频频，不识亲疏，热轻时偶一睁目，言语亦复清晰。抉齿观舌，质红绛，浮苔黄白，口腔垢腻。每日强之略进流食，有时也索水饮，小溲短赤，大便溏黑，早暮数行，均极少，仅沾裤褥。脉数，一息七八至，按之乏力，中沉取，来去尚分明。索阅前诊方剂，除西药外，中药方清解、疏和、芳香透络、消炎、泻热、潜利两便各法，罔不采用；药味自桑菊银翘以至三黄、石膏、芒硝、大黄、知母、安宫、紫雪、至宝辈遍服无算，处理未为不当，而病势迄无好转，实令人费解，辗转思维，深入考虑，发现前医施治，药虽对症，但祛邪与助正二者皆感不足，似为症结所在，病人气血虚衰，津液枯耗，但凭凉药驱邪，不顾机体各项生理功能之严重衰退，药力即无由发挥作用，邪终不能被逐。复审其神志不清，口燥舌绛，高热谵妄，面黧苔垢，是病邪弥漫，仍在进展。今拟去邪和扶正同时并进，充分祛邪，大力扶正，集中优势，庶几收效于万一。先施局方至宝丹一丸，大枝西洋参三钱煎浓汁化送，当夜进药一次，翌朝，加西洋参三钱于前参汤内，重炖浓化送局方至宝丹第二丸。下午复诊，脉症依旧，未见佳象，晚间及次晨，仍令再加洋参四钱，合前为一两，同煎汁伴送本丸第三粒，明日早晚至宝丹各一丸。第三日复诊之际，适病人正清醒，自言服药四回殊无寸效，连声太息，露出失望之意。其家人亦云未见大效，仅只未再下稀粪，病人曾自索粥汤，发热时间稍短而已。而陈、朱二医谓："经诊脉并观察现状，似有转机，且谓病人能自说不见功效，乃其神思逐渐清醒之兆，前此昏沉多日，曾不知其病重，今始觉之，以往纵有清醒之时，旋即瞑昧，从无如此清楚谈话，正是获效端倪。"遂于夜晚七时左右，再度诊脉，仍处至宝丹二粒，夕晨各一粒，六钱洋参煎浓分送。第四日午前复诊，其家人谓昨夜睡眠甚稳，烧热减退些许，稍进粥米，得大解一次成条，未作谵语。诊视苔尚薄黄，舌色略淡，脉稍起，数象减，仍极软弱。至宝丹改为仅服一粒，洋参汤除伴药外，更尽量煎代茶饮，随时加添耳环石斛二三钱，冀其能渐渐养阴复液也。我离津日，局方至宝丹已服过七粒，洋参三四两，后一星期又连服至宝丹七丸，洋参六七两，石斛四两余，营养饮食调养，遂告痊愈。

综观某君病案，先后发展形势以及治疗经过，分析如下：

大概此病之起，外感湿热病邪既重且深，内因素体孱弱，脾胃不健，胃肠蓄积，自身能力不足排除外邪而致病。湿与热结，缠绵难解，病情迷离变幻，不易认清主要之点。邪盛由于正衰，祛邪不免伤正，扶正又虑助邪。清解非不对证，但硝黄入胃，不能运化，存积于中，偶然夹积下行，致成热结旁流之象。邪热流连于阳明经腑，无有出路，终至内传心包，临床出现高热不退、神昏谵语、舌质红绛等症状。温热久蕴，津液枯耗，更兼屡进寒凉峻利之剂，致使正气虚极，脏腑功能仅能维持生命代谢，此时虽汇集开窍芳香之品，奈何体功极度低下不能接受，如何发挥作用，证情十分危急。但全参某君脉症，未显败征，尚非不可挽救，然如仍用前法，乃必同一无效，忖度再三，只有扶正祛邪双管齐下，药力必须单纯厚重，配合精当，贯彻纵深。大力扶正，补益元气，增添津液，恢复病人各脏腑功能；充分驱邪，必使病邪无留恋余地。持续勿断，药性衔接，达到一定程度时或能奏绩。数进之后，绝无不良现象，而脉搏略行和缓，神气亦佳，最要者旁流自止，是真转机，可见肠内已有清浊渐分之势，因此主张守方服药，更不动摇。吴鞠通氏云：至宝丹有"治秽浊之邪，传袭于里，血热内壅，脑受熏灼"之功，盖以局方至宝丹能清脏腑，尤其是肠间郁热，同时能使脑窍空灵，复苏神智。西洋参固本，兼助心脏胃肠，恢复其循环消化之本能。二者配合，清滋双关，相互为用，以恢复机体功能，虑其正犹不胜，加入石斛一味，增津添液。辨证既清，遵法用药，贯彻始终，参、斛先后用之十数两，至宝累进十四丸，至是正气津液始充，胃肠郁滞消尽，除旧更新，危重病人，化险为夷。

17. 湿温案二（肠伤寒）

此为回忆医案。远在七·七事变前夕，我正在天津北辰饭店应诊，有安徽人陈姓邀诊。陈约五十年纪，本人通医术，每为其戚友医病，中西医界熟识綦多。农历五月间，感染湿温，西医断为肠伤寒，住医院两旬，高热不退，始终未发昏谵，而精神则委顿不堪，返家服中药，犀、羚、膏、黄、连、芩、知、柏、十香、紫雪、至宝、安宫，莫不备尝，迁延月余，脉由洪滑转濡缓，而体温迄未平静，上午、下午或夜间，仍有时升至38℃左右，口干强饮，舌苔垢厚，大便始燥涩，后见稀溏，小便量少，不能食，间作呕逆，不寐汗出。因有发热苔垢，医及病家均以为热积尚存，舍脉从症，仍须凉导。并认为溏便乃热结旁流所致，拟仿通因通用之意，用调胃承气之属，而未敢遽下断定。宾主无复信心，病情日趋严重，举室惶惶，不可终日。病人主张取决于我，因约会诊。遍阅前服各方，详察脉证，至再至三，以为开始治法，初无错误，继进寒凉太过，遂由热中转为寒中。其口干者，是脱阴征兆，苔垢厚者，乃因湿热郁结胃肠，愈服寒凉，愈不得下，反而凝聚不动，以致苔垢。有时潮热者，乃系肠中炎性所发，体温时高时低，显系虚火升腾，而非初病之实热可比。胃肠停蓄凉性药物过多，脾胃均受影响，升降失司，便溏呕逆。溺少者由于汗泄便溏，以致水分不从膀胱排泄。不寐汗泄者，为阴虚火动，心神被扰，迫汗外泄。如是复杂错综，真假难辨，多端变化，纷如理丝，究竟如何入手，颇费踌躇，若仍袭用凉降，恐成洞下虚脱，换用温热，又恐余邪复炽，病久元亏，平复无望。利害相权之余，更从脉证、舌苔、津液、精神、胃肠各方面逐一详尽观察，认为属于正虚阴亏，脾胃寒凝，虚热外浮之证。采用急者治标之义，主要在于留人治病，先固本元，复津液，温脾胃，退虚热。药用人参、党参、茯苓、白术、姜炭、附片、萸、连、五味、山药、桔、半、建曲、腌皮、白芍、炙草等味出入为治。二诊略有加减，用药层序及用量年远不尽记忆。数服后，病人津复神旺，热退身和。

湿温之为病，变化多端，缠绵难解。湿为阴邪，温为阳邪，湿盛易伤阳气，不宜过用苦寒，热盛易伤阴液，不宜过用辛燥。本案病人，犀、羚、膏、芩、连、知、柏以及三宝遍尝，虽将温热控制，未使邪陷心包出现高热神昏、谵语之症，但因苦寒过用，寒湿互结，凝于中焦，遂由热中转为寒中，矛盾性质发生了根本变化，更兼病久正虚，津液耗尽，致阴盛格阳，虚热外浮，临床即现错综复杂之症象。患者精神委顿不堪，大便稀溏，体温波动，脉象濡缓，口干而强饮，虽有发热苔垢，知非实热也。医者如不去伪存真，全面分析，续投凉降之剂，不啻落井下石，必将导致虚脱。试想烧铁灼热，猛用冷水浇之，铁冷而热气则四浮，此时四浮之热气乃无根之虚热也，物理与病理，同是理乎。盖津液生于气血，分属阴阳，阴虚阳盛，阴复津回，阳虚阴盛，阳回津平，此案病人原本阴虚火胜，过度寒凉遏抑，逼阳升越，势将四散流离，故用理中加味以收复之。热退亦系此理，实热本自渐退，仍进寒凉不已，迫为无根虚热，游走无方，补虚则中有所主，虚热不复存在矣。胃肠亦然，积凉败胃，寒凝注肠，去之则胃肠得安。炎肿随之亦消。虚热得除，精神遂安，汗泄亦止。当我初立方案之际，病家惶骇特甚，以为由凉泻转热补，太觉霄壤悬殊，前服凉药甚多，未发生意外，可见并非药不对证，今骤易温补峻剂，况值伏夏节令，流火如焚，设有不测，咎将谁孰？疑虑之情，见诸辞色。予就当前形势并以往之医药得失，彻底剖白，条分缕析，俾其深深了解立方大意，并说明此类药物之必要及用药时间性。好在患者亦此道中人，一经说明，遂即涣然冰释，怡然首肯。三诊时，脉来去有力而匀和，惟舌苔犹余薄垢，矫枉之药，讵宜久服？商诸友医及陈君，改用洋参、沙参、於术、环斛、玉竹、阿胶、寸冬、生地、淡菜、燕窝、绿梅、佩兰、玫瑰花、厚朴花、谷麦芽等多剂，调养数月而痊。

二、呼吸系统病

〔论呼吸系统病证治〕

呼吸系统病包括鼻、咽、喉、声带、气管、肺、胸膜等处的疾患，在祖国医学中多归于痰门、咳嗽门、哮喘门等。在余临床所见，属于呼吸系统病颇占多数，尤以气管疾病为夥。缘以人体内脏与自然大气关系至密者即是呼吸器官。故大气之变化、空气之污染，皆能影响呼吸系统而致病，但致病之因不独外因，尤以内因为主。如脾胃虚弱，可生痰湿；肾不纳气，可致喘嗽；而心肺气虚更能引起喘咳，甚至呼吸困难。故经有："五脏六腑皆令人咳"之语。此类疾患，除支气管扩张、肺气肿、空洞性肺结核及肺组织已有损坏丧失机能者，治之较难不易根除外，一般鼻咽气管功能性疾病，如辨证明确，层次分清、用药有技巧，处理能适当，治之非难。至于矽肺、肺癌，由于治疗经验不多，故不置议。

辨证施治为中医特点之一，八纲辨证为其主要者，历代医家均有发展，以余之体会，气血在辨证中亦属重要。阴阳应是总纲，表、里、虚、实、寒、热、气、血为余临床所用之八纲。例如气管疾病，大多由外感引起，有表证，病在气分，若早用血分药物，常致发动阴血，遂有衄血咳血之症现。若病邪入里，已在血分，而仍用气分药物常致耗血伤津。由是辨气血在余临床辨证方法中亦占重要一席。

余之经验，呼吸系统诸病，一般多由外感引起，初发病时要详辨表里。《诸病源候论》云："肺主气，合于皮毛。邪之初伤，先客皮毛，故肺先受之。"又云："肺感于寒，微者则成咳嗽。"故呼吸系统病，由外感而引起者，均应先解表邪。内郁热而外感风寒所谓"外寒束内热"者，也属常见，其治法必须既解表寒，又清里热，仲景之越婢汤、麻杏石甘汤，即属此意。余尤注意表里比重而定治法，已在外感病篇中详述。

张石顽论治咳嗽云："治表邪者，药不宜静，静则留连不解，变生它病。故忌寒凉收敛，经所谓肺欲辛者是也。治里证者药不宜动，动则虚火不宁，燥痒愈甚，故忌辛香燥热，所谓辛走气，气病勿多食辛是也。然治表者，虽宜动以散邪，若形病俱虚者，又当补中益气而佐以和解。倘专于发散则肺气益弱，腠理益疏，邪乘虚入，病反增剧也。"此论在实践中颇具意义，余有同感。

诊病须分清层次，治疗要有步骤，治呼吸系统病若过早用药寒凉粘腻如生地、元参、麦冬、三黄及知母、石膏之类，常致引邪入里，病无出路，一误再误必伤正气，热愈炽、邪愈盛、关愈紧、病愈重，终至不可收拾。语云："伤风不醒便成劳"，实是闭门逐寇之故耳。又如肺气宜宣，若表邪未解，过早用收敛滋腻药物如贝母、款冬、阿胶、沙参之类，反致久咳难愈。

如过早使用寒凉药品，邪无出路，内热更甚，须用麻黄引邪外出，即"火郁发之"之意。麻黄不宜多用，再伍黄芩则邪得外出，内热亦清，清解之技巧即在于此。

如过早使用粘腻药品，导致邪无出路，每每下午发热。此时最宜用炒黑芥穗，由血分引到气分，使邪外出发热可退。

若过用粘腻寒凉药，内热不得清解而致神志昏、热不退者宜用紫雪丹、局方至宝丹或安宫牛黄丸治之。

凡表有寒，里有热者不宜早用三黄知母石膏辈，而辛燥温热之品亦不相宜，以其引动内热，火焰更炽或竟致出血躁狂。由是，药味配伍极其重要，如麻黄之配石膏或黄芩，豆豉之配山栀，表里双解，病邪速除。

初罹外感咳嗽，以《医学心悟》之止嗽散加疏表药味最为妥贴。汗尿不多而发热者，重用苇根、茅根，退热甚良。

治咳而表邪未解者，用前胡、白前、麻黄、杏仁、桔梗、桑叶、苏子等药；表邪已解者，可用百部、款冬、兜铃、贝母、紫菀、枇杷叶、桑白皮之属；虚者用沙参、阿胶、冬虫夏草、蛤蚧、獭肝、冰糖梨膏、鸡子清（煮水代汤煎药）等。若无发热而久咳不止，晨暮吐痰涎百治不效，须用大剂四君子汤始得奏效，即所谓："虚则补其母"法。实际是脾胃运健，增强体力，正气充沛，肺病自可痊愈。但补中少加陈皮、砂仁或枳壳类其效更显。妇人久嗽不止，必加理血药如芎、归、熟地，其效始著。

治燥痰用海蜇、荸荠、蛤粉、竹茹、贝母、竹沥水……治湿痰用云苓、陈皮、半夏、橘络、白芥子、胆南星、枳壳、莱菔子、苍术等。

治胸腔积液或肺水肿者，可重用茯苓，余之体会，前人方剂，以十枣汤最有力，葶苈大枣汤次之，三仁汤更弱。余习用冬瓜子、西瓜子或甜瓜子各120克打碎煮汤代茶饮，疗效良好。

阴亏燥热宜用甘寒药物如增液汤、诸复脉汤、大小定风珠之类。至于甘温除大热者，是指病久虚甚之热，或过用寒凉，阴邪入里而发热不退，用之始效。有用姜、附退热者，是真寒假热。非是证不用是药，必须详审。

喘息要察有无表证并察虚实，历代医家多有效方。但须指出：不可取快一时，用泻肺之药。如葶苈大枣汤，用量重或久用使肺气大伤，再发喘息，即不易控制。

老人虚劳咳喘，人传方：人参0.3克、三七0.6克，研末黄酒调服；又人参1.5克、胡桃肉9克同捣烂加黑锡丹0.9克，冲水调下，治之甚效。

咳嗽吐血治法甚多，但应注意：非万不得已，切忌过用寒凉，以免瘀血凝聚，一旦如堤之决，势难挽回。余治久咳或常吐血者，用仙人头（即打过子萝卜）颇效，另有验方，兹不赘述。

治肺脓肿，要排脓清热，沿用桑白皮、冬瓜子、桃仁、鱼腥草、合欢皮、西洋参、白及、阿胶、珍珠粉等治之。一面化痰，一面防腐强肺促进新生，颇有实效。若肺组织损坏，余配入鹅管石、花蕊石，效果较佳。

闻油烟之过敏性气管病，余在临床所遇不多，但曾袭用香附米、五灵脂、黑白丑研细面米醋泛丸，辅以汤剂，治之屡效。

慢性气管炎与支气管哮喘，病程均长，余所见者，少则数年，多则几十年，治此类病，除服药外，一定要嘱病人预防外感，戒除吸烟，注意适当锻炼和饮食调理。疾病得以控制，体力逐渐恢复，素质发生改变。夙疾方能根除。

以上所谈，均是个人粗浅体会及临床一得之愚，供诸参考而已。若用之临床，确实有效，深入探讨原理，构成新论点，实为余所期望。

1. 鼻渊案（慢性鼻窦炎）

游某，男，45岁，病历号53、8、126。

头常晕痛，鼻塞，涕多脓稠有异味，嗅觉不敏，已有年余之久，眠食二便均正常。

舌苔薄白，脉浮数。

辨证立法：

鼻为肺之窍，肺气流通，鼻始为用。肺胃积热，郁蒸上腾于鼻，以致浊涕如渊，窒塞不能，嗅觉不敏，治宜辛通清热为主。

处方：

辛夷花6克　香白芷5克　南薄荷5克　杭菊花10克　酒川芎5克　明藁本5克　北细辛3克　酒生地10克　青连翘10克　节菖蒲5克　酒条芩10克　炒防风5克

二诊：服药五剂，浊涕渐减，异味亦轻，鼻塞基本通畅，嗅觉稍好，效不更方，嘱将原方多服至愈为度。

按：鼻渊之症，类似西医学之鼻窦炎，初起多由内有蕴热，外受风寒，若治疗不当或治不及时，则日久不愈，浊涕长流，源源不断，嗅觉失灵。施师常用辛夷散加减，取芎、防、辛夷、细、藁、芷、菖蒲以辛通，芩、菊、翘、地以清热，肺胃清和，鼻窍通利，则浊涕自止，而香臭能辨矣。

2. 风热上扰鼻窍不通案（花粉性鼻炎）

邵某，女，41 岁，病历号 62、7、154。

十多年来，每届夏历六、七月间即发病，眼鼻腭部胀痒，涕泪不止，喷嚏频繁，头部闷胀不适，口常干渴。经北京协和医院检查，诊断为花粉性鼻炎。

舌苔薄白，脉弦微浮。

辨证立法：

风热上扰鼻窍不能涕泪交流，头胀不适，治以疏风清热，辛香通窍。

处方：

矮康尖（后下）10 克　鲜薄荷（后下）6 克　苍耳子（炒）10 克　辛夷花 5 克　香白芷 5 克　酒条芩 10 克　黄菊花 10 克　霜桑叶 6 克　木贼草 10 克　南花粉 12 克

按：花粉性鼻炎，祖国医学尚无此病名，每年六七月间，百花放蕊时，临床亦不鲜见。此病系因病者对花粉刺激过敏而发，待花粉盛期一过，则不治自愈。患者发病时涕泪交流，深以为苦，施师常用矮康尖合苍耳子散加减治疗，每获捷效；亦有单用矮康尖一味而收效者，记此聊备参考。矮康为北京地区之俗称，又名鸡苏，为草本植物，京郊黄土岗多产，形似薄荷，其鲜叶用手搓碎，味极芳香，用之塞鼻，即觉辛香舒适，鼻塞立通。

3. 喉痹案（急性咽炎）

王某，男，27 岁，病历号 51、10、598。

前日起作寒热，咽喉疼痛，吞咽时咽痛更甚，喉内灼热不适，似有梗塞，有时刺痒欲咳，声音低哑难出，眠食欠佳，大便微干，小便黄。

舌苔微黄，脉浮数。

辨证立法：

肺胃蕴热，外感风邪，邪热上炎咽喉，以致肿痛，音声难出。治宜疏解清热为法。

处方：

鲜苇根15克　蒲公英12克　鲜茅根15克　轻马勃（青黛5克同布包）5克　鲜生地12克　大力子（炒）6克　南薄荷5克　炒芥穗5克　金果榄10克　黑元参10克　酒条芩10克　苦桔梗6克　炙甘草3克

二诊：服药二剂，各症均大减轻，仍有咽痛，音哑不出。

处方：

苦桔梗生炒各半6克　诃子肉生煨各半10克　粉甘草生炙各半3克　大力子（炒）6克　炒僵蚕6克　天花粉12克　金果榄10克　锦灯笼10克　板蓝根10克　酒条芩10克

按：《灵枢经·忧恚无言》："喉咙者，气之所以上下者也"。会厌又名吸门为声音之户，风热邪毒，蕴袭肺胃，上冲咽喉，攻于会厌，以致咽肿喉痛，语声难出，是为喉痹，其症多与西医学中咽炎、喉炎相似。虽属轻病，临床若不细察邪正，分清缓急，每易由急性转变为慢性，甚至缠绵终年不愈。本例方用鼠粘子散合甘桔汤加减，疏解清热，以利咽喉，服药后，外邪已解，内热尚未全清，用出声散合发声散加减以治。患者二诊后，服药三剂即愈。

4. 风热咳嗽案一

邓某，女，41岁，病历号51、12、436。

感冒两日，鼻塞声重，流涕，咽痛咳嗽，痰吐不爽，发热不高，身痛不适。

舌苔正常，脉浮数。

辨证立法：

风热外受，自表及肺，上呼吸道感染之症状均现，即用辛凉解表清肺法治之。

处方：

炙前胡5克　白苇根15克　金银花6克　炙白前5克白茅根15克　金银藤6克　炙苏子5克　苦桔梗5克　牛蒡子6克　轻马勃（黛蛤散6克同布包）5克　炒杏仁6克　冬桑叶18克　薄荷梗5克　青连翘10克　嫩桑枝18克　凤凰衣10克　粉甘草3克

按：患者服药二剂后热退咳止，咽痛身痛均瘥，尚余鼻塞流涕，嘱服银翘解毒丸不必再服汤药。此类病型属外感风热，当以辛凉解表法治之，取方化裁银翘散合普济消毒饮，施师每用此方治上呼吸道感染，风热咳嗽，数剂即效。

5. 风热咳嗽案二

韩某，男，29岁，病历号52、3、477。

三日前感冒并发高热，自购西药服后，下午体温仍在38℃左右。咳嗽痰不易出，胸胁震痛，口渴思饮，小便黄，食欲不振，夜寐不安。

舌苔微黄，脉浮数。

辨证立法：

风邪乘肺，内热被束，遂发高热，肺失清肃而为咳。治宜疏表清热宣肺，以五解五清之法治之。

处方：

鲜苇根18克　炙白前5克　炒香豉10克　鲜茅根18克炙前胡5克　炒山栀6克　桑白皮5克　白杏仁6克　炒芥穗5克　冬桑叶6克　苦桔梗5克　酒条芩10克　冬瓜子（打）18克　炒炽壳5克　炙甘草3克　炙化红5克

按：肺主皮毛，为五脏之华盖，风邪袭表，肺热被束，肺气肃降失司，壅而不宣。方用止嗽散加减，其中苇根、芥穗、豆豉、桑叶解表，茅根、栀子、酒芩、桑皮清里，半解半清，再用前胡、白前、杏仁等止咳化痰，枳壳、冬瓜子通络道止胸痛。患者后以他病来诊时云：前病服药一剂热退，又服两剂而痊愈。

6. 风寒咳嗽案一

白某，女，35 岁，病历号 52、1、305。

昨日天气酷寒，晨起外出，旋即发冷发热，继而咽痒欲咳，晚间则咳重，但无痰，头痛如裂，全身骨节酸楚。

舌苔薄白，脉浮紧。

辨证立法：

脉浮为风，紧则为寒，时届冬日，原蓄内热，风寒暴感，腠理紧闭，阳气不越，寒热互争。肺为娇脏，最畏寒冷，遂致咳嗽不停。《诸病源候论》云："肺主气，合于皮毛，邪之初伤先客皮毛，故肺先受之"。急拟辛温解表并清里热用七解三清法治之。

处方：

炙前胡 5 克　炙麻绒 1.5 克　炙白前 5 克　酒黄芩 10 克　杭白芍（川桂枝 3 克同炒）10 克　广陈皮 5 克　桑白皮 5 克　海浮石 10 克　蔓荆子（炒）6 克　冬桑叶 6 克　旋覆花（布包）5 克　瓜蒌根 6 克　苦桔梗 5 克　炙甘草 3 克　瓜蒌皮 6 克　炒杏仁 6 克

按：患者服药三剂诸证全解。冬日酷寒若有内热，常致暴感，病势甚急，治宜既解风寒又须兼清内热。本案以麻黄汤解风寒，用黄芩清里热，七解三清为法。

7. 风寒咳嗽案二

杨某，女，36岁，病历号51、11、429。

夙有慢性气管炎症，日前外出感寒，干咳不止，畏冷喉干。

舌苔薄白，六脉紧数。

辨证立法：

素患咳嗽，肺气已伤，肺主皮毛，腠理不固，易受外感，风寒袭肺，遂致干咳不止。治宜疏散风寒，宣肺止咳。

处方：

炙麻黄1.5克　炒杏仁6克　软射干5克　炙白前5克炙桑皮5克　炙前胡5克　炙陈皮5克　五味子（北细辛0.6克同打）2.4克　炙紫菀5克　川桂枝3克　酒黄芩3克　炙苏子5克　杭白芍10克　云茯苓10克　苦桔梗5克　炙甘草3克

按：患者素有慢性气管炎，因外出感寒而引起急性发作，以华盖散合射干麻黄汤治之最宜，上药连服三剂，诸证均愈。二诊嘱服气管炎丸，以治夙疾，不用再服汤药。本方对于冬日外感风寒致成急性气管炎者，用之也多效。

8. 痰湿中阻肺脾两虚案（慢性支气管炎）

张某，男，45岁，病历号52、5、53。

十数年来咳嗽痰多早晚较重，每届秋冬为甚。近时眠食欠佳，大便不实。屡经治疗，效果不大，经西医检查，透视化验均未发现结核病变，诊断为慢性支气管炎，今就出差之便，来京就诊。

舌苔薄白，脉缓弱。

辨证立法：

脾为生痰之源，肺为储痰之器，脾肺两虚，不能摄养，故咳嗽多痰，大便不实，多年不愈。治宜补肺健脾为主。

处方：

炙百部 5 克　炙紫菀 6 克　云茯苓 10 克　炙白前 5 克　炙化红 6 克　云茯神 10 克　野党参 10 克　小于术 10 克　川贝母 6 克　北沙参 6 克　枇杷叶 6 克　炒杏仁 6 克　炙甘草 3 克　半夏曲 10 克　炒远志 10 克　南沙参 6 克

二诊：服药六剂，咳嗽大减，食眠亦均转佳，二便正常，前方加玉竹 10 克，冬虫草 10 克。

三诊：服五剂后，咳嗽基本停止，返里在即。嘱将前方剂量加五倍研细面，炼蜜为丸，每丸重 10 克，每日早晚各服 1 丸，白开水送服，并嘱其加强锻炼，防止外感。

按：肺司呼吸，其主皮毛，形如华盖，以覆脏腑。外感之邪，首先犯肺而为嗽。内伤五脏六腑，影响及肺而为咳。外感之证，其来多暴。内伤之证，其来多缓。外感之咳，实中有虚。内伤之咳，虚中有实。临床必须审其新久虚实而施治。此例是为脾肺俱虚，初用延年紫菀散、四君子汤加味以治，继用丸剂收功。

9. 肺胀案（大叶性肺炎）

班某，女，50 岁，出诊。

高热四日，咳嗽喘息胸胁均痛，痰不易出，痰色如铁锈。经西医诊为大叶性肺炎，嘱住院医治，患者不愿入院，要服中药治疗。初诊时体温 39.6℃，两颧赤，呼吸急促，痰鸣漉漉，咳嗽频频。

舌苔白，中间黄垢腻，脉滑数，沉取弱。

辨证立法：

风邪外束，内热炽盛。气逆喘满，是属肺胀。热迫血渗，痰如铁锈。气滞横逆，胸胁疼痛。急拟麻杏石甘汤合泻白散，葶苈大枣汤主治，表里双清，泻肺气之胀满。

处方：

鲜苇根30克　炙前胡5克　葶苈子（大红枣5枚去核同布包）3克　鲜茅根30克　炙白前5克　半夏曲6克　炙麻黄1.5克　炒杏仁6克　生石膏（打、先煎）15克　炙陈皮5克　冬瓜子（打）15克　旋覆花（代赭石12克同布包）6克　炙苏子5克　苦桔梗5克　鲜杷叶12克　地骨皮6克　西洋参（另炖服）10克

鲜桑皮5克　炙甘草3克

二诊：服二剂痰色变淡，胸胁疼痛减轻，体温38.4℃，咳喘如旧。

拟麻杏石甘汤，葶苈大枣汤、旋覆代赭汤、竹叶石膏汤、泻白散诸方化裁，另加局方至宝丹1丸。

三诊：服药二剂，体温37.5℃，喘息大减，咳嗽畅快，痰易吐出，痰色正常，胁间仍痛，口渴思饮。

处方：

鲜杷叶10克　肥知母（米炒）10克　天花粉12克　鲜桑白皮5克　大红枣（葶苈子2.1克同布包）3枚（去核）　鲜地骨皮6克　旋覆花（代赭石10克同布包）6克　半夏曲6克　炙紫菀5克　生石膏（打先煎）12克　黛蛤散（海浮石10克同布包）10克　炙白前5克　冬瓜子（打）15克　苦桔梗10克　青橘叶5克　炒杏仁6克　淡竹叶6克　焦远志6克　粳米百粒同煎

四诊：前方服二剂，体温已恢复正常，咳轻喘定，痰已不多，胁痛亦减，但不思食，夜卧不安。病邪已退，胃气尚虚，胃不和则卧不安，调理肺胃，以作

善后。

处方：

川贝母 10 克　炒杏仁 6 克　冬瓜子（打）12 克　青橘叶 6 克　酒黄芩 6 克　苦桔梗 5 克　生谷芽 10 克　旋覆花（海浮石 10 克同布包）6 克　半夏曲（北秫米 10 克同布包）5 克　生麦芽 10 克　炙紫菀 5 克　广陈皮炭 6 克　佩兰叶 10 克　炙白前 5 克　焦远志 6 克

按：大叶性肺炎，现代医学以抗生素治之其效颇速，中医治之疗效亦高。施师每以表里双清为法，使邪有出路，再加泻白散、葶苈大枣汤及旋覆代赭汤等，使肺气得降，气逆胀满咳喘，逐步解除，体温恢复正常。初诊、二诊均用西洋参者，以其六脉沉取力弱，益气强心，防其心衰。四诊处方为善后之剂，拢肺气生胃气，使正气日渐恢复。

10. 肺热案（大叶性肺炎）

李某，男，15 岁，病历号 52、3、10。

发热持续十日不退，体温常在 39℃ 左右，咳嗽喘促，呼吸困难，鼻翼扇动，吐痰稠粘而带血色，烦渴思饮，便干溲赤，北京协和医院诊断为大叶性肺炎，经用青、链霉素，效果不显，特来就诊。

舌苔白质红绛，脉数而软。

辨证立法：

寒邪犯肺，郁而为热，肺气壅胀不宣，咳喘鼻扇。津液不布，烦热口渴。拟用清热宣肺定喘以治。

处方：

北沙参 10 克　炙麻黄 1.5 克　生石膏（打，先煎）12 克　炒杏仁 6 克　鲜苇根 15 克　酒条芩 10 克　陈橘红 5 克　炙苏子 5 克　葶苈子（大红枣 5 枚去核同布包）5 克　陈橘络 5 克

炙前胡 5 克　　炒枳壳 5 克　　苦桔梗 5 克　　桑白皮（炙）6 克
炙甘草 3 克

　　二诊：服三剂，热退喘咳减轻。前方去苇根，加半夏曲 10 克，天竺黄 6 克。

　　三诊：服三剂，喘已止，微有咳，惟食欲尚未恢复。

　　处方：

　　北沙参 10 克　　天花粉 10 克　　炒杏仁 6 克　　陈橘红 5 克
炙苏子 5 克　　葶苈子（大红枣 5 枚同布包）5 克　　陈橘络 5 克
炙前胡 5 克　　佩兰叶 10 克　　炙桑皮 5 克　　炒枳壳 5 克　　苦桔梗 5 克　　谷麦芽各 10 克　　炙甘草 3 克　　半夏曲（天竺黄 6 克同布包）10 克

　　按：肺居至高，主持诸气，其气下行为顺，今肺为邪气所乘，失其清肃之令，统摄无权，肺气壅塞，胀满喘咳随之而至。方用麻杏石甘汤合前胡汤，泻白散加减，辛凉疏泄，清肺定喘，加北沙参以润肺生津。

　　根据大叶性肺炎的临床表现，多归于祖国医学风温一类病证。施师治疗此病，常以麻杏石甘汤为主方，宣肺清热，同时十分注意化痰平喘，泻肺消胀，而并不多用甘寒，苦寒之品；实践表明，肺中实邪不清，甘寒、苦寒之药，即无从发挥作用。施师治疗大叶性肺炎，往往二、三剂药后，痰消气降，体温也随之迅速恢复正常。近年由于大量应用抗生素，不少病例产生耐药性，且青、链霉素，易有过敏之虞，而祖国医学治疗肺炎，疗效很好。

　　11. 肺痈案一（肺脓肿）

冯某，男，59 岁。

病历二月，初患咳嗽，胸际不畅，未以为意，近日咳嗽加剧且有微喘，痰浊而多，味臭，有时带血，胸胁震痛，稍有寒热，眠食不佳，小便深黄，大便干燥。

舌苔黄厚，脉滑数。

辨证立法：

外感风寒，未得发越，蕴热成痈。治宜排脓解毒，涤痰清热为主。

处方：

鲜苇根24克　桑白皮6克　鲜茅根24克　旋覆花（代赭石12克同布包）6克　地骨皮6克　生苡仁18克　陈橘红5克　炒桃仁6克　冬瓜子（打）18克　陈橘络5克　炒杏仁6克　北沙参10克　苦桔梗6克　仙鹤草18克　粉甘草5克

二诊：服药五剂寒热渐退，喘平嗽轻，痰减仍臭，已不带血，眠食略佳，二便正常，尚觉气短，胸闷，仍遵原法。

处方：

鲜苇根24克　溏瓜蒌18克　鲜茅根24克　干薤白10克　旋覆花（代赭石12克同布包）6克　炙白前5克　炙紫菀5克　半夏曲10克　炙百部5克　炙化红5克　枇杷叶6克　炒桃仁6克　生苡仁18克　苦桔梗5克　炒杏仁6克　冬瓜子（打）24克　粉甘草5克　北沙参10克

三诊：服药六剂，诸证均减，惟较气短，身倦脉现虚弱，此乃病邪乍退，正气未复之故。

处方：

北沙参12克　枇杷叶6克　云茯苓10克　南沙参10克　半夏曲10克　云茯神10克　苦桔梗6克　炒白术10克　三七粉（分二次冲服）3克　炒枳壳5克　化橘红5克　白及粉（分二次冲服）3克　冬虫草10克　粉甘草5克

按：肺脓肿一症，多涉风寒咳嗽之后郁热而发，治应排脓为主。不论已成未成皆当涤荡痰垢，无使壅塞，则余证易愈。处方先以千金苇茎汤，桔梗汤和泻白散加减以排解脓毒，涤痰清热，益气止血，逐去有形之秽浊，免使肺组织再行腐败。继用六君子汤加味，养肺补虚，以竟全功。

12. 肺痈案二（支气管扩张）

巩某，男，47 岁，病历号 54、4、50。

咳嗽十五年，半年前曾咳血，经某医院检查，诊为支气管扩张。现症：痰量极多，每日约有五百毫升，色黄绿如脓，且有晦黯血色，味腥臭，两胁疼痛，食欲不振。

苔黄垢，脉弦数。

辨证立法：

内热久郁，浊气熏蒸，痰涎煎熬，腐化如脓，气失宣畅，咳嗽胁痛，拟祛痰清热解毒法治之。

处方：

炙前胡 5 克　炙紫菀 5 克　陈橘红 5 克　炙白前 5 克　炙苏子 5 克　陈橘络 5 克　冬瓜子 18 克　白芥子 1.5 克　旋覆花（代赭石 12 克同布包）6 克　甜瓜子 18 克　莱菔子 6 克　款冬花 5 克　半夏曲 6 克　枇杷叶 6 克　苦桔梗 5 克　犀黄丸 6 克（分二次随药服）

二诊：服药五剂，未见效果，一切如旧，仍拟前法再增药力治之。

处方：

云茯苓 10 克　冬瓜子 18 克　云茯神 10 克　旋覆花（代赭石 12 克同布包）6 克　甜瓜子 18 克　花蕊石 6 克　莱菔子 5 克　炙苏子 5 克　钟乳石 12 克　白芥子 1.5 克　炙化红 5 克　款冬花 5 克　炙前胡 5 克　炒远志 6 克　苦桔梗 5 克　炙紫

菀5克　白杏仁6克　犀黄丸3克分二次送服

三诊：服药四剂，除两胁疼痛减轻之外，余症未见大效，拟用丸药服二十日观察。

每日早服气管炎丸20粒。午服犀黄丸5克。晚服白及粉5克，三七粉1.5克。

四诊：服前方丸散二十日，已见效，诸症均有所减，遂又多服十日。痰量减少一半，已无血色及黄绿脓痰，较前略稀，仍有臭味。

处方：

1. 大瓜蒌一个剖开，纳入整个半夏，塞满，用线扎紧，外用盐泥封固，灶下火灰煨透去泥皮，研细末每日早、午、晚各服5克。

2. 海蜇皮1斤，荸荠2斤，洗净，连皮切碎加水慢火煎熬如膏，早晚各服一汤匙，服完再制，共服一个月。

五诊：服药一个月，痰量每日180毫升左右，咳亦随之减少，但觉心跳头晕拟配丸方服。

处方：

云苓块30克　朱茯神30克　化橘红15克　风化硝15克　陈橘络30克　法半夏30克　炒枳壳30克　白杏仁30克　远志肉30克　黛蛤散30克　生龙牡各30克　紫厚朴30克　川贝母30克　款冬花15克　白知母15克　南花粉60克　苦桔梗15克　粉甘草30克

共研细末蜜丸如小梧桐子大，每日早晚各服10克，每日中午服犀黄丸5克。

六诊：服药期间病即减轻，中间曾停服数日，诸证又行加重，现在痰量仍在每日180毫升左右。臭味已除，痰稀色黄，心跳头晕。

处方：

每日早服二陈丸10克。午服犀黄丸3克。晚服强心丹16粒。

七诊：

服丸药咳减痰少，症状大为减轻，近日天寒，痰量又多，咳嗽亦增，气短心跳，暂用汤剂补充。

处方：

吉林参（另炖对服）5克　北沙参（米炒）12克　百合12克　酒丹参20克　野于术6克　玉竹15克　云苓块12克　清半夏6克　橘红5克　炒远志6克　炙黄芪15克　橘络6克　炙草3克

八诊：

服药六剂，精神好转，心跳、头晕、气短，亦均见效，仍有咳嗽，痰稀白量不多。

处方：

每日早服茯苓丸10克。午服犀黄丸6克。晚服气管炎丸20粒。

按：本案为一慢性支气管扩张病例，病程长达十五年，治之，极为棘手。一至三诊，病情毫无减轻，但辨证已清，即应守法有恒。治疗历经十三个月，各诊方药有变，而化痰清热解毒之法，则贯彻始终。尤以犀黄丸，一用到底。此药本治痈肿，其解毒排脓之力甚强，用于支气管扩张，化脓痰，清肺热，疗效也佳。四诊所用海蜇皮与生荸荠熬膏，名曰：雪羹汤，润燥化痰最效。

13. 肺燥咳血案（支气管扩张）

赵某，男，30岁，病历号61、7、83。

十余年来，咳嗽痰多，曾多次咳血，多时达二、三百毫升，目前又复咳血，食眠二便如常。在北京协和医院支气管造影，证实有两侧支气管扩张，不适宜手术治疗。

舌苔薄白质淡，脉芤。

辨证立法：

肺病已久，元气大伤，气虚不能制血，致咳血久治未效，急则治标，先予养阴、润肺、止血法。

处方：

鲜生地10克　陈橘红5克　大生地10克　旋覆花（代赭石12克同布包）6克　陈橘络5克　仙鹤草18克　小蓟炭10克　阿胶珠10克　炒杏仁6克　炙紫菀6克　苦桔梗5克　炙冬花5克　炙甘草3克　白及粉（分二次随药冲服）5克

二诊：服药十剂，血止，咳嗽减少。前方加丹皮10克，三七粉、白及粉各3克分二次随药冲服。

三诊：服药六剂，血未再咯，仍有轻微咳嗽，拟改丸剂常服。

处方：

金沸草30克　炙紫菀30克　西洋参30克　炙百部30克　炒杏仁30克　陈阿胶30克　仙鹤草60克　炙桑皮30克　北沙参60克　南沙参30克　苦桔梗30克　怀牛膝30克　酒丹参60克　白及面60克　败龟甲60克　酒生地60克　三七面30克　酒当归30克　炙甘草30克

上药共研细面，蜜丸重10克，每日早晚各服1丸，白开水送服。

按：肺为气之主，气为血之帅，故本型咳血之症，未有不因肺伤而致者。治宜先止血，次以消瘀，继之宁血，并进润养之剂，阴气复而咳自愈，五脏皆受其益。体力恢复，病不再发。

患者原为飞行员，后因病改为地勤。连服丸药三料，咳血迄未再作，据患者言，此后每年秋末春初仍照方配服，至今数年，未再发病，并已能恢复飞行工作。

14. 久咳肺虚热伤血络案（支气管扩张）

马某，女，47 岁，病历号 61、11、12。

自十余岁即患咳嗽，三十多年以来，屡经治疗，迄未根除。最畏热，热即咳，咳即有血，痰多而气促。据云：经西医检查为右肺中叶支气管扩张。最近数月，病情依旧，又增睡眠不佳，痰中有血，饮食正常，大便溏。

舌苔黄而腻，脉滑数。

辨证立法：

久嗽咳逆，肺虚生热，络伤血溢，遂有畏热咳痰出血诸症。先拟清肺祛痰之剂后改常方补虚保肺法治之。

处方：

炙百部 5 克　炙化红 5 克　炙白前 5 克　炙紫菀 5 克　旋覆花（代赭石 15 克同布包）6 克　杏仁 6 克　云苓块 10 克　枯芩 6 克　炙款冬 5 克　苦桔梗 5 克　远志 6 克　白茅根 20 克　赤白芍各 6 克　甘草 3 克

二诊：服药五剂，咳嗽减，血痰已无，吐痰甚爽，胸间畅快，睡眠尚不甚安。拟用丸方图治。

处方：

百部 30 克　白前 30 克　血琥珀 30 克　磁珠丸 30 克　紫菀 30 克　杏仁 30 克　西洋参 30 克　云苓块 30 克　贝母 30 克　知母 30 克　款冬花 30 克　苦桔梗 30 克　阿胶 30 克　条芩 30 克　清半夏 30 克　化橘红 30 克　百合 30 克　远志 30 克　酸枣仁 60 克　炒枳壳 30 克　石斛 30 克　炙草 30 克

共研细末，枣肉300克，合为小丸，每日早晚各服6克，白开水送。

三诊：丸药服八十日，现将服完，服药至今未曾吐血，痰少，咳嗽大减。患者自云："三十年来从未感觉如此舒畅，现已能上堂授课。"尚觉口干，希再配丸药。

处方：

前方去桔梗、杏仁、枳壳、白前，加北沙参30克，于术30克，紫草30克，寸冬30克。

按：此例支气管扩张病史已有三十余年，疗效颇为显著。患者第二丸方连服两料，数月迄未吐血。咳嗽极少，偶有少量白痰，行动如常，授课虽累，病亦未发。处方剂似觉平淡无奇，深入分析则觉步骤分明，辨证周详，用药配伍甚见技巧，一派清补之品不燥不腻。用血琥珀配磁珠丸则安眠，合阿胶则止血，伍百合则补肺，尤以枣肉为丸，止血、补虚、养心、安神。运用配伍协作，皆从整体出发，构思精炼，深可法也。

15. 痰湿壅阻咳喘案（慢性支气管哮喘）

喘息经常发作已有三年，秋冬较重，夏日略轻。发作时咳喘、心跳、痰吐不利，呼吸有水鸣声，胸部胀满而闷，不能平卧，影响食眠。最近一年来病情增剧，据述曾经医院检查诊断为支气管哮喘。每日服用氨茶碱片。

舌苔白稍腻，六脉均滑。

辨证立法：

经云"诸气膹郁，皆属于肺"，痰湿壅阻，肺气不降，以致呼吸不利，咽喉有声如水鸡之鸣。治宜降气、定喘、止嗽、化痰法。

处方：

炙苏子6克　莱菔子6克　枇杷叶6克　炙紫菀6克　白芥子3克　半夏曲10克　炙麻黄1.5克　嫩射干5克　炙甘草3克　细辛1.5克　五味子5克　云茯苓10克　云茯神10克　炙前胡5克　炙白前5克　陈橘红5克　陈橘络5克　葶苈子（大红枣5枚去核同布包）6克

二诊：服药五剂，第二剂后诸症逐渐减轻，痰涎排出较易，呼吸畅利无声，胸部胀满尚未全除，已能平卧但睡不实，饮食乏味，大便二、三日一行，脉滑，拟原方加减。

处方：

薤白10克　炙紫菀6克　葶苈子（大红枣5枚去核同布包）6克　全瓜蒌25克　炙苏子6克　苦桔梗5克　枇杷叶6克　炙前胡6克　炒枳壳5克　半夏曲10克　炙化红6克　嫩射干5克　炙麻黄2克　炙甘草3克　莱菔子6克　白芥子3克　细辛1.5克　五味子5克

三诊：服药四剂，喘息基本消失，呼吸平稳，痰涎减少，胸满亦爽，食眠均有好转，大便虽通而不畅，脉象由滑转缓，病甫向愈，尚须当心护理。

处方：

细辛1.5克　五味子5克　炙苏子6克　炙化红6克　莱菔子6克　白芥子3克　炒枳壳5克　枇杷叶6克　葶苈子（大红枣5枚去核同布包）5克　苦桔梗5克　半夏曲10克　白杏仁6克　冬虫草10克　淡苁蓉15克　野党参6克　炒远志10克

按：喘息之症，其因甚多，病情变化亦甚复杂，但治疗之法不外未发时以养为主，既发时以祛邪为先。临床切须辨明邪正消长情况，分清主次，灵活用药。本例处方以葶苈子大枣汤泻肺消胀，三子养亲汤和射干麻黄汤治咳平喘，止嗽散止嗽化痰，瓜蒌、薤白为治胸部胀满常用药物，桔梗与枳壳行气，一升一降俾收理气开胸之效。先用降气定喘、止嗽化痰以去邪，最后始用冬虫草补虚养肺，苁蓉强壮益肾润便，党参助气益肺，远志益心祛痰，以期根除凤痰。

16. 肾不纳气虚喘案（慢性气管炎肺气肿）

李某，男，38岁，病历号52、11、129。

喘息已八年，近年发作频繁，稍动即喘，呼长吸短，不能自制，喘甚则不得卧，自汗、食减，身倦，消瘦，四末发凉。经西医检查诊断为支气管哮喘，慢性气管炎，肺气肿。屡经治疗，未获显效。

舌有薄苔，脉虚细。

辨证立法：

肺主气，肾为气之根。肾不纳气，心力衰弱则气短，身动即喘。治宜强心益肺纳肾气为法。

处方：

人参（另炖对服）3克　陈橘络5克　黑锡丹（大红枣5枚去核同布包）3克　陈橘红5克　麦冬10克　杏仁6克　云茯苓10克　云茯神10克　五味子（打）5克　炙甘草3克　北沙参10克

二诊：服药四剂，汗出止，喘稍定。前方加胡桃肉25克，蛤蚧尾一对，研极细粉分二次随药送服。

三诊：服八剂，喘息已平，余证均轻，机关嘱到南方疗养。改拟丸剂常服。

处方：

人参30克　北沙参30克　黑锡丹15克　紫河车60克　南沙参30克　胡桃肉60克　蛤蚧尾3对　云茯苓30克　云

茯神 30 克　　玉竹 30 克　　冬虫草 30 克　　五味子 30 克　　淡苁蓉 30 克　　寸冬 30 克　　白杏仁 30 克　　巴戟天 30 克　　补骨脂 30 克　　橘红 15 克　　橘络 15 克　　炙甘草 30 克

共研极细末，蜜丸重 10 克，每日早晚各服一丸，白开水送下。

按： 久患喘息，肺心俱虚，肾不纳气。方用黑锡丹以镇摄肾气，生脉散加味以强心益肺，蛤蚧、胡桃补肾纳气，杏、桔等味化痰止咳，丸方仍循前法配制，冀巩固疗效。半年后患者来信云，服丸剂后其喘息至今未发，体力较前大有好转，复函嘱将丸方再配服一粒。

17. 肺热咳喘案（支气管哮喘肺气肿）

吴某，男，38 岁，病历号 54、1、251。

自幼即患喘嗽，至今已三十余年。每届秋冬时常发作，近两年来逐渐加重，发作多在夜间，胸间憋闷，不能平卧，咳嗽有痰，北京协和医院诊为肺气肿，支气管哮喘。昨晚又行发作，今日来诊。

舌苔薄白，脉象洪数。

辨证立法：

久患喘嗽，腠理不固，外邪极易入侵，遂致时常发作，脉象洪数是邪实也。当先驱邪再治其本。拟麻杏石甘汤合葶苈大枣汤主治。

处方：

炙白前 5 克　　炙紫菀 5 克　　炙前胡 5 克　　葶苈子（大红枣 3 枚去核同布包）3 克　　炙陈皮 5 克　　炙麻黄 1.5 克　　白杏仁 6 克　　生石膏 15 克　　苦桔梗 5 克　　炙苏子 6 克　　旋覆花（代赭石 10 克同布包）6 克　　紫油朴 5 克　　炙甘草 3 克

二诊：服药二剂，喘已减轻，但仍咳嗽，唾白痰，脉象滑实，外邪初退，其势犹强，拟前方加减。

处方：

炙麻黄 1.5 克　杏仁 6 克　嫩射干 5 克　细辛 1.5 克
炙白前 6 克　旋覆花（代赭石 10 克同布包）6 克　五味子 5 克
炙紫菀 6 克　炙苏子 5 克　炙陈皮 5 克　莱菔子 6 克　白芥子 1.5 克

三诊：前方服四剂，昼间喘咳基本停止，夜晚即现憋气不舒，喘嗽仍有发动之势，拟定喘汤合三子养亲汤化裁治之。

处方：

炙麻黄 1.5 克　生银杏（连皮打）14 枚　款冬花 5 克
炙桑白皮 5 克　莱菔子 6 克　炙白前 5 克　炙桑叶 5 克　白芥子 1.5 克　炙百部 5 克　炙紫菀 6 克　炙苏子 6 克　白杏仁 6 克　苦桔梗 5 克　炙甘草 3 克

四诊：服药六剂，夜晚胸间憋闷大减，拟用丸剂治之。

处方：

每日早、午各服气管炎丸 20 粒。
临卧服茯苓丸 20 粒。

五诊：

服丸药一个月现已停药三月未见发作，昨日晚间又发胸闷胀满。

处方：

细辛 1.5 克　白杏仁 6 克　代赭石（旋覆花 6 克同布包）6
克　五味子 5 克　半夏曲 6 克　葶苈子（布包）3 克　生银杏（连皮打）14 枚　建神曲 6 克　嫩射干 5 克　炙百部 5 克
炙苏子 5 克　苦桔梗 5 克　炙白前 5 克　炙紫菀 5 克　炒枳壳 5 克　紫油朴 5 克　炙麻黄 1.5 克　生石膏 15 克　炙甘草 3 克

按：支气管哮喘而兼肺气肿者，根除不易，然其发作之际，亦可控制其喘嗽。施师常用麻杏石甘汤、葶苈大枣汤、旋覆代赭汤、三子养亲汤、射干麻黄汤、厚朴麻黄汤等方，随证化裁，收控制发作之效。如能避免外感，重视生活规律，防止发作因素，再加服药调理，虽难根治，亦可减轻病痛也。

18. 肺肾两虚咳喘浮肿案

王某，男，38 岁，病历号 52、1、112。

自幼即患喘息病，祖、父均有喘疾。屡经治疗，时愈时犯。近二年来绝少发作，本年五月，发现颜面足跗浮肿，经江西医院诊断为肾炎，治疗后好转，但浮肿迄未全消。半年后，于就诊前一周喘息突又发作，咳嗽、腰酸、尿量甚少，旋即全身浮肿，日益加重，入院治疗未效，遂来诊治。

舌苔白厚，脉沉滑。

辨证立法：

肺为水之上源，肾为水之下源，肺肾双损，水道壅塞，小便不利，遂致全身浮肿而喘嗽。治以纳肾气，利水道，化痰降逆法。

处方：

炙白前 6 克　车前草 10 克　旋覆花（代赭石 10 克同布包）5 克　炙紫菀 6 克　旱莲草 10 克　北细辛 1 克　赤茯苓 12 克　冬葵子 12 克　五味子 2 克　赤小豆 12 克　冬瓜子 12 克　大腹皮 6 克　大腹子 6 克　炒远志 10 克　葶苈子（大红枣 5 枚去核同布包）5 克　白杏仁 6 克　炙草梢 3 克　黑锡丹 3 克，分二次随汤药送服。

二诊：服四剂，浮肿大减，咳嗽亦轻，惟喘息气闷尚未显效。

前方去大腹皮、子，加陈橘红、络，各5克。

三诊：服六剂，浮肿已去十分之九，喘嗽亦大减轻，尚觉喉间发紧，痰嗽不畅。

处方：

陈橘红5克　车前子10克　代赭石（旋覆花6克同布包）10克　陈橘络5克　车前草10克　葶苈子（布包）3克　嫩射干5克　炒远志10克　炙白前5克　云茯苓10克　北细辛1克　炙紫菀5克　云茯神10克　五味子2克　冬瓜子25克　白杏仁6克　炙甘草3克　冬葵子12克　苦桔梗5克

四诊：浮肿基本消失，喘嗽亦大见好，希予常服方剂。

处方：

每日早服强心丹16粒。午服气管炎丸20粒。晚服金匮肾气丸12克。

按：本例为先患喘息，继罹肾炎，浮肿喘嗽并作，肺肾均伤。纳肾气，利水道，肿既得消，喘息亦定。方中以黑锡丹合葶苈大枣汤温肾阳以拢肺气，泻肺水以平喘息。

19. 妊娠哮喘案

高某，女，29岁，病历号54、11、116。

患喘息病已八年，不分季节，时常发作，咳少喘多，不能平卧，喉间痰鸣，吐痰不多，自汗、心跳，睡眠乱梦纷纭。曾用组织疗法，单方等均未见效，现又怀孕三个月，喘息发作，痛苦之至。

舌苔薄白，舌质淡、脉细软而滑。

辨证立法：

肺主气，司呼吸，若肺气闭塞，津液不布，聚而生痰，则痰鸣漉漉，倚息短气不得平卧，治宜通调气道，行其水气，但因怀孕三个月，不可过分开通，以防伤及胎元。

处方：

云茯苓6克　桑白皮3克　橘红5克　云茯神6克　桑叶5克　橘络5克　北细辛1克　炙紫菀5克　车前子6克　五味子3克　炙白前5克　车前草6克　生银杏（连皮打）12枚　炒远志6克　白杏仁5克　苦桔梗5克　炒枳壳5克　甘草梢2克

二诊：服药四剂，喘渐少，咳增多，已有痰，仍心跳气短。

处方：

云茯苓6克　细辛2克　陈橘红5克　云茯神6克　五味子3克　陈橘络5克　西洋参（另炖兑服）6克　炒远志6克　苦桔梗5克　炙白前5克　瓜蒌子6克　炙紫菀5克　旋覆花（半夏曲同布包6克）5克　瓜蒌皮6克　野于术5克　炙款冬3克　粉甘草2克

三诊：前方服八剂喘更见好，已能平卧，咳嗽仍多，吐痰甚爽，心跳稍好。

仍遵原法，前方去五味子、细辛，加南沙参6克。

四诊：

服药四剂，病已大为减轻，突于昨夜又再发作，喘息不能平卧，一夜未眠，脉现浮数暂拟宣肺降气法治之。

处方：

北沙参6克　炙麻黄1.5克　条黄芩10克　北细辛1克　莱菔子5克　云茯苓6克　五味子3克　白芥子1克　云茯神6克　陈橘红5克　黑芥穗5克　炙苏子5克　陈橘络5克　炒远志5克　苦桔梗5克　白杏仁6克

五诊：服药四剂，喘已大减，夜能安卧，自觉发作之势犹存，有待机再发之象，大便干，小便黄。

拟前方去白芥子，加瓜蒌子、皮各 6 克，再服四剂。

六诊：

服药甚好，喘已基本平定，仍心跳、咽干、食欲欠佳，拟以清热法治之。

处方：

朱茯神 10 克　炙紫菀 5 克　陈橘红 5 克　朱寸冬 10 克　炙白前 5 克　陈橘络 5 克　苦桔梗 5 克　酒黄芩 6 克　旋覆花（半夏曲 6 克同布包）5 克　白杏仁 5 克　西洋参（另炖对服）6 克　野于术 5 克　炙甘草 1.5 克

七诊：前方服六剂，症状大减，自觉几年来未有如此之舒畅。大便稍干，小便黄，拟用丸药巩固。

处方：

台党参 30 克　远志 30 克　旱莲草 30 克　车前子 30 克　寸冬 30 克　朱茯神 30 克　酒黄芩 30 克　桔梗 15 克　五味子 30 克　女贞子 30 克　橘红 15 克　金沸草 30 克　火麻仁 60 克　杏仁 30 克　枳壳 15 克　半夏曲 30 克　桑叶 30 克　野于术 30 克　陈阿胶 30 克　炙草 30 克

共研细末，蜜丸如梧桐子大，每日早晚各服 10 克，白开水送下。

按：水气痰鸣，咳逆上气，理应宣泻并施开散兼用，治之匪难，然已怀孕三月，不无顾忌。一、二、三诊在平喘降气的基础上，逐步增加益气养阴扶正之力，病势日渐好转。岂料又因感寒引起发作，急则治标，四诊遂加麻黄、芥穗、苏子以宣肺解表，五诊、六诊用瓜蒌、黄芩以清热。白术、黄芩前人称安胎良药，除一诊外，施师各诊均选用之，以固胎元。综观此案，既要除病，又要保胎，施师化裁定喘汤、三子养亲汤、二陈汤、金沸草散等方，法随证施，用药轻灵，恰到好处，既慎重施药，又准确无误，喘息得平，胎元得固。

20. 肺痨案（浸润性肺结核）

宋某，男，27岁，职员，病历员52、7、179。

咳嗽已半年，音哑近四个月，经天津市立结核病院检查为浸润性肺结核。现症：咳嗽不多，音哑喉痛，食欲不振，腹痛便溏，日渐消瘦。舌苔白垢，脉象滑细。

辨证立法：

久嗽不愈，伤及声带，遂致发音嘶哑。肺与大肠相表里，肺气不宣则腹痛便溏。脾胃不强则消化无力，食欲减退，营养缺少，身体消瘦。幸无过午潮热夜间盗汗之象，阴分未见大伤，尚冀恢复可期。拟清肺健脾以治。

处方：

炙白前5克　炙紫菀5克　半夏曲10克　炙百部5克　化橘红5克　枇杷叶6克　炒杏仁6克　野于术5克　土杭芍10克　焦苡仁6克　紫川朴5克　云茯苓10克　冬桑叶6克　苦桔梗（生炒各半）6克　诃子肉（生煨各半）10克　粉甘草（生炙各半）3克　凤凰衣6克

二诊：服药二剂，大便好转，日只一次，食欲渐增，咳嗽甚少，喉痛减轻，音哑如旧，仍遵前法治之。前方去桑叶，加南北沙参各6克，炒苍术6克。

三诊：前方服四剂，大便已正常，食欲增强，精神甚好，咳嗽不多，音哑虽未见效，但觉喉间已不发紧。

处方：

诃子肉（生煨各半）10克　苦桔梗（生炒各半）6克　粉

甘草（生炙各半）3克　炙白前5克　化橘红5克　黛蛤散（马勃5克同布包）6克　炙百部5克　炒紫菀5克　炒苍术6克　云茯苓10克　白杏仁6克　炒白术6克　紫川朴5克　凤凰衣5克　土杭芍10克

四诊：前方服四剂，现症尚余音哑未见显效外，他症均消失，拟专用诃子亮音丸治之。

处方：

诃子肉（生煨各半）30克　苦桔梗（生炒各半）30克　粉甘草（生炙各半）30克　凤凰衣15克

共研细面，冰糖120克熬化对入药粉做糖球，含化服之。

按：肺伤音哑，即古人所谓"金破不鸣"，治宜清肺。便溏纳少，治宜健脾，即前世医家所谓"培土生金"之意。本案通过脾肺双治，咳嗽便溏等症状消除甚速。治声音嘶哑，用诃子亮音丸最效，施师用之多人，演员每以此方作为保护声带之常备药。

21. 肺虚久嗽案（右肺结核瘤、肺气肿）

张某，男，53岁，病历号61、9、53。

1950年以来，体力逐渐不支，消瘦无力，易于疲倦，常患感冒，咽痛，偶有咳嗽，重则感觉胸痛，下午烦躁，胃纳日减，1959年底即无力工作，乃于1960年来京就医于阜外医院，诊断为右上结核瘤、右侧结核性胸膜炎、喉炎（早期结核所致）给链霉素、异烟肼及去氢考的松治疗。三个月后复查，胸水基本吸收，其他无改变，以体力关系未考虑手术，仍继续注射链霉素口服异烟肼，旋即回内蒙古自治区海拉尔市人民医院就诊，随后转回工作地扎兰屯结核病院治疗，先后休息一年多，透视照像复查五次，诊断为右上结核瘤、右下胸

第一辑

膜变化兼两下肺气肿，服异烟肼迄未间断，患者于1961年9月来京就诊，现症消瘦，面色无华，形神委顿，咳嗽气短，食欲不振，夜间偶有盗汗现象，二便如常。

舌苔微黄，脉象沉细。

辨证立法：

脉症参合，虚象具备，然而虚不宜峻补，以其病灶尚在，补身亦补病，必无功效，故驱邪重于扶正，先拟汤剂，以观究竟。

处方：

西洋参6克（另炖浓汁兑服）　冬瓜子（打）15克　北沙参10克　甜瓜子15克　旋覆花（海浮石10克同布包）5克　干薤白6克　苦桔梗5克　赤白芍（柴胡5克同炒）各6克　青橘叶10克　炙百部6克　云苓块10克　紫丹参12克　苡仁米15克　清半夏6克　焦远志6克　鸡内金10克　炙甘草5克　三七粉3克　分二次随药送服。

二诊：汤药共服五剂，症状无大改变，病属慢性，图治勿急，拟用丸药，并继续服用异烟肼，双管齐下。

处方：

田三七30克　炙百部30克　左牡蛎30克　白及面60克　杭白芍30克　青橘叶30克　北柴胡15克　苦桔梗15克　南红花30克　干薤白30克　炒香附30克　云苓块30克　炙黄芪60克　制乳香30克　紫河车30克　紫丹参30克　制没药30克　北沙参30克　炒白术30克　炙甘草30克

共研细面，蜜丸重6克，早晚各服1丸，白开水送服。

三诊：服完丸药后已三月余，自觉症状有好转，食欲转佳，体力较强，不似以前委顿不堪，胸痛及下午烦躁均见减轻，脉由沉细转为升起且甚悠扬，再拟丸方继进。

处方：

西洋参30克　磁朱丸30克　瓦楞子30克　野党参30克　云苓块30克　海浮石30克　三七面30克　炒白术30克　炙紫菀30克　白及面60克　清半夏30克　炙百部30克　炒远志30克　化橘红30克　左牡蛎30克　柏子仁60克　炒枳壳30克　杭白芍30克　苦桔梗30克　干薤白30克　紫河车30克　炙甘草30克

共为细面，蜜丸，每丸重10克，每日早晚各服一丸，白开水送下。

按：施师治疗结核瘤病历不多，苦思谋划组成丸方，益气养阴，软坚化瘀，理气化痰，攻补并施，不燥不腻，肺脾兼顾，并嘱其继续服用异烟肼，定期检查，于最后一次诊完，即携带丸药返回内蒙，时为1962年1月5日，至当年12月30日患者来信云："业已恢复工作，透视检查结核瘤大见缩小，已甚稳定……"。中药治疗是否起到绝对作用，尚不敢臆测，但患者服中药之前，服用异烟肼一年有余，病情无进步，加服中药不满一年，即大见功效，意为中药及异烟肼并服，均有疗效，备此以供研究。

22. 悬饮案（渗出性胸膜炎）

王某，男，39岁，病历号52、10、413。

数日以来，寒热，咳嗽，气促，胸痛咳时尤剧，食欲不振，周身倦怠，经北大医院诊断为胸膜炎，胸腔有少量积液。

舌苔薄白，脉浮数。

辨证立法：

第一辑

58

外邪乘肺，表里不和，水饮停积，以致寒热，咳嗽，胁痛，气促。综观脉症，是属悬饮。治宜和表里，调气机，清热逐饮。

处方：

冬瓜子（打）30克　陈橘红6克　甜瓜子30克　旋覆花（代赭石12克同布包）10克　陈橘络6克　赤茯苓10克　鲜苇根10克　紫丹参15克　赤芍药10克　鲜茅根10克　粉丹皮10克　青橘叶10克　白杏仁6克　北柴胡5克　炒枳壳5克　苦桔梗5克

二诊：服药二剂，寒热稍退，诸证减轻，原法加力。

处方：

冬瓜子（打）30克　车前子（布包）10克　赤茯苓10克　冬瓜皮30克　车前草10克　赤芍药10克　紫丹参15克　全瓜蒌24克　粉丹皮10克　旋覆花（代赭石12克同布包）10克　干薤白10克　白杏仁6克　青橘叶10克　焦内金10克　苦桔梗5克　炒枳壳5克　青陈皮各5克

三诊：服药三剂，寒热全除，小便增多，日十余次，胁间已不甚痛，咳嗽亦轻，经医院透视积液消失。脉现濡软，正气未复，拟用六君子汤加味，嘱多服以愈为度。

处方：

南沙参10克　陈橘红5克　北沙参10克　旋覆花（代赭石12克同布包）6克　陈橘络5克　于白术10克　青橘叶10克　云苓块12克　清半夏10克　白杏仁6克　焦内金10克　冬瓜子（打）30克　炙甘草3克

按：胸膜炎症，中医无此病名，临床所见有胸腔积液者，多与悬饮之证相类。方用柴胡、苇根解表，茅

根、赤芍、丹皮清热，冬瓜子、甜瓜子、车前子草、赤
苓、橘红、杏仁驱痰逐饮，丹参、覆花、赭石、橘叶、
橘络、枳壳、桔梗、青陈皮活血调气止痛。诸药配合，
服药五剂即使胸水吸收，疼痛减轻，寒热消除，收效
迅速。

三、消化系统病

〔论消化系统病证治〕

余临床六十余年，所诊胃肠病为数较多，此病之类
型亦较多，可用之药物更多，有此三多，颇感胃肠病治
之收效速，但根除亦甚难。缘药入于口，即达胃肠，药
力直接行于病所，因而奏效较速。然胃肠虽已生病变，
仍需日进饮食，胃肠运动不得少休，且周围环境、日常
生活、人之情绪都能影响胃肠，故除根甚难。久患胃肠

病者，时愈时犯，时轻时重，职是故也。所以治疗胃肠
病不能全赖药物，应有适当之体力活动，如太极拳、练
气功，使之气血流畅。再如注意生活规律，饮食有节，
减少精神紧张，也属十分重要。虽病已久，调养适当亦
能痊愈。我辈医者，若辨证不精，用药不当非但难收显
效，且易发生不良之反应。因此治疗胃肠病要有技巧，
若病重药轻，病轻药重，病浅治深，病深治浅，虽方药
无误，仍难奏效，必须恰如其分，始能药到病除。

中医之论肠胃病，常及于脾，此与现代医学所讲之
脾的功用不同，不应等同视之。中医之论脾，包含胃肠
之机能。在医籍文献中如《素问·灵兰秘典论》曰：
"脾胃者，仓廪之官，五味出焉。大肠者，传导之官，

变化出焉"。《素问·经脉别论》内更详述其义："饮入于胃，游溢精气，上输于脾。脾气散精，上归于肺，通调水道，下输膀胱。水精四布，五经并行"。对于水谷入胃，赖脾之运化使精气四布，上下通达，详述无遗。巢氏《诸病源候论》内，于五脏六腑病候外，更立脾胃病候一门，其重视可知。脾胃病候云："脾者脏也，胃者腑也，脾胃二气相为表里，胃受谷而脾磨之，二气平调，则谷化而能食。若虚实不等，水谷不消，故令腹内虚胀或泄，不能饮食。所以谓之脾胃气不和不能食也。"又东垣《脾胃论》云"饮食不节则胃病，胃病则气短，精神少而生大热，有时而显火上行独燎其面"。胃既病，则脾无所禀受，胃属阳腑，脾为至阴，故亦从而病。形体劳役则脾病，病脾则怠惰嗜卧，四肢不收，大便泻泄，脾既病，则其胃不能独行津液，故亦从而病。故胃肠与脾息息相通，不可分离。历代医家所著文献，凡治疗胃肠病，每多兼及于脾，迨至东垣著《脾胃论》行世，引经据典，阐明益彰并列举"病从脾胃生"四项，以资佐证，学者多宗其说。故治胃肠病，求其主因与脾有关者，必须兼顾并施，方能提高疗效。

　　胃肠病之类型虽多，亦不外乎八纲辨证，临床所见，脾胃虚证，寒证较多，实证、热证较少；但初病者易见实热，久病者常见虚寒。素患胃肠病者，喜温畏凉，常以温暖之物，熨附中脘，则感舒适，即其证明。

　　余治疗胃肠病多年，体察其发病规律，曾拟出治疗十法，即温、清、补、消、通、泻、涩、降、和、生。临证施用，数法并合，颇感得心应手，运用灵活，兹分述如下：

　　寒宜温：辛开温散，故此类药物多为辛温之品，良附丸、姜附汤、理中汤类，均属习用。另荜拨、吴萸、刀豆子、附子、肉桂、蜀椒、毕澄茄、草豆蔻、天生磺等药均适于温散寒凝。

热宜清：胃中实热，必以寒折，三黄石膏汤、龙胆泻肝汤可用，如栀子、知母、龙胆草、竹茹均为常用药。

虚宜补：健补脾胃，常用四君子汤化裁诸方，药物如党参、黄芪、山药、莲肉、芡实、薏米、扁豆均有健脾胃之效。

实宜消：食积不消，必须予以帮助消化之药，保和丸为常用之方，药味如枳实、枳壳、槟榔、神曲、采云曲、霞天曲、沉香曲、内金、厚朴、陈皮、山楂、炒谷芽、炒麦芽等。

痛宜通："通则不痛"。有通气通血之别。气分药如木香、茄南香、檀香、藿香、沉香、乌药、青皮、陈皮、厚朴、砂仁、豆蔻等，用方如正气天香散、消导宽中汤、沉香升降散等，血分药如元胡、丹参、五灵脂、降真香、乳香、没药、血竭、桃仁、红花、三七、蒲黄、郁金、三棱、莪术、香附等，常用方如手拈散、九气拈痛散等。

腑实宜泻：可用诸承气汤类或番泻叶等，但体虚大便结燥者，宜用润下之药，如郁李仁、火麻仁、溏瓜蒌、杏仁泥、薤白、肉苁蓉、晚蚕沙、皂角子等。

肠滑宜涩：常用药如赤石脂、禹余粮、石莲子、诃子肉、苍术炭、血余炭、罂粟壳、海参、龙涎香、五倍子、椿根皮、金樱子、白头翁、秦皮等。

呕逆宜降：胃以下行为顺，呕吐呃逆，宜用丁香柿蒂汤，橘皮竹茹汤，旋覆代赭汤等。芳香化浊诸药，亦可止呕逆如：紫苏、代代花、佛手花、藿香、扁豆花、佩兰叶。

嘈杂宜和：吴萸与黄连、干姜与黄连、黄芩与半夏，均以寒温并用，胃和则嘈杂即除。

津枯宜生：脾胃弱，津液枯，食欲毫无，宜养其阴以生津，如西洋参、石斛、生谷芽、生内金、荷叶、绿萼梅，叶天士用乌梅肉伍木瓜养胃阴，临床用之甚效。

此外尚有吐法，已不常用。

胃酸过多，则用瓦楞子、海螵蛸。休息痢常用白头翁、鸦胆子、苦参之类。

升阳益胃用柴胡、升麻等。均分述于各种胃肠病之医案中。

1. 脾胃积热口舌生疮案

范某，女，48 岁，病历号52、1、96。

齿龈肿胀，口舌均有浅溃疡，疼痛流涎，咀嚼不便，妨碍饮食，喉间阻闷不畅，头晕，大便干结、小便黄，睡眠不安，病已逾月。

舌尖红、有黄苔、脉弦数。

辨证立法：

口属脾胃，舌属于心，齿龈肿胀，口舌生疮，是为脾胃积热，心火上炎之症。拟用清泻法。

处方：

绿升麻 3 克　北细辛 3 克　酒黄连 3 克　山栀衣 6 克　大生地 10 克　酒黄芩 10 克　大力子 6 克　酒军炭 6 克　青连翘 10 克　苦桔梗 5 克　炒枳壳 5 克　金银花 15 克　川黄柏 10 克　炙甘草 3 克

另：生蒲黄粉 30 克　涂擦患处，每日四、五次。

二诊：服药二剂，齿龈肿、舌溃疡大有减轻。仍按原法立方。前方去黄柏、枳壳易为枳实 6 克加蒲公英 15 克。蒲黄粉未用完仍继续涂擦患处。

三诊：服药二剂，诸证均愈，大便已畅，食眠亦佳，恐其再发，特再就诊。嘱其效不更方，照前方再服二剂，隔日一剂。

按：本方以清胃泻火汤、甘桔汤加减为主，佐以蒲黄、黄柏、细辛、公英、枳壳、川军清热、解毒、行气、通便。口腔溃疡一病，虽非重症，然因妨碍饮食，痛苦颇甚。施师治疗此症，常以凉膈散、清胃散、清胃泻火汤、甘桔汤加减为主，并常用生蒲黄粉涂擦患处，或用柿霜饼噙化，每收速愈之效。《千金方》载重舌生疮，蒲黄末敷之，不过三上瘥。柿霜，《本草纲目》载：柿霜，清上焦心肺热，生津、止渴、化痰宁嗽、治咽喉、口舌疮痛。

2. 阴亏气滞噎膈案（食道狭窄）

贾某，男，79 岁，病历号52、8、342。

平素嗜酒，数月以来，情怀抑郁，食减便燥，渐至进食有时作噎，咽下困难。现只能进半流质食物，硬食已有二月不能进矣。胸际闷胀微痛，饭后尤甚，有时吐白粘沫，口干，不思饮，大便干燥四、五日一行，夜寐多梦，精神委顿，体重减轻，经北大医院检查，谓为食道狭窄，未发现癌变。

舌苔白而燥，脉沉涩。

辨证立法：

平素嗜酒，加之情志拂逆，气郁积聚，致使阴阳不和，三焦闭塞，咽噎不利，拒格饮食，渐至津液干枯、口燥便难。治宜顺气开郁，养阴润燥。

处方：

薤白头 10 克　桃仁 6 克　代赭石（旋覆花 6 克同布包）15 克　全瓜蒌 18 克　杏仁 6 克　清半夏 10 克　炒枳实 6 克 火麻仁 15 克　油当归 12 克　怀牛膝 10 克　茜草根 10 克 川郁金 10 克　广陈皮 6 克　天麦冬各 6 克

二诊：前方服三剂，诸证如前，胸际略畅，大便仍燥。前方加晚蚕沙 10 克，皂角子 10 克，再服五剂。

三诊：服药五剂，自觉诸证有所减轻，能稍进馒头类食物，大便仍微干，二日一行，身倦少力。

处方：

薤白头 10 克　溏瓜蒌 25 克　代赭石 12 克（旋覆花 10 克同布包）　晚蚕砂 10 克（炒焦皂角子 10 克同布包）　炒枳实 6 克 茜草根 10 克　怀牛膝 10 克　桃杏仁各 6 克　郁李仁 6 克 火麻仁 18 克　野于术 10 克　川郁金 10 克　油当归 12 克

按：景岳云："噎膈一证必以忧愁思虑，积劳积郁，或酒色过度，损伤而成。盖忧思过度则气结，气结则施化不行；酒色过度则伤阴，阴伤则精血枯涸，气不行则噎膈病于上。"

何梦瑶氏云："酒客多噎膈，食热酒者尤多。以热伤津液，咽管干涩，食不得入也"。

中医无食道狭窄病名，综观脉证，是属噎膈之症。施师治疗此病常用调气润养之剂屡屡奏效，以旋覆代赭汤，瓜蒌薤白半夏汤加减为主，佐以桃杏仁、油当归滑润之药，二冬滋阴养津，郁金、枳实、茜草、陈皮等开郁顺气。

3. 积滞气逆噎膈案（食道狭窄）

程某，男，65 岁，病历号 51、10、482。

患胃病已二十余年，膨闷胀满，时常作痛，经治多年，时轻时重，迄未痊愈。近年来每服沉香化滞丸，病痛减轻，遂赖此药维持。近两个月虽服前药，不但症状不减，又增咽下困难，固体食物尤为困难，咽下旋即吐出，嗳气频频，口涎极多，每日只食流食少许。日渐消瘦。大便隔日一次。经医院检查为食道下端狭窄。患者吸烟，无饮酒嗜好。

舌苔垢腻，脉象沉涩。

辨证立法：

久患胃病，脾胃已伤，气机不顺，上逆而呕。消化力弱，积滞不散，胀满嗳气频频，当以降逆行气消积法治之。

处方：

干薤白10克　莱菔子6克　代赭石（旋覆花6克同布包）15克　全瓜蒌20克　莱菔缨6克　怀牛膝10克　丹参（米炒）12克　广皮炭6克　砂仁3克　紫厚朴5克　桃仁6克　蔻仁3克　炒枳壳5克　杏仁6克　北沙参3克　焦内金10克　白芝麻（生研）30克

二诊：服药四剂，胀痛、呕逆、嗳气均见好转，惟食欲不振，仍不能咽固体食物。

前方去牛膝、内金、沙参，加丁香2克、柿蒂6克，茜草根6克。

三诊：连服二剂，呕逆已止，胀痛减轻，嗳气渐少。

处方：

薤白头10克　半夏曲6克　代赭石（旋覆花6克同布包）10克　全瓜蒌20克　建神曲6克　火麻仁15克　分心木10克　杏仁泥6克　莱菔子6克　苦桔梗5克　广皮炭6克　莱菔缨6克　炒枳壳5克　炙草梢6克　白芝麻（生研）30克

四诊：服药四剂，除仍不能咽固体食物外，余证均大为减轻，食量亦增。

前方中加娑罗子10克作常服方。

按：本病为食道狭窄症，据患者之子云："医院检查食道下端有萎缩现象，原因未明。施师则以降递、理气、消积之法治之，症状逐渐消失。前后曾用旋覆代赭石汤，瓜蒌薤白散，丹参饮、济生瓜蒌实丸、半夏汤等方化裁。白芝麻润燥除噎、通便。治呃逆嗳气，颇有实效。

4. 痰气交结血瘀气滞噎膈案（食道癌）

常某，男，38岁，病历号54、1、9。

经北京协和医院检查，诊断为食道癌，已半年余，近来每日只能食流质，喉间堵闷，胃部胀满，泛酸嗳气，口中痰涎多，背痛，精神倦怠，医院拟手术治疗，患者不愿，故延中医治疗。

舌苔厚腻，脉细软。

辨证立法：

痰气交结，气血运行受阻，久则气血痰结，阻滞食道胸膈，遂成噎膈之证，拟化痰解郁，调理气血为治。

处方：

桃杏仁各6克　大力子6克　法半夏6克　怀牛膝10克　紫厚朴5克　苦桔梗5克　薤白头10克　莱菔子6克　代赭石（旋覆花6克同布包）12克　全瓜蒌20克　莱菔缨6克　茜草根10克　米丹参15克　广皮炭6克

二诊：服八剂，噎减轻，泛酸，嗳气及背痛均稍好，已能食馒头及挂面等物，但食后不易消化。

处方：

薤白头10克　全瓜蒌25克　桃杏仁各6克　紫油朴5

克　法半夏6克　代赭石（旋覆花6克同布包）12克　茜草根10克　丹参（米炒）15克　怀牛膝6克　大力子6克　山慈菇10克　绿萼梅6克

三诊：月余患者由山西家乡带信来云：第二次方又服十剂，现在每顿饭可吃一个馒头一碗面条，咽下慢，饮食在入胃时感到滞涩，不易消化，有时吐白沫，背仍常痛，精神觉比前强些。复信嘱其将二诊方加三倍量，研极细末分成二百小包，每日早、午、晚，各服一包，白开水冲服。

按：食道癌目前尚无特殊疗法，如能早期诊断，手术治疗，或放疗、化疗亦有疗效，若晚期则常见转移，难于痊可。

旋师对食道癌患者，每用茜草、牛膝、旋覆花、代赭石等药物，对咽下困难可得缓解，能得进食可暂维生命，治例不多，可供参考。

5. 肝胃不和脘胁胀痛案

张某，男，38岁，病历号52、2、305。

胸脘胁肋胀满窜痛已十余日，甚则掣及后背，食欲不振，嗳气，泛酸，有时欲呕，大便较干，易发烦躁，夜寐欠安，周身倦怠乏力。

舌苔薄黄，脉沉涩微弦。

辨证立法：

综观脉证，乃因血虚不能养肝，肝气横逆，胃失和降，气机郁滞所致，拟用疏肝和胃治之。

处方：

柴胡5克　薤白10克　丹参25克　杭白芍10克　瓜蒌20克　砂仁5克　炒枳壳6克　酒川芎5克　檀香3克　醋香附10克　广皮炭6克　炙草3克　半夏曲6克　沉香曲6

克　旋覆花（代赭石 12 克同布包）6 克

按：经云："春脉不及则令人胸痛引脊，下则两胁胀满"，《金匮翼》云："肝郁胁痛者，悲哀恼怒，郁伤肝气"。肝胃不和一症多由七情郁结于中，以致清阳不升，浊阴不降，发而为病。方用柴胡疏肝汤以疏肝理气，丹参饮以益血调气，瓜蒌薤白半夏汤通阴阳而和胃，加旋覆花、代赭石，及沉香曲降逆止呕助消化。

半月后患者因感冒来诊，谓前治胁痛药服药三剂，诸症顿除，至今未再复发。

6. 食积脘痛案

杨某，女，18 岁，病历号 53、2、484。

昨日午饭后，突然恶心不适，旋即呕吐，胃脘疼痛胀满颇剧，嗳气、稍进饮食疼痛更甚，大便微溏，小便黄，身倦夜寐不安，月经正常。

舌苔厚腻，脉沉弦。

辨证立法：

饮食积滞，中焦气机升降失常。治以调气和中消导化滞。

处方：

香附米 10 克　姜竹茹 6 克　姜半夏 10 克　紫苏梗 5 克
吴茱萸 1 克　春砂仁 3 克　藿香梗 5 克　川黄连 2.4 克　白蔻仁 3 克　白檀香 5 克　酒丹参 12 克　鸡内金（焙）10 克
广皮炭 6 克　炒枳实 5 克　炙甘草 3 克

按：经云："食则呕，胃脘病，腹胀善噫，心下隐痛，所谓食则呕者，物盛满而上溢故也。"张洁古以三焦分别三因："上焦吐属于气；中焦吐属于积；下焦吐属于寒。"景岳云："呕吐一证，最当详辨虚实，实者有邪，去其邪则愈。虚者无邪，则全由胃气之虚也。"秦景明氏云："胸前满闷嗳气作痛，痛则呕吐，得食愈痛，按之亦痛，此食积呕吐之症也。"本方以左金丸、温胆汤、丹参饮加减为主方。藿香、蔻仁调气和中以止痛，姜夏、竹茹、炒黄连、枳实、内金和胃化滞以止呕。

二月后，患者陪同其母来诊病时云："前病服药两剂，诸证悉除。"本方可治急性胃炎呕吐者。

7. 肝肾两虚脘痛便黑案（消化性溃疡）

齐某，男，42岁，病历号55、9、1。

十三岁起即患胃酸过多之病，中间曾一度好转，约有十余年未犯，近几年来病势又渐发展，腰痛，胃痛，大便燥结，劳累过度大便检查即有潜血，曾经医院诊断为消化性溃疡。

舌淡苔白，脉沉弦而细。

辨证立法：

经云："肾主二便，大便难者，取足少阴"。腰为肾之府，肾虚则腰痛。泛酸责在肝，肾为肝之母，标在胃肠而本在肾虚。故因证用药，益肝肾为法。

处方：

鹿角胶（另烊化兑服）6克　陈阿胶（另烊化兑服）10克　黑升麻5克　山萸肉12克　火麻仁15克　黑芥穗5克　川杜仲10克　生地炭15克　鸡血藤15克　炒续断10克　熟地炭15克　杭白芍18克　酒当归10克　炒枳壳6克　淡苁蓉10克　炙甘草10克

二诊：服十剂，腰痛好转，大便正常，食欲渐增，服药后腹中鸣，其他无变化，仍依前方增加药力。

处方：

川杜仲10克　黑升麻5克　生地炭18克　川续断10克　黑芥穗5克　熟地炭18克　二仙胶15克（另烊化兑服）　淡

苁蓉 15 克　　山萸肉 12 克　　杭白芍 10 克　　当归身 10 克　　炙黄芪 18 克　　炒枳壳 6 克　　漂白术 6 克　　炙甘草 10 克

三诊：服药十剂，诸恙均除，时届深秋，天气稍凉，只觉腹中时鸣，仍依前方增损药味为治，以期巩固疗效。

处方：

故纸炭 10 克　　二仙胶 15 克（另烊化兑服）　甘枸杞 15 克川杜仲 10 克　　生地炭 18 克　　当归身 6 克　　炒续断 10 克　　熟地炭 18 克　　炒枳壳 6 克　　胡桃肉 30 克　　山萸肉 12 克　　炙黄芪 18 克　　炒建曲 10 克　　漂白术 6 克　　炙甘草 10 克

四诊：服药十剂，已完全恢复正常，期内离京返闽，要求丸药常服，巩固疗效。

处方：

按二诊处方将药量加五倍为蜜丸，每丸重 10 克，早、晚各一丸，白水送服。

按：历诊方药——青娥丸，治腰疼；二仙胶通督任；甘枸杞补冲肾之精血；山萸肉，固阴补精。并化裁养血润肠丸以通便润燥，芪、术、炙草益气补中，此案本属消化性溃疡病，而施师立法用药着重于肾，诸症逐渐缓解。胃病治肾而愈，体现了中医辨证施治之特点。

8. 寒湿困脾脘痛案（消化性溃疡）

何某，男，23 岁，病历号 53、1、405。

胃痛已经年余，饥时较重，稍进饮食即可缓解，然食欲不振，有时欲吐，身倦，少力，月前曾见黑色便，近又复作胃痛，既往就诊于铁路医院，诊断为消化性溃疡。

舌苔白垢，脉弦。

辨证立法：

时届壮年而身倦少力，是为脾胃虚弱，不能运化饮食之精微营养身体之故。舌苔白垢，寒湿凝滞，脉弦主痛。当拟化湿开郁补中健脾法。

处方：

野党参 10 克　野于术 10 克　代赭石（旋覆花同布包 6 克）15 克　云苓块 10 克　炙甘草 6 克　杭白芍 12 克　细丹参（米炒）18 克　砂蔻仁各 3 克　北柴胡 5 克　白檀香 5 克

二诊：服药三剂，恶心已止，疼痛稍缓，仍用前法加川朴、乌药温中调气，内金开胃健脾，重用炙甘草，甘以缓之，止痛和中治之。

三诊：服药六剂，痛已减，食欲仍不振，空腹尚隐痛，勉强多食即感泛酸，脘觉灼热，拟常服方。

处方：

米党参 12 克　野于术 10 克　半夏曲 6 克　米丹参 12 克　焙内金 10 克　沉香曲 6 克　云苓块 12 克　广皮炭 6 克　川厚朴 5 克　砂仁壳 5 克　乌贼骨 6 克　炙甘草 10 克

另：乌贼骨 6 克，研极细、米纸包、分二次冲服。

按：本案为脾胃虚弱健运不力，以致营养不良，初诊以四君子汤为主方，后用参术健脾汤，以檀香、沉香取其降气、止痛、开胃，乌贼骨粉可以制酸，并促使溃疡面愈合。

9. 中焦郁结脘痛便黑案（消化性溃疡）

王某，男，40 岁，病历号 54、1、22。

胃脘疼痛半年余，屡愈屡发，断续不止，痛甚时掣及腰部，进食后稍感舒适，二、三小时后，痛又发作。食不甘味，大便燥结色黑，三、四日一次，腹胀而有矢气。前曾在市立三院检查，诊断为消化性溃疡。

舌苔黄垢，脉弦数。

第一辑

辨证立法：

结郁中焦，腑气不行，逆而作痛，宜润燥和胃，消导为治。

处方：

杭白芍 15 克　火麻仁 15 克　炒枳壳 6 克　莱菔子 6 克 香附米 10 克　桃杏仁各 10 克　莱菔缨 6 克　细丹参（米炒）15 克　川厚朴 5 克　炙甘草 6 克

二诊：服药六剂，胃脘痛见轻，食欲渐增，大便仍结，一、二日一行，带有黑色，舌苔仍垢。

处方：

杭白芍 12 克　炙甘草 10 克　炒白术 10 克　炒枳壳 5 克 云茯苓 10 克　晚蚕砂（炒皂角子 6 克同布包）10 克　川厚朴 5 克　佩兰叶 10 克　火麻仁 15 克　米丹参 15 克

三诊：服八剂，此间只痛一次，食欲转佳，大便已畅，日行一次，色黄，有时仍感脘腹胀闷不适，拟方常服。

处方：

野党参 10 克　沉香曲 6 克　砂仁 3 克　野于术 10 克 半夏曲 6 克　蔻仁 3 克　云茯苓 10 克　广皮炭 6 克　香附米 10 克　川厚朴 5 克　炒枳壳 5 克　火麻仁 12 克　炙甘草 6 克

按：本案属于胃气不降，腑气不行，中焦郁结，以致胃脘作痛。施师以甘酸和阴法治之，芍药甘草汤为主方，佐以化瘀润燥之桃杏仁、丹参、火麻仁以通腑更新，并用莱菔子、厚朴、香附，枳壳行气止痛。常服以香砂六君子汤补养脾胃，以恢复消化功能。

10. 胃阳不足寒凝脘痛案（消化性溃疡）

时某，男，52 岁，病历号 53、2、461。

胃脘痛十余年之久时发时止，饮食失调或遇凉或饥饿则发作，得食稍缓。平素喜热饮，经市立三院检查，诊断为消化性溃疡病。

三日前，不慎于食，又复感寒，以致引发旧疾，脘痛不休，嗳气频频，泛酸，有时食后欲呕，嘈杂不适，热敷减轻，但不能止，影响睡眠，身倦少力，大便微溏。

舌苔薄白，脉沉细。

辨证立法：

胃阳久虚，寒滞阻于中宫，胃气不得和降。宜用温中、散寒、理气以治。

处方：

干姜炭5克　高良姜5克　制附子6克　砂蔻仁各3克　白檀香5克　代赭石（旋覆花6克同布包）12克　姜厚朴5克　刀豆子12克　野于术10克　米党参10克　炙甘草3克

二诊：服药五剂，一周未发疼痛，食量稍增，但有时仍觉胃脘不适，大便日一次，原方加力。

处方：

制附片10克　米党参12克　云苓块10克　干姜炭5克　砂仁3克　代赭石（旋覆花6克同布包）12克　高良姜5克　蔻仁3克　野于术10克　广皮炭6克　川厚朴5克　炙甘草5克

另：丁香、檀香各1.8克，研极细粉，分二次冲服。

按：本案由于饥饱不节，七情失偏，或劳役过度，致伤胃阳，其痛多在心下。经云："中脘穴属胃，隐隐痛者，胃脘痛也。"又云："胃病者，腹䐜胀，胃脘当心而痛。"此一类型临床较为多见，施师常用虚者补之，寒者温之之义，疗效显著，方以附子理中汤、二姜丸加味，温中散寒，旋覆代赭汤降逆止痛，并用砂仁、檀香、厚朴、丁香、刀豆等理气、开胃、止痛、散郁。

11. 脾胃两虚脘腹胀满案

闫某，男，27 岁，病历号 51、8、632。

数年以来，每于饭后即感脘腹痞满不适，有时微觉坠痛，嗳气，食欲不振，大便干结，睡眠欠佳，头晕，腰酸，身倦，四肢无力，精神委顿，体重日渐下降，郑州某医院检查诊断为胃下垂。

面色苍白，舌苔白，脉细缓。

辨证立法：

胃主受纳，脾主运化，脾胃失其健运则胀满，嗳气，嘈杂，便结等症随之而起。元气因之不充，身倦，肢乏，消瘦等衰弱之象，亦由之而现，治宜补中益气为主。

处方：

炙黄芪 15 克　升麻 5 克　建神曲 6 克　炙甘草 3 克　柴胡 5 克　半夏曲 6 克　米党参 10 克　小于术 10 克　油当归 12 克　云苓块 10 克　砂仁 5 克　苦桔梗 5 克　炒荷叶 6 克　广陈皮 5 克

二诊：服药五剂后，诸证均有减轻，食欲仍不振，自觉精神好转，前方内加焦内金 10 克　再服五剂。

三诊：服六剂后，食欲增进，诸症大减，即返河南，仍按原意改拟丸剂常服。

处方：

每日早服：香砂六君子丸 9 克。

每日临卧服：补中益气丸 9 克。

连服三十日，均用白开水送下。

按：胃下垂病，综观脉证是属于虚，盖胃气虚则松弛，松弛则下垂，施师治疗此证，每用补中益气汤合香砂六君子汤加减取效。除药物治疗外，尚须饮食调摄，起居有节，生活规律，情绪乐观，并应适当活动，劳逸结合，俾能日趋康复。

12. 胃虚气滞呃逆案

曲某，男，30 岁，病历号 51、9、543。

二月以来，呃逆频频，胸脘满闷，不思纳食，大便不畅，睡眠不实。

舌苔白，根部略厚，脉象沉弦。

辨证立法：

胃虚气滞，出入升降失其中和，治宜降逆和中顺气法。

处方：

白芝麻（生研）30 克　公丁香 3 克　干柿蒂 7 枚　厚朴花 6 克　炒枳壳 5 克　代赭石（旋覆花 6 克同布包）10 克　代代花 6 克　广陈皮 5 克　米党参 10 克　清半夏 10 克　云苓块 10 克　炒荷叶 6 克

二诊：前方服三剂，呃逆大减，仍有时发作，胸脘微觉不舒，食欲增进但仍不如常，大便通畅。

前方加谷麦芽各 10 克以助胃气。

按：呃逆之证，临床所见以寒热错综者较多，故用药亦多寒热相兼。本案以丁香柿蒂汤和旋覆代赭汤加减，降逆顺气为主，佐白芝麻、枳壳、荷叶、厚朴花、代代花、谷麦芽润燥，利胸膈以和胃调气。施师治呃逆常用白芝麻合群药取效，时亦有独用白芝麻 30 克生研沏水代茶饮而治愈者。白芝麻润燥除噎，下通脾约便难，治呃逆嗳气颇有实效。《本草纲目》曰能治呕呃不止。

13. 胃阴不足纳呆案

秦某，男，45岁，病历号51、7、554。

经商十数年，往来南北，饮食起居无有定时，食欲渐减，遂至不知饥饿，虽有佳肴，亦不欲食，懒言、倦怠、精神大不如前。

舌苔薄白，脉缓而细。

辨证立法：

脾胃为后天之本，人受水谷之气以生，劳倦思虑，耗伤津液以致脾胃失调，运化功能紊乱，致使胃纳呆滞，拟调气机养胃阴生津液为治。

处方：

北沙参（米炒）10克　金石斛12克　谷麦芽各10克　鸡内金10克　野于术10克　绿萼梅10克　乌梅肉5克　炒荷叶6克　宣木瓜10克

二诊：服八剂，能稍进饮食，自觉精神较好。前方续服。

按：本方以沙参、石斛、乌梅养胃阴以生津，谷麦芽、内金、萼梅、荷叶、于术、沙参生发胃气，木瓜健脾和胃以助胃气，乌梅伍木瓜采天士之法。

14. 暑湿洞泻案

姚某，男，43岁，病历号52、6、263。

时届仲夏，贪食冷物，昨晚露宿院中，夜间骤然腹痛如绞，遂即洞泻，由晨至午如厕七次之多，畏冷身热，全身乏力。

舌苔白厚，脉象濡数。

辨证立法：

仲夏湿盛，暑气熏蒸，过食生冷，复感夜寒，遂致洞泻。急拟祛暑燥湿法治之。

处方：

苏梗 5 克　苍术炭 6 克　益元散（炒车前子 10 克同布包）10 克　藿梗 5 克　白术炭 6 克　炒香豉 10 克　桑叶 6 克　紫厚朴 6 克　陈皮炭 10 克　炙草 3 克　炒薏仁 15 克　葱根 3 枚　生姜 5 片

按：夏日人多贪凉，昼则暑气蒸郁，夜则湿寒侵袭，以致暑气寒冷纠结，骤发腹痛洞泻，症势虽猛，治之尚易，解暑燥湿，内外兼治，藿香正气散化裁，患者只一诊三剂即愈。

15. 湿热痢案

马某，男，70 岁，病历号 51、7、241。

前日饮食不慎，骤患腹痛泄泻，一日四、五次，腹痛即急如厕，便后有下坠感，微觉恶寒发热，食欲不振。

舌苔薄白，脉象弦数。

辨证立法：

年已七旬，脾胃本弱，饮食不洁，再受外感，则发寒热腹泻。水谷不分，病出中焦，脉象弦数，内蕴有热。即拟葛根黄芩黄连汤加味治之。

处方：

酒黄芩 6 克　苍术炭 6 克　血余炭（炒车前子 10 克同布包）6 克　酒黄连 5 克　白术炭 6 克　煨葛根 10 克　焦内金 10 克　炙草梢 3 克　白通草 5 克　焦薏仁 15 克　炒香豉 10 克　赤小豆 10 克　赤茯苓 10 克

按：患者连服三剂，腹痛泻泄、寒热均愈。湿热下利兼外感者病来甚急，以仲景葛根黄芩黄连汤治之多效。但因食水不分，必须加消导利水诸药，其效更速。

施师治泻痢诸病常用炭类药，既可促进吸收水分，又可保护肠壁，用之多效。

16. 外感兼食积下痢案

杜某，男，26 岁，病历号 51、7、58。

昨晨起发热恶寒，头晕而痛，身肢酸楚，旋即下利赤白，里急后重，日行二十余次，腹痛不欲食，小便短赤。

舌苔薄白而腻，脉象浮滑。

辨证立法：

头痛寒热，表邪方兴，小便短赤，湿郁热蕴，里急后重腹痛下坠，积滞未消。以疏表利湿为法治之。

处方：

川桂枝 3 克　赤白芍各 6 克　银柴胡 3 克　炒香豉 12 克　吴萸（黄连 5 克同炒）5 克　蔓荆子 6 克　赤茯苓 10 克　煨葛根 10 克　赤小豆 20 克　炒红曲（车前子 10 克同布包）6 克　姜川朴 5 克　山楂炭 10 克　炒枳壳 5 克　炙草梢 3 克　晚蚕砂（血余炭 6 克同布包）6 克

二诊：药服二剂，寒热晕痛已解，大便脓血减少，已成溏便，日行四、五次，微感腹痛里急，小便现赤涩。表证已罢，着重清里化湿，消导积滞。

处方：

苍术炭 6 克　赤茯苓 10 克　青皮炭 5 克　白术炭 6 克　赤小豆 20 克　广皮炭 5 克　扁豆衣 6 克　血余炭（车前子 10 克同布包）6 克　扁豆花 6 克　吴萸（黄连 5 克同炒）5 克　酒黄芩 6 克　炒建曲 10 克　焦薏仁 15 克　川厚朴 5 克　煨葛根 10 克　炙草梢 3 克　白通草 5 克　杭白芍（土炒）10 克

服二剂，愈则停诊。

按：表里兼病，来势骤急，服药四剂，诸症悉除。

初诊重在疏表，二诊则兼清化消导，先表后里，层次井然。

17. 脾肾两虚寒热互结痢疾案（阿米巴痢疾）

赵某，男，42岁。

自述十二年前曾患"鸡鸣泻"，每日晨醒即急入厕，久治未愈，亦未发展。五年前返乡，吃辣椒甚多，从此大便经常带血，久治不效，后经北京第二医院诊断为阿米巴痢疾。治疗后，时轻时重。本年二月症状加剧，一日间大便曾达二、三十次，里急后重，甚至腹急不可忍，矢气粪即排出。经用鸦胆子内服并煮水浣肠，大便次数减少，下血好转，但继续使用即不生效。目前，大便仍带血及粘液，日行五、六次，有下坠感。

舌苔薄白，六脉滑大。

辨证立法：

脾肾俱虚，虚、实、寒、热纠结不清，久治而不愈。遇此等病，不宜墨守成法，理应活用，拟补脾虚，温肾阳，消导肠滞之法。

处方：

白头翁6克　秦皮6克　椿根皮炭12克　赤石脂（血余炭6克同布包）12克　川黄柏6克　黄连5克　干姜炭10克　苍术炭10克　山药25克　破故纸6克　石榴皮10克　米党参10克　阿胶珠12克　苦参10克　炙甘草6克

二诊：服药四剂，大便次数反多，日行八、九次，非全脓血，兼有粪便，下坠感减轻。仍遵前法以白头翁汤，桃花汤，黄宾江之实肠丸合剂加味治之。

处方：

川黄连5克　秦皮6克　赤石脂（血余炭10克同布包）10克　川黄柏6克　干姜炭10克　白头翁6克　椿根皮炭12

克　阿胶珠 12 克　米党参 10 克　怀山药 25 克　苍术炭 6 克
苦参 10 克　生地炭 10 克　熟地炭 10 克　石榴皮 10 克　炙
甘草 6 克

三诊：前方服五剂，大便次数减少，日只二三次，
下血色鲜，粘液甚少，大便通畅，已无下坠感，惟腰酸
甚，药效渐显，法不宜变，略改药味再服。

处方：

川杜仲 6 克　禹余粮（赤石脂 10 克同布包）10 克　　川续
断 6 克　吴萸（黄连 5 克同炒）5 克　破故纸 10 克　椿根皮炭
12 克　阿胶珠 12 克　五味子 3 克　石榴皮炭 10 克　炒地榆
10 克　苍术炭 10 克　炒苦参 10 克　生熟地炭各 10 克　米党
参 10 克　炙甘草 6 克

四诊：药服五剂，其间有两日大便无脓血，正常粪
便，为五年以来从未有之佳象，遂又再服五剂，大便每
日只一、二次，有时稍带粘液及血，要求配丸药，返乡
常服。

处方：

以第三诊处方，加 4 倍量研细末，山药 360 克打糊
为丸，每日早晚各服 10 克，白开水送。

五诊：患者由西安来信云：服丸药五十日很见好，
现已工作，大便每日一、二次，软便居多，时尚微量出
血，曾在西安医院多次检验大便，未见阿米巴原虫。复
信，除再配一料丸药外，另附一汤剂方作补充用。

处方：

黑升麻 3 克　炙黄芪 20 克　椿根皮炭 12 克　黑芥穗 6
克　土炒白术 10 克　生熟地炭各 15 克　苦参 10 克　禹余粮
（赤石脂 10 克同布包）10 克　阿胶珠 12 克　血余炭（晚蚕砂 10 克
同布包）10 克　炒地榆 10 克　当归身 6 克　炙甘草 10 克　秦

皮6克　石榴皮10克　仙鹤草炭15克

按：本例为一屡治未愈病程极长之阿米巴痢疾，证情复杂，虚、实、寒、热四证错综纠结。补虚唯恐助邪，祛实又虑伤正，清热过，其阳更衰，温阳甚，其肠更燥，治疗时稍有不当，病便难瘳。

施师从病人的实际情况出发，施温、清、补、消四法于一炉——即补其虚，又行其滞，清其肠热，又温肾阳。所立之方，似甚庞杂，仔细分析，均有法度，温清补消之比重，恰如其分，体现了施师用药注重比例，配伍精确，组方严谨的风格。

施师根据白头翁、苦参、秦皮、黄连、黄柏、椿根皮、石榴皮诸药，有抑杀阿米巴原虫的药理作用，故在各诊处方中，均选用之。施师在治病中，经常参照中西医理，不断探索辨证与辨病相结合的新途径。

18. 脾肾阳虚泄泻案

于某，女，63岁，病历号54、2、130。

曾患急性胃肠炎，调理不当，病转慢性。现在大便泄泻，日行七、八次，腰冷胃寒，腹痛里急，心悸气短，食后则停滞膜胀，两胁不舒，食欲不振，夜寐不安，时自汗出，小便短黄。

舌淡苔白，六脉沉弱。

辨证立法：

清阳不升，大便作泻，浊气在上，两胁膜胀，升降失常，脾胃不和，纳食虽少，犹停滞胃脘不消，胃不和则夜寐不安。腰为肾府，腰冷则属肾阳虚。阳虚卫气不固自汗出。湿郁小肠，腹痛里急，舌淡苔薄六脉沉弱，均为虚寒之象。拟以理中温阳为法。

处方：

生龙骨 12 克　苍术炭 6 克　生牡蛎 12 克　白术炭 6 克　血余炭（禹余粮 10 克同布包）6 克　白通草 5 克　紫厚朴 5 克　浮小麦 30 克　川杜仲 10 克　米党参 10 克　五味子 5 克　川续断 10 克　炒远志 10 克　干姜炭 5 克　焦薏仁 20 克　炙草梢 3 克

二诊：服药二剂，大便转溏，次数已减，余症均轻，仍以前方加力。

处方：

苍术炭 3 克　云茯苓 10 克　白术炭 3 克　云茯神 10 克　禹余粮（血余炭 6 克同布包）10 克　生龙骨 12 克　川续断 6 克　淡干姜 5 克　生牡蛎 12 克　川杜仲 6 克　紫厚朴 5 克　五味子 3 克　怀山药 25 克　米党参 10 克　川附片 6 克　炙草梢 3 克　荷梗 1 尺

三诊：前方服四剂，见效，又因腹部受寒，便泻复作，仍遵前法加减。

处方：

云茯苓 10 克　车前子 10 克　苍术炭 10 克　云茯神 10 克　车前草 10 克　白术炭 10 克　肉豆蔻 6 克　米党参 10 克　血余炭（禹余粮 6 克同布包）6 克　破故纸 6 克　炒远志 10 克　五味子 3 克　怀山药 25 克　川附片 6 克　干姜 5 克　川厚朴 5 克　吴萸 6 克　草梢 3 克

四诊：服药六剂极效。每日溏便一、二次，小便少色黄，余症均基本消失。

处方：

车前草 12 克　云茯苓 10 克　血余炭（晚蚕砂 6 克同布包）6 克　旱莲草 12 克　云茯神 10 克　厚朴花 6 克　冬白术 6 克　玫瑰花 6 克　煨肉果 6 克　吴萸（黄连 3 克同炒）3 克　浮小麦 30 克　炒薏仁 25 克　五味子 3 克　炒枳壳 5 克　白通草 5 克

破故纸 6 克　炒远志 10 克　炙草梢 3 克

五诊：

服药十七剂，诸症悉除，拟改服丸药，常服巩固疗效。

处方：

每日早服七宝妙灵丹 20 粒

　　　晚服附子理中丸 1 丸

按：年逾花甲，脾胃虚寒，心气不足，脾阳不振，形成慢性肠炎症。张三锡说："久泻无火，多因脾肾之虚寒也"。每诊均以健脾理中温肾阳，兼佐以渗利之品。"少火生气"，肾关乃固，脾胃温暖，热腐水谷，脾气以升，胃气得降，故诸证随药而解。

19. 脾胃虚寒泄泻案

朱某，男，69 岁，病历号 52、3、322。

病已年余，大便溏泻，每日少则一、二次，多则五、六次，近来食后觉胀，腹部喜热，别无其他症状。舌质淡，苔色白，六脉均沉软。

辨证立法：

年届古稀，气血已衰，久患溏泻，脾胃均弱，腹部喜热，是属寒象。拟四君理中汤并和胃固肠法治之。

处方：

米党参 10 克　干姜炭 5 克　云苓块 10 克　苍术炭 6 克　白术炭 6 克　血余炭（禹余粮 10 克同布包）6 克　晚蚕砂（左金丸 6 克同布包）6 克　紫厚朴 5 克　怀山药 25 克　御米壳 12 克　焦远志 10 克　炙甘草 3 克

二诊：服药四剂，大便一日一次，仍溏，胃部仍胀。前方去米壳，加壳砂仁 5 克，陈皮炭 6 克。

三诊：前方又服四剂，试停药二日而大便次数并未增多，已不溏泻，成为软便，疗效甚显，要求配丸方以资巩固。

处方：

怀山药 60 克　御米壳 30 克　焙内金 30 克　云苓块 30 克　淡干姜 15 克　紫厚朴 15 克　广皮炭 15 克　淡吴萸 15 克　米党参 30 克　川黄连 15 克　川附片 30 克　建莲肉 30 克　血余炭 30 克　苍术炭 30 克　野于术 30 克　炙甘草 15 克

共研细末，荷叶两张煎水，六神曲 60 克打糊共合为丸如米粒大，每日早晚各服 6 克，白开水送下。

四诊：丸药服四十日，效果甚好，大便迄末溏泻，有时饮食不甚注意，腹部即感不适，大便不成条状，消化力尚弱。

前方去米壳、附片、干姜，加莲肉 60 克再服一个月。

按：病情单纯，治之较易，一诊以四君理中汤治之，二诊则加平胃散，丸药则以四君理中、左金丸、平胃散、曲术丸诸方合剂，不只补气，又应和胃健脾，经云："清气在下，则生飧泄"。故用荷叶以升清阳。

20. 命门火衰泄泻案

吴某，男，29 岁，病历号 52、4、686。

四年前曾患腹泻，未经医生治疗，服成药数日，腹泻次数减少。以后逐渐形成晨醒即急入厕便泻一次。初不介意，近两年则感体力日虚，消化无力，有时恶心，小便短少。

舌苔白垢，六脉沉弱。

辨证立法：

鸡鸣之泻是属肾虚，肾司二便，故有便泻溲少。六脉沉弱，虚寒之征；舌苔白垢，寒湿不化，拟理中汤合四神丸加味治之。

处方：

破故纸6克 五味子3克 炒萸连各5克 肉豆蔻6克 米党参10克 川附片5克 苍术炭6克 赤茯苓12克 白术炭6克 赤小豆12克 血余炭（禹余粮10克同布包）6克 干姜炭5克 炙甘草3克

二诊：服药二剂，无变化，症如前，药力未及，前方姜、附各加5克。

三诊：服药十剂，见效，大便时间已可延至中午如厕，仍属溏便。体力较好，食欲增进，已不恶心，小溲也多，改用丸剂。

处方：

七宝妙灵丹，早晚各服半瓶服二十日。

四诊：服七宝妙灵丹不如服汤药时效果明显，大便一日一次，仍溏泻，肠鸣不适，拟甘草干姜茯苓白术汤合四神丸治之。

五诊：前方服七剂，大便每日一次已成软粪，肠鸣止，食欲强，拟用丸方收功。

处方：

每日早服四神丸10克。

晚临卧服附子理中丸1丸。

按：天明初醒即须入厕，即所谓鸡鸣腹泻。中医文献均载为肾虚之候，缘以"肾者胃之关"。关门不固，则气随泻去，气去则阳衰，因而寒从中生，非自外受。治之以温肾阳。然泄泻无不与脾胃有关，不独温肾，亦应温补脾胃，则收效甚速。本案即本诸此法，四年夙疾，五诊治愈矣。

21. 脾虚泻利大肠积滞案

唐某，男，44岁，病历号52、7、76。

四月前曾患急性肠炎，日久不愈，又成慢性腹泻，多则日行十余次，少则四、五次，屡治无效。目前，如厕频频，二便量少而不畅，左下腹隐痛，且有硬块，口渴而不思饮。

舌苔垢腻，脉象濡滑。

辨证立法：

急性肠炎，治之不及时，日久难愈，久泻脾弱，运化失职，消化力减，口渴而不思饮，湿重之故，法应健脾利湿，消积行气。

处方：

苍术炭6克　白术炭6克　晚蚕砂（血余炭6克同布包）6克　海浮石（醋煅瓦楞子25克同布包）10克　焦薏仁20克　香附米6克　姜厚朴5克　莱菔子6克　云苓块6克　车前草10克　莱菔缨6克　滑石块6克　旱莲草10克　炒萸连各5克　广皮炭6克　白通草5克　炙草梢3克　焦内金10克

二诊：服药三剂，感觉非常舒适，遂又连服六剂。胀满减轻，大便每日三、四次，腹痛已愈，食欲增进，但觉气短头晕。前方去内金、车前草、旱莲草、白通草，加党参10克，苏梗5克，桔梗5克。

三诊：前方服六剂，大便稀软，有时可成条状，日行一、二次。晚间感觉腹胀，左下腹中硬块，触之较前柔软，亦不疼痛。

处方：

苍术炭6克　白术炭6克　血余炭（禹余粮10克同布包）6克　海浮石（醋煅瓦楞子25克同布包）10克　米党参10克　云苓块12克　紫厚朴5克　炒萸连各5克　诃子肉6克　藿香梗5克　苦桔梗5克　炙草梢3克

按：本案为脾湿不运之慢性肠炎，先用平胃散加味，后用除湿汤，共服药二十余剂，慢性肠炎遂得痊愈。其左下腹硬块为炎性积滞，用鸡内金消导化积，瓦楞子、海浮石软坚去滞。

22. 脾虚湿寒便溏案

刘某，男，41岁，病历号55、10、89。

便溏，近两年，日行四、五次，便前后腹部隐痛，当发病后四五个月，曾经协和医院检查为功能性肠蠕动过速，如厕频频，而大便不爽，颇以为苦。

苔白薄，舌质淡，脉象濡弱，右关独甚。

辨证立法：

经云："湿多成五泄"。但久泄则伤脾，右关濡弱，舌淡苔白即为脾虚湿寒之征。《金匮要略》云："脾气衰则鹜溏"。故以温中健脾利湿，兼防滑脱为法治之。

处方：

川附片10克　淡干姜5克　禹余粮（白石脂10克同布包）10克　米党参10克　炙甘草6克　紫厚朴5克　云苓块12克　茅苍术10克　焦薏仁20克　怀山药（打碎炒）30克

二诊：服药八剂，腹痛见轻，而腹泄次数未减，便亦较前畅快，因服汤药不便，要求丸方常服。

处方：

早服参苓白术丸10克。

午服七宝妙灵丹半瓶。

晚服附子理中丸1丸。

三诊：服丸药一月，溏泻次数减少，有时大便正常，腹痛消失，但时作胀。仍用丸药收功。

处方：

早服香砂六君子丸10克。

下午服七宝妙灵丹半瓶。

晚服附子理中丸 1 丸，四神丸 6 克，交替服用。

按：本案为久泄伤脾，偏于虚寒之症，故用参苓白术合附子理中治之，肾者胃之关，中阳不足，肾阳亦衰，加用四神丸以善其后。

23. 脾肾两虚久痢滑脱案

刘某，32 岁，男，病历号 52、12、298。

患肠炎五年，经常发作，迄今未愈，半月前，病势加重，曾便出腐肉状物一块，近感食欲不振，消化不良，少腹作痛，便利红白之脓状物甚多，日行八九次，里急后重。

苔薄白，舌质淡，脉象沉迟。

辨证立法：

久痢多属虚寒，观察脉证，是属中阳不足，下焦虚寒，渐见滑脱之象。脾阳不振，胃气不和，则食欲不振，消化不良。以温补收涩为法佐以理气燥湿之剂。

处方：

青皮炭 5 克　赤石脂（禹余粮 10 克同布包）10 克　广皮炭 5 克　血余炭（晚蚕砂 10 克同布包）6 克　朱茯苓 6 克　苦参 10 克　朱茯神 6 克　吴萸（黄连 5 克同炒）5 克　米党参 6 克　苍术炭 6 克　椿根皮 12 克　煨肉果 6 克　白术炭 6 克　紫厚朴 5 克　干姜炭 5 克　五味子（打）3 克　破故纸 6 克　炙甘草 3 克

引用白粳米百粒布包入煎。

二诊：药服九剂，诸证均减，但矢气甚多。饮食已复正常。拟改服丸药收功。

处方：

每日早服附子理中丸 1 丸。

下午服七宝妙灵丹半瓶。

夜临卧服四神丸 6 克。

三诊：服丸药十五天，大便日行一、二次，脓血已少，希配丸药常服以巩固疗效。

处方：

苦参 60 克　白头翁 30 克　川黄连 30 克　秦皮 30 克禹余粮 30 克　赤石脂 60 克　附片 30 克　吴茱萸 30 克　云苓块 30 克　于术 30 克　浸苍术 30 克　椿皮炭 30 克　干姜 30 克　血余炭 30 克　煨肉果 30 克　党参 90 克　破故纸 30 克五味子 30 克　黄柏 30 克　石榴皮 30 克　朱茯神 30 克　薏仁（炒）60 克　炒银花 30 克　苦桔梗 30 克　炙甘草 30 克

共研末，怀山药 500 克打糊为丸。

每日早晚各服 10 克，白开水送下。

按：久痢，则气血亏损，元气耗伤，治之较难，初诊仿仲景理中汤、桃花汤、赤石脂禹余粮丸之意，收涩固脱，温中散寒，并化裁四神丸，温补肾阳。又以湿滞未净，寒热夹杂，兼用平胃散左金丸以行气导滞，调和平衡之效。二诊则用温补脾肾法，以附子理中、四神丸诸方化裁图治。三诊则综合运用前方，配制丸剂常服收功。

24. 久痢脱肛案

桂某，男，41 岁，病历号 52、7、600。

前年曾患痢疾，因之脱肛，迄今已有两年。大便经常每日二次，溏泻兼有粘液脓样物，每便必脱肛，疼痛，时常出血。腹胀闷，不思食。

舌苔黄垢，脉象沉数。

辨证立法：

积热于肠，久痢未愈，苔黄脉数职是之征。清阳不升，浊阴不降，中气日虚，脱肛症现。宜分清浊，除肠热。后议补中气治脱肛。

处方：

青皮炭5克　苍术炭6克　血余炭（禹余粮10克同布包）6克　广皮炭5克　白术炭6克　椿根炭10克　炒槐米10克　吴萸（黄连5克同炒）5克　葛根炭10克　炒地榆10克　焦薏仁20克　条芩炭10克　紫厚朴5克　炙草梢3克　苦参10克

二诊：服药四剂，大见功效，大便一日一次，已无脓样溏便，胀闷消，食欲增。脱肛未效，拟补中益气汤治之。

处方：

醋柴胡5克　黑升麻3克　杭白芍10克　黑芥穗3克　血余炭（禹余粮10克同布包）10克　箭黄芪12克　米党参10克　野于术6克　炒槐米10克　广陈皮3克　炒地榆10克　吴萸（黄连3克同炒）2克　炙草梢3克　椿根皮炭10克　当归身5克　焦薏仁20克

三诊：服药六剂，大便每日一次，服药期间脱肛只现二次，疼痛大减，食欲增强，拟用丸药巩固。

处方：

每日早服七宝妙灵丹1瓶，

晚服补中益气丸10克。

按：治病宜分层次，慢性痢疾引起脱肛，若先用补中益气汤为主方，清浊不分，肠热未清，脱肛亦必不效。施师先治腹泻，后再补中，二年痢疾，十剂而效。先后缓急，层次分明。

25. 中气不足泻痢滑脱案（慢性结肠炎）

阴某，男，23岁，病历号52、2、57。

患病已四年，经常大便下脓样物，腹痛重坠，屡治未效，食欲日渐不振，全身无力，时有脱肛现象，经中央人民医院检查诊断为慢性结肠炎。

舌苔薄白，六脉濡弱。

辨证立法：

病历四年，脾胃虚弱已甚，中气不足，形成脱肛。应以补中益气治之。

处方：

炙黄芪12克　米党参10克　陈皮炭5克　当归身5克　炙升麻3克　焦薏仁20克　醋柴胡5克　苍术炭6克　杭白芍10克　晚蚕砂（血余炭10克同布包）6克　白术炭6克　云苓块10克　炙甘草3克

二诊：前方服二剂，症与前同，未见效果，嘱以原方服四剂后再诊。

三诊：两次诊方共服六剂，已见效果，脱肛现象大为好转，体力较强，食欲亦增，大便仍有脓样物，腹仍时痛，下坠依然。前方加厚朴5克，葛根6克。

四诊：又服四剂，诸症更见好转，脱肛未发，重坠之感亦消，精神旺健，食欲日增，大便间或有脓样物，腹痛也轻，要求常服方。

处方：

炙黄芪12克　米党参10克　云苓块10克　苍术炭6克　醋柴胡5克　白术炭6克　血余炭（赤石脂10克同布包）10克　杭白芍10克　紫厚朴5克　川黄连5克　白薏仁12克　炙甘草3克　陈皮炭6克

每星期二、三剂至愈为度。

按：慢性结肠炎，颇难医治，日久患者体力衰弱，致有脱肛之象，补中益气汤治之甚效，但治肠炎仍须加血余炭，焦薏仁之类去湿消肿，最后常服方剂用五味异功散为主方补养脾胃。

26. 气阴两亏肠痨案

侯某，男，52岁，出诊。

患肺结核，已有二十余年。病情时轻时重。解放后，曾两度在疗养所疗养，症状迄未稳定。近一年来，又患肠结核，久治不效，患者面色苍白，体质瘦弱，短气少神，倦怠无力。咳嗽，痰多，大便日行四、五次为脓样物，间有血色，有时溏泻，腹隐痛，小便少。

舌光无苔，脉象沉细。

辨证立法：

面色苍白，体质瘦弱，短气少神，视之疲倦无神，舌光无苔，脉象沉细，消耗殊甚。脾胃虚弱，气血双亏，病在发展，不宜峻补，肺与大肠相表里，二者兼顾，先拟清肺理肠。健脾和胃法，一俟病邪下退，再施培补之剂。

处方：

云茯苓10克　车前草12克　云茯神10克　血余炭（禹余粮10克同布包）10克　旱莲草12克　白杏仁6克　炒白前5克　炒紫菀5克　白薏仁15克　炒百部5克　炒化红5克　怀山药30克　漂白术10克　苍术炭10克　北沙参12克　诃子肉10克　甘草梢3克

二诊：患者久病，深感治愈甚难，已全无信心，前方屡经家人劝说始服二剂，旋又停止，再进数剂，即又不服，半个月共服六剂，咳嗽较好，大便脓血依然。

前方去白前、百部、沙参。加赤石脂10克，白石脂10克，炒吴萸5克，炒黄连5克，炒地榆10克，炒远志10克。

三诊：前方于八日间共服四剂，脓血减少，溏泻增多，然食欲转佳，精神也好，患者服药后感觉腹内舒适，前时之无信心治疗，有所转变，但畏服汤药，拟用丸药治疗。

处方：

每日早服天生磺 3 克冲服（煮粥），

中午服附子理中丸 1 丸，

晚临卧服参苓白术散 6 克。

四诊：丸药服二十日，大便次数减少，但仍溏泻，腹痛已较前大为减轻，唯觉口干。

处方：

每日早服天生磺 2 克，

中午服香砂六君子丸 5 克，

临卧服四神丸 5 克。

五诊：

前方共服一个月，效果甚好，食眠均较前为佳，大便日行二、三次，有时溏，有时软便，已无脓血月余，治愈之信心更强，要求配丸药治之。

处方：

白及 60 克　天生磺 30 克　橘络 30 克　橘红 30 克　金石斛 60 克　紫菀 30 克　苍术 60 克　诃子肉 30 克　白术 60 克　人参 30 克　禹余粮 60 克　云苓 60 克　砂仁 15 克　小青皮 15 克　甘草 60 克　车前子 30 克　朱茯神 60 克　炒远志 30 克　五味子 30 克　紫厚朴 30 克

共研细末，怀山药 600 克打糊为丸，每日早晚各服 10 克，白开水送。

六诊：丸药共服三个月，病情好转，时届暑日，返农村居住半年，未能服药，近来大便又行溏泻，食欲不佳，精神委顿，气短心慌，返京求诊，再服丸药治疗。

处方：

人参 30 克　西洋参 30 克　北沙参 30 克　白于术 60 克
莲肉 60 克　天生磺 25 克　白及 30 克　远志 30 克　云苓块
60 克　紫河车 30 克　龙涎香 6 克　诃子肉（煨）30 克　山药
60 克　阿胶 60 克　五味子 30 克　广皮 15 克　砂仁 15 克　广
木香 12 克　清半夏 30 克　甘草 20 克

共研细末，用雄猪肚一个煮极烂，捣如泥合丸，每
日早晚各服 10 克，白开水送。

七诊：前药共服一百日，大便一日一次，食欲甚
好，精神已渐恢复，唯睡眠梦多。

前方加琥珀 15 克，酸枣仁 30 克，再服一百日。

八诊：丸药服完后，经去医院检查，肠结核已愈，
肺结核为硬结期，停药四个月，偶食多脂肪物即行腹泻
外，无其他症状。

拟用调糊作粥法以建胃肠。

处方：

怀山药、真糯米、土炒于术、薏仁米、云苓块，诸
药各等分，研细末，每用 30 克，打糊如粥加冰糖调味，
每日当点心服二次。

按：患肺结核二十余年，合并肠结核。列入消化系
统篇者，以其主治在肠。初诊时，患者因病已久，屡治
未愈，已失去信心。二诊后病情见好，患者求治之意转
为殷切，返乡半年，未能服药，症状有所复旧。再依原
法，重用参类，共服药二百日，多年夙疾，竟已痊可。
整理此案时，曾追访患者，据云：十年来肠结核病，从
未再发，打糊为粥之方，仍时常服，并介绍久患腹泻
者，亦多显效。

综观全案，初治肺肠，未补气血，继而着重补养脾胃，此即所谓"培土生金"之法；且以营生中焦，若使脾胃健旺，饮食精微以濡养脏腑，生血有源，正气日复，病邪遂退，终于痊愈，势所必然。患者虽然久病气血双亏，法宜补益，但因其脾胃虚弱，又有结核病变在肠，即使投以补益气血之品，也难以吸收。故从脾胃入手。倘若补益过早，邪无出路，闭门缉盗，反致他变。结核病患者，多现阴虚，而施师治疗本病，运用天生磺，不独未现阳燥，病情也日见好转，治病如用兵，既守法度，又不拘泥。

27. 气虚表里不和肠痨案

赵某，女，22 岁，病历号 51、7、382。

病已经年，曾在天津中央医院治疗，诊断为肠结核症。肠鸣腹痛，大便溏泻，日行三、五次，且有粘液。胸胁胀满，呕逆不思食，每日下午自觉发热，小溲短赤。

苔白质淡，六脉沉细而数。

辨证立法：

经云："清气在下，则生飧泻；浊气在上，则生䐜胀"。脾气宜升，胃气宜降，升降失调，既胀且泻，病患经年，正气已虚，表里不和，寒热时作，拟升清降浊调和表里法治之。

处方：

醋柴胡 5 克　苍术炭 6 克　赤茯苓 10 克　赤白芍各 6 克　白术炭 6 克　赤小豆 20 克　炒吴萸 5 克　扁豆花 10 克　炒黄连 5 克　血余炭（禹余粮 10 克同布包）5 克　扁豆衣 10 克　米党参 6 克　车前子 10 克　怀山药 25 克　建莲肉 15 克　姜厚朴 5 克　御米壳 12 克　炙草梢 3 克　姜半夏 6 克

二诊：前方服二剂，药效未显。前方去扁豆花、扁豆衣，改白扁豆 30 克，去车前子、滑石块，加姜竹茹 6 克，陈皮炭 6 克，服六剂再诊。

三诊：服药四剂，尚有二剂未服，寒热已退，呕逆亦减，大便次数已少，但仍溏泻，肠鸣依然，因需赴津一行，故来求诊。前方未服之药，仍要服完，再拟一方，必进十剂。

处方：

怀山药 25 克　　白扁豆 30 克　　五味子 3 克　　苍术炭 6 克　黄连（吴萸 5 克同炒）5 克　　白术炭 6 克　　血余炭（禹余粮 10 克同布包）6 克　　党参 10 克　　莲肉 12 克　　御米壳 12 克　　云苓块 12 克　姜半夏 6 克　　厚朴 3 克　　干姜炭 3 克　　炒白芍 6 克　炙草梢 3 克

四诊：去津半月，共服十二剂，诸症大为好转，腹痛肠鸣已止，大便一日一次，已呈软便，食欲渐增，呕逆已止，精神旺健，拟常方巩固疗效。

处方：

米党参 10 克　　云苓块 10 块　　干姜炭 3 克　　白扁豆 30 克　怀山药 25 克　　五味子 3 克　　苍术炭 6 克　　霞天曲 6 克　　白术炭 6 克　　黄连（吴萸 5 克同炒）5 克　　半夏曲 6 克　　焦薏仁 15 克　　建莲肉 15 克　　砂仁壳 3 克　　炙甘草 3 克

按：肠结核病多属虚证，但治法宜分清步骤。本案先以升清降浊，调和表里治之，继而健脾、固肠为主，最后则以参苓白术散加减收功。黄连对结核杆菌有抑制作用，始终用之。施师常嘱："凡属慢性病，绝非数剂即愈，患者求愈心切，每服二、三剂，未及显效，即欲改方，而医者若无主见，屡易方剂，必致步骤紊乱。古人所谓：辨证难，守方更难。病有规律，医有治法，辨证精确，胸有成竹，常见初服无效，再服则效显。

28. 脾虚泄泻下血案

丛某，女，25岁，病历号51、11、510。

产后调摄不当，四个月以来，大便溏泻，每日四、五次，腹不痛不坠。最近一个月，大便时屡屡下血，色黑。曾赴医院检查，云非内痔，但直肠有破溃处。饮食尚好，睡眠正常。

舌有薄苔，六脉濡数。

辨证立法：

溏泻四月，脾虚之象，大便下血，肠络受损，拟健脾止血固肠法。

处方：

苍术炭6克　赤石脂（禹余粮10克同布包）10克　血余炭（炒红曲6克同布包）6克　白术炭6克　木耳炭10克　黑升麻3克　柿饼炭30克　黑芥穗炭10克　吴萸（黄连5克同炒）5克　阿胶珠12克　炒地榆10克　炒槐米10克　炙甘草6克

二诊：服药三剂，大便次数依然，血已减少，前方加怀山药25克，米壳12克。

三诊：前方服六剂，下血已止，大便次数减至每日一、二次，微溏，时见软便，饭后胃脘觉胀，以四君子汤、赤石脂禹余粮丸及左金丸之合剂治之。

处方：

米党参10克　云茯苓10克　诃子肉10克　苍术炭6克赤石脂（禹余粮10克同布包）10克　血余炭（左金丸6克同布包）10克　白术炭6克　怀山药25克　紫厚朴5克　炙甘草6克

按：施师治泻痢，及大便下血，时常用炭类，以其即能促进水分吸收，又可保护肠壁，而中医对出血疾患

第一辑

又有"见黑则止"之说，此种用法，临床多效。清·张璐氏云："下血虽曰大肠积热，亦当分虚实，不可纯用寒凉，必加辛散为主，久之不愈，宜理胃气，兼升举药"。本方用黑升麻、芥穗炭者，即下病上取之意。木耳炭、柿饼炭治诸种肠出血症，如肠风下血、痔疮下血等有效，用阿胶可增加止血之能力。

29. 气阴两亏下血案

安某，男，74岁，病历号54、9、621。

便血半载，日夜十数次，大便燥结呈球状，有时纯血无粪，气短腹胀，胀即如厕，颇以为苦。

舌质淡，脉沉细而弱。

辨证立法：

年逾古稀，中气已衰，脾失统摄，血不循经，运化无权，以致便血频频，阴亏肠燥粪结如球。拟补中益脾，理气润燥为法。

处方：

米党参6克　冬白术6克　阿胶珠10克　生地炭10克　炒地榆10克　熟地炭10克　炒槐米10克　晚蚕砂（炒皂角子10克同布包）10克　柿饼炭30克　木耳炭10克　火麻仁15克　仙鹤草25克　紫厚朴5克

二诊：服药六剂，下血次数减少，大便已成条状，余症悉除，仍以原方加减。

处方：

黑芥穗5克　黑升麻炭5克　血余炭（晚蚕砂10克同布包）10克　赤石脂（禹余粮10克同布包）10克　生地炭20克　苍术炭6克　炒槐米10克　熟地炭20克　白术炭6克　炒地榆10克　米党参10克　柿饼炭30克　木耳炭10克　阿胶珠10克　仙鹤草25克　炙甘草6克　椿根皮炭12克

三诊：前方又服六剂，便血极少，日行二、三次，仍依前方增强药力收功。

处方：

米党参10克　炙黄芪20克　怀山药25克　生地炭20克　黑升麻3克　熟地炭20克　芥穗炭3克　赤石脂（禹余粮10克同布包）10克　椿根皮炭12克　阿胶珠10克　苍术炭10克　炒地榆10克　仙鹤草25克　黑木耳炭10克　柿饼炭30克　石榴皮15克　伏龙肝90克（煮汤代水煎药）

按：年高久患便血重症，清补并施，涩通兼顾，立法用药均有尺度，初诊以四君子汤，槐角地榆丸化裁为主。二诊以赤石脂禹余粮丸合黄宾江之实肠丸及苍术地榆汤治之。三诊以黄土汤化裁。蚕砂、皂角子，有软便润肠之效。末诊重用黄芪、山药、合黄土汤以收功。

30. 胃肠气滞脘痛便秘案

左某，女，44岁，病历号51、7、519。

胸闷不思食，胃部时痛，口干不欲饮，饮后即胀，心悸气短，呕逆吐酸，大便干燥，数日一行，小便不爽，病已经年，时愈时发，痛苦异常。

舌质淡红，脉象滞涩。

辨证立法：

综合脉证，系由气机不调，胃气不降，津液不行，肠失传导所致。即《金匮翼》所谓之"气内滞而物不行也。"以理气行滞兼利二便为法治之。

处方：

半夏曲6克　代赭石（旋覆花6克同布包）12克　建神曲6克　晚蚕砂（炒皂角子10克同布包）10克　云茯苓6克　干薤白6克　佛手花6克　云茯神6克　全瓜蒌24克　玫瑰花6克　姜川朴5克　炒枳壳5克　炒远志10克　冬瓜子

12 克　青皮炭 5 克　莱菔子 6 克　冬葵子 12 克　陈皮炭 5 克　莱菔缨 6 克　川郁金 10 克　炙草梢 3 克

二诊：服药二剂，胃疼止，大便隔日一行，胸胁苦满，呕逆吐酸仍旧，拟用前方加减之。

处方：

半夏曲 6 克　云茯苓 6 克　代赭石（旋覆花 6 克同布包）12 克　建神曲 6 克　云茯神 6 克　冬瓜子 12 克　莱菔子 6 克　吴茱萸（黄连 3 克同炒）0.6 克　冬葵子 12 克　莱菔缨 6 克　姜川朴 5 克　炒枳壳 5 克　炒远志 10 克　砂蔻仁各 3 克　川郁金 10 克　苦桔梗 5 克　陈柿蒂 6 克　焦内金 10 克　炙草梢 3 克

三诊：服药三剂，收效极大，症状基本消失，有时尚觉胸闷胃胀，心悸气短，拟改丸药常服。

处方：以二诊汤药方三倍量，共研细面，炼蜜为丸，每丸重 6 克，每日早、晚各服一丸。

按：本例据《金匮翼》所谓"气内滞而物不行也。"治之。以旋覆代赭汤、瓜蒌薤白汤加减，连服二剂，即生显效，再遵前法服药三剂，症状基本消失，遂以丸方治愈。

31. 阴亏便秘案

刘某，女，55 岁，病历号 52、9、220。

便秘六、七年，经常燥结五、六日一行，屡治未愈，由去冬病势加重，腹中冷，背痛，食少，食即胸满闷胀。

舌淡苔薄，脉沉滞而细。

辨证立法：

脾气不升，胸满闷胀。胃气不降，便结不润，虚人血少津亏，非属火郁结燥。脉证相合，当宜缓通油润。

拟以养阴润燥为法治之。

处方：

薤白头 10 克　郁李仁 10 克　全瓜蒌 20 克　晚蚕砂（炒皂角子 6 克同布包）10 克　火麻仁 20 克　桃仁 6 克　砂仁 3 克　玫瑰花 6 克　杏仁 6 克　蔻仁 3 克　厚朴花 6 克　北沙参 12 克　炒枳壳 5 克　野于术 5 克　细丹参 12 克　生谷芽 10 克　生麦芽 10 克

二诊：服药六剂，食欲渐增，大便好转，小溲多，背痛已轻，但饭后仍有胸腹胀之感，前方加减治之。

处方：

薤白头 10 克　莱菔子 6 克　全瓜蒌 20 克　莱菔缨 6 克　代赭石（旋覆花 6 克同布包）12 克　炒枳壳 5 克　砂蔻仁各 3 克　刀豆子 12 克　野于术 5 克　桃李仁各 6 克　苦桔梗 5 克　火麻仁 15 克　紫油朴 5 克　焦内金 10 克　北沙参 12 克　广皮炭 6 克

三诊：前方连服四剂甚效，大便已趋正常，仍遵前方增损收功。

处方：

薤白头 10 克　莱菔子 6 克　全瓜蒌 20 克　莱菔缨 6 克　炒皂角子（晚蚕砂 10 克同布包）10 克　炒枳壳 5 克　厚朴花 6 克　柏子仁 10 克　野于术 5 克　玫瑰花 6 克　火麻仁 15 克　酒丹参 12 克　焙内金 10 克　油当归 10 克

按：本案为津亏血少之便秘症，数年未愈，以旋覆代赭汤、瓜蒌薤白半夏汤及枳术丸之意，理气降逆，并化裁麻仁丸，养阴润燥。兼用沙参、丹参、当归等味，和血生津，谷麦芽、砂蔻仁升发胃气，施治妥当，久病得愈。

32. 肾气虚衰阴亏便秘案

王某，女，60 岁，病历号 51、12、819。

近二、三年来，大便秘结，每三、五日始一行，少腹胀痛有坠感，曾服泻药，反觉不适，食不甘味，睡眠尚好。

苔薄白质淡，脉沉缓，尺脉甚弱。

辨证立法：

年事已高，体力衰弱，肠血少，蠕动缓，因此大便结，非火盛之象，肾司二便，肾虚则无力排出。拟补肾虚润燥结法。

处方：

淡大云30克　莱菔子6克　胡桃肉30克　炒皂角子（晚蚕砂10克同布包）10克　莱菔缨6克　火麻仁15克　油当归12克　紫油朴5克　桃杏仁各6克　柴胡5克　苏桔梗各5克　杭白芍10克　炒枳壳5克

二诊：服药七剂，大便已通畅三次，少腹胀痛减，惟食欲欠佳，宜升清阳降浊阴。

处方：

北柴胡5克　苦桔梗5克　青皮炭5克　杭白芍10克　野于术5克　广皮炭5克　莱菔子6克　大腹子6克　紫厚朴5克　莱菔缨6克　大腹皮6克　炒枳壳5克　云苓块12克　佩兰叶6克　焙内金10克　杏仁泥10克

三诊：服药六剂，大便一日一次，已属正常，腹不胀，食欲增，拟丸方巩固。

处方：

按第一诊处方加五倍剂量，炼蜜为丸，每丸重10克，早晚各一丸。

按：年高之人，常见便结，不宜轻用泻药，愈泻愈虚，肠之蠕动更现迟缓，宜用油润滑肠之药。且肾虚腰脊无力，亦致排便困难，肉苁蓉含脂甚多，有益肾之功，胡桃肉油润养血，通命门，助相火。火麻仁、油当归润便，晚蚕砂伍皂角子，有软便之功。便通之后，清阳未升，故现食欲不振。二诊又以升阳益胃之法，最后则用膏丹培补本元。

四、心　脏　病

〔论心脏病证治〕

祖国医学与现代医学之论心脏，在生理、病理方面，有其共同处，也有其相异处，因此按现代医学病名分类与祖国医学所分之"门"亦不能尽同。如肺源性心脏病，在祖国医学中可包括于"喘嗽门"、"短气少气门"中；心脏神经官能症则可包含于"怔忡门"、"神志门"中；心绞痛可用心痛、胸痹之疗法。余在临诊时将常见之心脏病分为四大类：①心阳不振；②心阴不足；③心绞痛；④怔忡。四种类型或单见或兼见，如现代所谓的心内膜炎、心肌炎、心瓣膜病等均综错于四类之中，而以中医之辨证方法施以治疗。

心脏疾患，在中医诊治，并非单从心脏本身着眼，其与脾、肾、肝、肺诸脏关系至切；健脾、补肾、和肝、理肺均可达到治疗心脏病之目的。实为祖国医学整体观念之特点。

（一）心阳不振，在临床习用心气亏表示之。心阳虽非单指心气，然气为阳，血为阴，临床施治中已习用久矣。心阳不振之症状有面白，少气，形寒肢冷，自觉心中空虚，惕惕而动，食减体倦，头眩易汗，时见胸闷长叹息。心为君火，命门为相火，君相相资，助心阳则用益相火之药如附子、肉桂之属，然须辅以参、芪、苓、术之类。它如鹿茸、鹿角胶之类可适当用之。阴阳互根，不可一味补阳，且心脏病亦不宜久用辛温之品，以免伤阴。

（二）心阴不足，在临床亦习用心血亏表示之。血不足则心无所主，症现心悸不安，夜寐不宁，面色无华，头晕健忘，口干舌红，治宜人参、五味为主，辅以归、芪、冬、地、芍等味。此类药中略加木香、香附，使之气血沟通，疗效更著。

（三）心绞痛，在现代医学诊断为冠心病，或心肌梗死等病，常见心绞痛之症状。中医论之可分为数因，有为心虚邪干而痛者；有为阳气郁伏而痛者；有为血因邪泣在络不行而痛者；有为血虚而痛者；有为痰湿阻抑而痛者，总之皆属血行不畅所致。余治此证以丹参、三七为主药，辅以菖蒲、远志，至于瓜蒌、薤白、二陈及桂枝汤之类亦常用之。丹参活血，通心包络亦可补心，生血去瘀。三七则散瘀定痛强心，两药合用治心绞痛之效果良好。

（四）怔忡，《张氏医通》云："悸即怔忡之谓，心下惕惕然跳，筑筑然动，怔怔忡忡，本无所惊，自心动而不宁"。怔忡多与惊悸并论，症状为惕惕然心动，神气不守，心烦少眠，头晕易惊。本病发生多与精神因素有关。心脏病人，也常有此类症状。治之以朱砂、菖蒲、益智仁、茯神、酸枣仁、柏子仁、卧蛋草、龙眼肉等。若心动过速，急用仙鹤草、卧蛋草、龙眼肉合冰糖服之，少时即安。上述药味众所熟知，不须解释，但卧蛋草似非常用，须加说明。

卧蛋草系俗名，载于《本草纲目》石草类名地锦，又名雀儿卧单、地朕，药肆中通用卧蛋草名之。功用为"主心气，通血脉，能散血、止血、利小便"。已故朱颜大夫曾作动物实验，在全身麻醉之犬静脉注射卧蛋草制剂时，使呼吸兴奋而血压下降。余以卧蛋草伍仙鹤草或龙眼肉、炒远志等药确有宁心作用，尤其对心动过速者，服之能使心动减慢，其效甚显。

此外，症现脉律不整者，余以生脉散为主方，加龙眼肉、柏子仁治之最效。若心瓣膜病变则常用补心丹、柏子养心丸，使之久服，汤剂用黄连阿胶鸡子黄汤，炙甘草汤效果较好。现代医学诊断动脉硬化者，余用阿胶、龟胶、鹿胶、生地、白芍、天冬、麦冬等，临床确有疗效，然其原理则有待研究。若患者见单纯气短无他症者，一味人参即可治之。现代医学诊断冠心病，若为急性心肌梗死，因中药煎汤或丸散均不能及时发挥作用，故对此经验较少，但慢性者则可用活血通络法治之，余习用九香虫、五灵脂、元胡索、丹参、三七等药，助以木香、香附，亦有实效。

总之心脏诸疾以虚证居多，虚中挟实亦属常见。大实证，大热证则极少有。古人论胸痹心痛多属阳虚，而余临床所见阳虚者固有之，阴虚者尤多见。心脏病辨证，更须注意气血，使之和谐流畅，心脏病亦非不治之症也。

1. 心阳不振心悸水肿案

李某，女，56 岁，病历号 51、12、484。

颜面四肢浮肿已有半年，时发心悸，胸闷气短，自觉躁热即汗出，足冷，大便不畅，小便短少。

舌质淡，苔薄白，脉象沉缓。

辨证立法：

心气不足，阴不敛阳，症现心悸自汗。四肢浮肿而肢冷者，肾阳不足也，拟强心肾调阴阳为治。

处方：

川桂枝3克　炒远志10克　酸枣仁12克　米党参10克杭白芍10克　浮小麦25克　炙黄芪12克　柏子仁10克车前草10克　赤茯苓12克　火麻仁15克　赤小豆12克晚蚕砂（炒皂角子10克同布包）10克　旱莲草10克　桑寄生15克　炒桑枝15克　炙草梢3克

二诊：药服五剂，浮肿见消，自汗少，手足冷减轻，唯心悸气短依然。大便仍不通畅。

处方：

杭白芍6克　朱茯神6克　炒远志10克　川桂枝3克朱茯苓6克　柏子仁10克　全瓜蒌25克　薤白头10克　火麻仁15克　桑寄生15克　炒桑枝15克　浮小麦25克　炙草梢5克

三诊：服六剂，浮肿全消，肢冷见好，心悸气短减轻，大便已通，前方加全当归10克，再服六剂。

四诊：服药六剂，诸症明显好转，心悸未发，精神甚好，拟回张家口，要求服丸药。

处方：

按三诊原方，将剂量加一倍，为蜜丸，每丸重10克，早晚各1丸。夜临卧时加服参茸卫生丸1丸。

按：心气不足，肾阳不充，水不化气，气不行水，遂致四肢颜面浮肿，病患半年而体质尚强，未予重剂，只取强心通阳之轻剂，见效颇速。农村妇女，平日劳动，体质素强，亦为速效之因。

2. 心肾阳虚水肿心悸案

张某，女，30岁，病历号50、12、126。

自幼劳苦，生活条件亦差，患心脏病已近十年，未曾适当治疗。后来京工作一年，屡经医院诊治，病情未见好转。最近一个月又现浮肿尤以下肢为甚，气短心慌，小便不利。

舌润苔白腻，脉沉迟。

辨证立法：

病经十载，心气早亏，火衰水寒，遂见浮肿，拟强心健脾，温阳利水法为治。

处方：

川桂枝5克　汉防己12克　绵黄芪20克　炒远志10克　赤茯苓12克　赤小豆25克　川厚朴5克　糠谷老15克　旱莲草10克　白通草5克　车前草10克　炙草梢5克　黑豆衣12克（热黄酒淋3次）

二诊：服药两剂症状如前。前方加附片6克，于术6克，金匮肾气丸25克（包煎），滋肾丸12克（包煎）。

三诊：前方服六剂，见效，小便增多，浮肿见消，去糠谷老，黑豆衣加淡猪苓10克，冬瓜子12克，冬葵子12克。

四诊：又服六剂，小便增多，浮肿大减，只足跗仍肿，晚间尤甚。心跳，气短均见好。唯感胸闷行动微喘，拟开肺气行水。

处方：

川桂枝10克　汉防己12克　赤茯苓12克　赤小豆25克　绵黄芪20克　炙麻黄3克　川附片6克　淡猪苓10克　野于术10克　炒远志10克　川厚朴5克　冬瓜子20克　冬葵子20克　车前草10克　旱莲草10克　炙草梢5克　金匮肾气丸25克（包煎）　滋肾丸12克（包煎）

第一辑

五诊：服药十剂，除两足跗稍肿外，余无他症，拟服丸药巩固。

金匮肾气丸 20 克，每日早晚各服 10 克，服一个月。

按：本案为心脏性水肿症，患者前后共服汤药四十二剂，始终以温阳利水为法，主方以防己茯苓汤，麻黄附子汤、防己黄芪汤，二草丹，葵子茯苓丸，并以金匮肾气丸及滋肾丸包煎，活用古方，疗效颇著，最后以金匮肾气丸收功。在现代医学诊断为心脏病者，中医常从肾治而获效，其中机制，应于临床实践中科学地予以研究。

3. 脾肾阳虚水湿泛滥案

刘某，男，64 岁，病历号 51、7、713。

久患心跳气短，行动即喘，去岁冬季发现足肿，经医院检查，诊断为心功能不全，左心室扩大。治疗后足肿消退，本年二月又现浮肿迄今已五阅月，浮肿由足至腿，渐及腹部，胀满不适，腹围增大，小便短赤，大便数日一行。

舌苔白，脉沉实。

辨证立法：

年事已高，患病日久，肾虚不能宣化水气，脾虚不能制水，水气盈溢，偏流下肢，逐渐及腹，前医屡进健脾温阳利水诸剂，未见少效，蓄邪实未去难取功效。治水之法，贵在因急通变，不可因噎废食，法宜补虚泻实，攻补交施，拟行气活血利水治之。

处方：

大腹皮 10 克　蓬莪术 6 克　京三棱 6 克　大腹子 10 克　广木香 3 克　嫩桂枝 5 克　猪茯苓 10 克　福泽泻 10 克　紫

油朴5克　云茯苓10克　野于术6克　车前草10克　车前子10克（包）　冬瓜子12克　冬葵子12克　甘草梢3克　黑白丑各3克（研细面分二次冲服）

二诊：服三剂小便增多，腹胀稍消，大便日行二、三次，溏泻而不畅。前方加青陈皮各5克，再服三剂。

三诊：前方又服三剂，大便溏，小便多，腹部舒适，睡眠好，食欲增，再按原方服六剂。

四诊：服药六日，肿胀大减，大小便均甚通畅。上方去二丑，剂量加一倍为蜜丸，每丸重10克，早晚各1丸，白开水送服。晚间加服桂附八味丸1丸。

按：本案患者已过六旬，前医以其年高，屡投温阳健脾之剂，终未能获效。施师审视其证，是属本虚邪实。腹水最不易治，不能久攻亦不能多补，温阳健脾只是治水之一法；水邪日盛，不攻则滞涩不通，肿满更甚。患者虽年事已高，但体力未衰，急则治标，先以行气活血利水之法攻其水，仿《苏沈良方》之天碍丸合五苓散意组织成方。一俟水道通利，腹水见消，即配丸剂加桂附八味丸以收功。

4. 水气泛肺凌心案

李某，女，37岁，病历号51、12、425。

夙有心脏病，屡经医院及针灸医治，时轻时重，病历年余。近来颜面及周身均见浮肿，心跳过速，90～100次/分。胸闷气短而喘，小便少，大便溏泻每日五～六次，全身窜痛。

舌质红，苔白腻，脉沉弱。颜面四肢浮肿按之凹陷。

辨证立法：

久患心脏病，正气不足，脾运失职，水道不利，症现全身浮肿，大便溏，小便少。水气泛肺凌心，症现心动过速，气短而喘。舌质红，非阴虚有热而是水不化气，津液不能上承。拟健脾利水治之。

处方：

赤茯苓12克　淡猪苓10克　川桂枝3克　赤小豆12克　杭白芍10克　炒泽泻10克　野于术6克　米党参10克　冬瓜子12克　旱莲草10克　北沙参10克　冬葵子12克　车前草10克　炒远志10克　白苡仁12克　白杏仁10克　苦桔梗5克　炙草梢3克

二诊：服药二剂，症状减轻，遂又再服四剂。现症大便一日二、三次，已非溏泻，小便增多，周身浮肿见消，窜痛亦见好，心悸气短亦减轻，希予常服方以便返乡休养。

处方：

川桂枝3克　白术炭6克　川杜仲10克　杭白芍10克　白苡仁12克　川续断10克　苍术炭6克　白杏仁6克　炒远志10克　旱莲草10克　冬瓜子12克　紫厚朴5克　车前草10克　冬葵子12克　苦桔梗5克　云茯苓10克　云茯神10克　炙草梢3克

按：心脏病多见肢肿，日久则水气不调，全身脉络皆受阻抑，遂见全身浮肿，而脾运不健是水肿之主因。初诊方以五苓散，二草丹为主方，用苦桔梗者升其清气则浊水自降，服药六剂，见效甚速，遂予常服方返乡休养。

5. 风湿入络身痛心悸案（风湿性心脏病）

朱某，男，52岁，病历号52、4、720。

商业工作，平日站立较多，两年前发现两足浮肿，下午较甚，逐渐四肢酸楚，骨节疼痛，全身乏力，气短心悸，经同仁医院及北大医院检查诊断为风湿性心脏病，近四个月来全身疼痛，手臂不能高举，两足浮肿，心悸、小便少。

舌苔白，脉沉涩。

辨证立法：

风湿为患，伤及经络，血流不畅，瘀阻不通，症现周身酸痛，手臂高举不能，经云："不通则痛"。拟活瘀通络利水祛风法为治。

处方：

川桂枝 3 克　赤白芍各 10 克　旋覆花（新绛 5 克同布包）10 克　川续断 10 克　川杜仲 10 克　金狗脊 15 克　片姜黄 10 克　豨莶草 12 克　炒远志 10 克　炙草梢 3 克　炙草节 3 克　炒桑枝 20 克　桑寄生 20 克　车前草 10 克　旱莲草 10 克　冬瓜子 12 克　冬葵子 12 克

二诊：服药五剂，周身疼痛减轻，腿肿亦见消，小便量增多仍色黄。

处方：

杭白芍 10 克　炙黄芪 15 克　汉防己 10 克　川桂枝 3 克　功劳叶 15 克　片姜黄 6 克　沙苑子 12 克　炒桑枝 20 克　酒地龙 10 克　旋覆花（新绛 5 克同布包）6 克　桑寄生 20 克　旱莲草 10 克　车前草 6 克　冬瓜子 12 克　冬葵子 12 克　炒远志 10 克　炙草节 5 克　豨莶草 12 克　炙草梢 5 克　鲜生姜 3 片　大红枣 3 枚

三诊：前方连服八剂，效果良好，自觉全身已有力气，心悸、气短均见减轻，手臂已能高举过头。

处方：

米党参 6 克　汉防己 6 克　野于术 6 克　炙黄芪 15 克

炒桑枝 15 克　　片姜黄 6 克　　川附片 6 克　　桑寄生 15 克　　酒地龙 10 克　　左秦艽 5 克　　炙草节 5 克　　炒远志 10 克　　川桂枝 5 克　　杭白芍 10 克

四诊：服药情况良好，连服十剂，诸症均减，行动爽利，希配丸方常服。

处方：

绵黄芪 30 克　　汉防己 30 克　　野于术 30 克　　川桂枝 30 克　　川附片 30 克　　米党参 30 克　　云苓块 30 克　　福泽泻 30 克　　淡猪苓 30 克　　片姜黄 30 克　　豨莶草 30 克　　金狗脊 30 克　　功劳叶 30 克　　白薏仁 60 克　　酸枣仁 30 克　　地龙肉 30 克　　车前子 30 克　　旱莲草 30 克　　炙草梢 30 克

共研细末，蜜丸，每丸重 10 克，早晚各 1 丸。

按：本案为治风湿性心脏病之一法，以活瘀通络佐以祛风湿治之，先用旋覆花新绛汤，次用黄芪桂枝五物汤，最后以防己黄芪汤，五苓散，四君子汤为丸剂巩固，先通后补，层次井然。

6. 营血亏虚心悸目弱案（风湿性心脏病）

钟某，女，50 岁，病历号 52、5、383。

关节疼痛，已患十年，心跳气短，足跗浮肿，屡经求医，均诊断为慢性风湿性心脏病，近数月来视物模糊，睡不实，头常晕。

舌苔正常，脉细软。

辨证立法：

目得血而视，今血不上荣，遂致视物不清。血不足者，心之疾也，拟强心养血佐以清肝明目之味治之。

处方：

鹿角胶 10 克（另烊化）　　炒远志 10 克　　酸枣仁 12 克　　柏子仁 10 克　　白蒺藜 6 克　　密蒙花 10 克　　节菖蒲 6 克　　炒桑

枝 20 克　磁朱丸 6 克（包煎）　北秫米 12 克　沙蒺藜 6 克
川杜仲 10 克　川续断 10 克　桑寄生 20 克　谷精草 10 克

　　二诊：服药十剂，心跳、气短、头晕、跗肿均甚减轻，视物不清如旧，拟用丸剂缓图。

　　处方：

鹿角胶 30 克　大生地 30 克　柏子仁 30 克　陈阿胶 30克　大熟地 30 克　龙眼肉 30 克　紫河车 30 克　制首乌 30 克　朱茯神 30 克　原寸冬 30 克　酒川芎 15 克　白蒺藜 30 克　炒远志 30 克　沙苑子 30 克　石决明 60 克　节菖蒲 15 克　黄菊花 30 克　密蒙花 30 克　谷精草 30 克　磁朱丸 30 克　酸枣仁 30 克

　　共研细末，炼蜜为丸，如小梧桐子大，每日早晚各服 10 克，白开水送。

　　三诊：服丸药月余，即将服完，经过情况良好，诸症均减，现症：头时晕，多动则心跳气促，晚间看书时间长则感眼力疲劳。

　　处方：

再按原方配丸一料，以资巩固。

　　按：本案亦为风湿性心脏病，而与四案不同，前者为瘀阻不通，血流不畅，脉现沉涩，故以活瘀通络利水为治以取效，本案则属营血亏虚，治以养血强心扶正以取效，营血足则目得视，心得养也。

7. 痰湿壅盛阻滞脉络水肿案（风湿性心脏病）

宫某，女，43 岁，病历号 52、2、186。

经协和医院检查为风湿性心脏病，曾患风湿性关节炎，现在关节已不疼痛，颜面浮肿，心跳为甚，气短胸闷，时吐白粘痰，小便少，大便干。

舌苔白腻，脉细滑。

辨证立法：

痰为水化，若水气不行，则痰涎壅阻，因以滞涩不通，浮肿胸闷。拟气水双治，使脉络通畅，症状可除。

处方：

冬瓜子12克　车前草12克　南沙参6克　冬葵子12克　旱莲草10克　北沙参6克　薤白10克　莱菔子6克　大腹子6克　全瓜蒌20克　莱菔缨10克　大腹皮10克　川郁金10克　炒远志10克　炒枳壳5克　白杏仁6克　苦桔梗5克　炙草梢5克

二诊：

服药五剂，小便增多，颜面浮肿见消，胸闷较好，痰涎减少，仍遵前法增加药力。

处方：

杭白芍10克　苏桔梗各5克　青皮炭5克　醋柴胡5克　广皮炭5克　炒远志10克　茯苓神10克　莱菔子10克　炒枳壳5克　川郁金10克　莱菔缨10克　柏子仁10克　冬瓜子12克　冬葵子12克　炙草梢5克　青砂仁3克　车前草10克　豆蔻仁3克　旱莲草各10克

三诊：服药四剂，诸症均见减轻，唯心跳仍甚，拟健脾利湿行气通络法。

处方：

米党参10克　杭白芍10克　莱菔子10克　茯苓神各10克　醋柴胡5克　莱菔缨10克　野于术6克　紫油朴5克　炒远志10克　冬瓜子25克　苦桔梗5克　炒枳壳5克　炙草梢5克

按：此例亦属风湿性心脏病，辨证立法又与四、五两案不同，乃为痰涎壅阻，络脉不通。先以行气利水化痰开结，终则健脾行气。缘以脾为生痰之本，湿不运化，水化生痰，故健脾以治本也。同病异治，方法灵活。

8. 心肺两虚痰湿壅肺咳喘案（肺心病）

王某，女，47岁，病历号51、5、103。

患咳嗽多年，初时每届天气转凉即行发作，近年来不分季节，喘嗽已无宁静之时，每觉肺气上冲，咳呛难忍稍动即喘。去年二月发现周身逐渐浮肿，心跳、心慌，经县医院检查诊断为肺源性心脏病。

舌苔淡黄、脉细弱并有间歇。

辨证立法：

夙患咳喘，肺气久虚，失其清肃之权，日久及于心脏。心主血，肺主气，气血失调，水湿不运，遂生浮肿，拟强心以养血，平气逆以治咳。

处方：

云茯神60克　柏子仁10克　南沙参10克　云茯苓10克　龙眼肉12克　北沙参10克　炒远志10克　阿胶珠10克　炙化红5克　冬瓜子25克　代赭石（旋覆花6克同布包）10克　炙白前6克　炙苏子5克　炙草梢3克　炙紫菀6克　白杏仁6克

二诊：服药二剂后，即见症状减轻，遂连服至十剂，浮肿见消，咳喘大减，心跳心慌亦轻，饮食睡眠均佳，拟返乡要求常服方。

处方：

朱茯苓10克　炙白前6克　朱寸冬10克　代赭石（旋覆花6克同布包）10克　炙紫菀6克　炒远志10克　龙眼肉12克　化橘红5克　柏子仁10克　阿胶珠10克　广橘络5克　款冬花5克　枇杷叶6克　半夏曲10克　白杏仁6克　白薏仁12克　炙草梢3克

按：肺主气、司呼吸、朝百脉；心主血脉，为血液循环之动力。久患喘咳，肺气虚弱，致使心脏受损，治宜心肺兼顾。气为阳，血为阴，血之循环需赖气之推动，而气之敷布又依血之运载。故施师用强心以养血，平气逆以治咳，使气血调顺，浮肿即消。本案患者获得意外显效，二诊来时要求予常服方返乡。症状虽见好转，心脏病是否痊愈，因事过十年无法追访，谨选此案供参考。

9. 心血不足发热心悸案（心内膜炎、风心病）

邓某，女，41岁，病历号51、3、19。

原患风湿性心脏病二尖瓣闭锁不全，经常心跳、气短，过劳即胸闷气促，三日前发热心跳殊甚，气促呼吸困难，经医院检查为心内膜炎症。

舌质红，苔薄白，脉细数时有间歇。

辨证立法：

心血亏损，阴虚发热，即拟滋阴清热强心治之。

处方：

大生地10克　银柴胡5克　白茅根12克　鲜生地10克 赤白芍各6克　黑芥穗6克　炒丹皮6克　炒丹参6克　柏子仁10克　生鳖甲10克　北沙参10克　炒远志10克　嫩青蒿5克　阿胶珠10克　龙眼肉10克　炙甘草3克

二诊：前方服二剂，热稍退，心跳较前好，然效果并不显著，拟前方加力。

处方：

银柴胡5克　朱茯神10克　生熟地6克　赤白芍10克 朱寸冬10克　酒黄连3克　炒丹皮6克　生鳖甲10克　炒丹参6克　酒川芎3克　生龟甲10克　春砂仁3克　炒远志10克　阿胶珠10克　柏子仁10克　野百合10克　炙甘

草3克

三诊：服药三剂，发热退、心跳缓和平稳，气促见好，唯心烦、睡不安。前方加生龙齿10克，生牡蛎10克，秫米12克，与磁朱丸6克（同布包）。

按：青蒿鳖甲汤治阴虚发热，加炒黑芥穗更助其力。次诊增加清热活血药，用砂仁者，诸多血分药中略加气分药，以沟通气血。最后以敛阴潜阳收功。心内膜炎以滋阴清热法治之亦是一格。

10. 心脾两虚怔忡案

王某，女，43岁，病历号51、11、872。

近半个月以来，时发心慌心跳，尤以睡前为重，甚至竟不能入睡，头晕、起立时两眼发黑，势将晕倒。平素白带多，余无他症。

舌苔正常，脉濡数。

辨证立法：

平素白带过多，脾阳不升之象，心跳，脉濡数，为血少，心气亏损之征，拟圣愈汤加味治之。

处方：

台党参10克　当归身6克　杭白芍10克　炙黄芪15克生熟地各10克　炒远志10克　酒川芎5克　醋柴胡5克酸枣仁（生熟各半）12克　柏子仁10克　桑螵蛸10克　益智仁5克　阿胶珠10克　炙甘草3克

二诊：服药八剂，心跳迄未发作，睡眠甚好，白带减少，头仍晕。

处方：

白人参6克（另兑服）　柴胡5克　砂仁5克　炙黄芪15克　杭白芍10克　大熟地10克　炒白术5克　炒陈皮5克酸枣仁12克（生炒各半）　当归身6克　五倍子5克　龙眼肉

3克　绿升麻 1.5 克　五味子 5 克　炒远志 10 克　阿胶珠 10克　益智仁 5 克　炙甘草 3 克

三诊：前方仍服八剂，精神旺健，心跳平稳正常，白带减少，要求常服方。

处方：

前方去陈皮、升麻，每周服二、三剂。

按：妇女之有白带，如系微量亦属正常，但来之过多，绵绵不绝，则为脾阳不振、中气不足之象，气虚血亦受损，血亏则心跳头晕，初拟圣愈汤为主，以调气血，二诊以补中益气汤为主，以补中气养心血，常服方则以逍遥散、归脾汤加减，治肝脾，以养血、调中气、益心神，层次清楚，疗效亦著。

11. 痰阻心络胸痹案（心内膜炎）

张某，男，39 岁，病历号 52、1、624。

患病两月，据协和医院及市立第二医院检查，均诊为心内膜炎，现症左胸胁胀闷疼痛，心悸气短，咳嗽痰多，腹满不适，大便不畅。

舌苔薄白，六脉滑数。

辨证立法：

邪客于心，气滞不畅，是以胸胁闷痛，心悸气短；痰浊犯肺，是以咳嗽多痰。拟强心理气宽胸宣肺治之。

处方：

白杏仁 6 克　北沙参 12 克　代赭石（旋覆花 10 克同布包）10 克　炙苏子 5 克　龙眼肉 12 克　茯苓神各 10 克　炙化红 5克　酸枣仁 12 克　节菖蒲 10 克　米丹参 20 克　柏子仁 10 克莱菔子 6 克　莱菔缨 6 克　炒远志 10 克　炙白前 6 克　薤白头 10 克　炙紫菀 6 克　全瓜蒌 20 克

二诊：服药八剂，胸闷胁痛见好，心跳气短亦轻，仍咳嗽有痰，大便已见，尚不通畅。又觉全身窜痛，前方加油松节 25 克，再服四剂。

三诊：又服四剂，各症减轻，唯咳嗽依然，喉间痰鸣，夜卧不安。

处方：

炙白前 5 克　茯苓神 10 克　嫩射干 5 克　炙百部 5 克　米丹参 20 克　炙紫菀 5 克　代赭石（旋覆花 6 克同布包）12 克　苦桔梗 5 克　炙化红 5 克　白杏仁 6 克　冬瓜子 25 克　枇杷叶 6 克　酸枣仁 12 克　炒半夏曲（北秫米 12 克同布包）10 克　炒远志 10 克　壳砂仁 3 克　肉豆蔻 3 克

四诊：服药六剂，咳嗽已见好转，痰鸣亦减，胸闷胁痛症状基本消失，周身窜痛减轻。

处方：

炒桑枝 15 克　炙白前 6 克　冬桑叶 5 克　桑寄生 15 克　炙紫菀 6 克　桑白皮 5 克　炙化红 6 克　炙苏子 6 克　半夏曲 10 克　枇杷叶 6 克　全瓜蒌 20 克　旋覆花（新绛 5 克同布包）10 克　薤白头 10 克　白芝麻 30 克（研）　炒远志 6 克　厚朴花 5 克　玫瑰花 5 克　杏仁泥 6 克　油松节 30 克

五诊：服药甚好，遂服至十剂，诸症均大减轻，应服丸药巩固。

每日早服补心丹 10 克，午服柏子养心丸 10 克，晚服人参归脾丸 1 丸。服一个月。

按：心内膜炎为现代医学之病名，中医治之仍从辨证施治。施师医疗本病法随证变，先宽胸理气，继而清肺化痰，次及行气通络，最后仍以补心丹、归脾丸补益心脾，巩固疗效。

12. 肝肾阴虚胸痹案

罗某，男，37 岁，病历号 52、5、221。

胸闷心悸已有两年，自恃体质素强，迄未医治，近月来症状加重，心悸气短，胸闷而痛，头晕目眩，不能劳累，影响工作。

舌苔正常，脉象沉弦。

辨证立法：

体力素强，自以壮健，虽病而未求医，赖饮酒以解乏倦，日久损及心肾，肝肾本同源，头目眩晕，脉象沉弦，乃阴虚肝旺之象。阴血不足，心络闭阻，故胸闷而痛。病在心肾，着重治肝为法。拟养阴平肝，佐以通阳宣痹，活血通络。

处方：

米党参6克　鹿角胶6克（另烊兑）　炒远志10克　广郁金10克　全瓜蒌12克　代赭石（旋覆花6克同布包）10克　薤白头10克　白蒺藜10克　节菖蒲6克　东白薇6克　沙蒺藜10克　米丹参15克　炙甘草30克

二诊：服药四剂，诸症均有所减，拟回家乡调治，希予丸方常服。

处方：

沙苑子30克　鹿角胶30克　夏枯草30克　双钩藤30克　广郁金30克　炒远志30克　米党参30克　龙眼肉30克　酸枣仁30克　甘枸杞30克　炙甘草30克　白蒺藜60克　苦桔梗30克　左牡蛎30克　节菖蒲30克　石决明60克　川续断30克　干薤白30克　川杜仲30克　山慈菇30克　东白薇30克

共研细末，蜜丸如小梧桐子大，每日早晚各服10克。

按：经云："劳伤肾"，而君相相资，肾损遂及于心，故积久劳伤，多见心肾双损。肝肾同源治肝以益肾，助肾以利心，体现中医辨证施治之整体观念。本案疗法，心、肝、肾三脏并治，而以治肝为重点，组方用药比例恰当，照顾全面。患者服完丸药来信云："头晕目眩症状已除，胸闷、胸疼也大为减轻"。

13. 心阴不足胸痹案（心绞痛）

符明，女，50岁，出诊。

患心绞痛多年，屡经医治，只能缓解一时，病根难除，两年前曾大痛一次，情况严重，入院治疗数月。近年来经常心绞痛发作，发作时脉缓慢，每分钟不足六十至。血压波动，一度增高至180/130毫米汞柱，现时110/70毫米汞柱。症状头晕，气短、胸闷、心烦、不能起床只能睡卧，食欲、睡眠及二便尚属正常。一年前断经。

舌质绛，脉细弱。

辨证立法：

发病多年，气血两亏。心主血脉，阴血不足，肝失所养，故头晕、心烦、疲极多卧。疏泄失司，气机不畅，故胸闷时发心痛。阴虚火旺，舌质红绛。治以养心和肝，调理气血。

处方：

紫丹参20克　干薤白6克　炒远志6克　柏子仁12克　五味子5克（打）　全瓜蒌15克（打）　朱茯神12克　台党参10克　醋柴胡3克　寸麦冬6克　卧蛋草6克　杭白芍10克　炒枳壳5克　炙甘草3克

二诊：药服四剂，已能起床，且可出门散步15分钟，每日散步二、三次，心绞痛未发作，胸闷气短较好，仍觉心烦，遵前法加药力。

处方：

干薤白 10 克　　龙眼肉 6 克　　紫贝齿（紫石英 12 克同布包）
12 克　柏子仁 10 克　苦桔梗 5 克　醋柴胡 3 克　炒远志 6 克
熟枣仁 10 克　杭白芍 10 克　紫丹参 20 克　炒枳壳 5 克　炙
甘草 3 克　台党参 10 克

血琥珀、三七各 2 克，共研细末分装胶囊，随药分
二次送服。

三诊：前方隔日一服，已尽三剂，诸症均大减轻，
改用丸方图治。

处方：

田三七 60 克　醋柴胡 30 克　春砂仁 15 克　紫丹参 60
克　全当归 30 克　陈广皮 15 克　血琥珀 60 克　杭白芍 60 克
炒远志 30 克　朱茯神 60 克　柏子仁 60 克　五味子 30 克
寸麦冬 30 克　台党参 60 克　卧蛋草 60 克　酒川芎 30 克
大生地 60 克　炙甘草 60 克　炒枳壳 15 克　苦桔梗 15 克

共研细末，龙眼肉 300 克煎浓汁去渣合为小丸，每
日早晚各服 6 克，白开水送。

按：古人论胸痹心痛，多为阳虚，施师认为："阳
虚固有之，阴虚者尤多见"。本案以理气活血、养心和
肝为法，气血和谐，血行流畅，通则不痛也。化裁养心
汤、瓜蒌薤白汤、四逆散、生脉散诸方，加用三七、丹
参、琥珀，活血化瘀、养心安神，多年未愈之疾，七剂
之后基本好转，遂予丸方巩固，服丸药期间，心绞痛迄
未复发，已恢复工作，返其故乡后年余，通信探询，健
康良好。

14. 气滞血瘀胸痹案

此为回忆医案。1960 年 6 月，余在北戴河，康某
亦在其地疗养，请余诊治。常感心区发闷而痛，气短心
跳，行动即气促而喘，食欲欠佳，大便不畅。曾于三个

月前心痛大发作两次。诊脉乍大乍小，并时见间歇。病属气血失调，流行不畅，络脉阻抑，发为绞痛。拟以行气活血镇痛治之。

处方：

紫丹参25克　川桂枝5克　薤白头10克　代赭石（旋覆花6克同布包）15克　北柴胡5克　川郁金10克　梭罗子10克　杭白芍10克　苦桔梗5克　紫苏梗5克　白檀香5克　炒枳壳5克　当归尾6克　陈香橼10克　绵黄芪12克　炙甘草6克

服药二剂仍觉心区疼痛不适，每于下午二时及夜间即发，似有规律，并有左手指麻木。夜间发作，影响睡眠，服安眠药始能入睡。又服二剂后，药效渐显，疼痛有所减轻，心跳气短亦见改善，饮食渐增，精神较前为好。

再处方如下：

薤白头6克　川芎5克　全瓜蒌25克　代赭石（旋覆花10克同布包）15克　白檀香5克　紫丹参25克　香附米10克　北柴胡5克　紫苏梗5克　杭白芍12克　川桂枝5克　苦桔梗5克　青橘叶10克　西党参12克　炒枳壳6克　柏子仁10克　炙甘草6克

患者服前方，症状逐渐减轻，连服数剂，因客居招待所，服汤剂诸多不便，又以症状既见好转，健康日臻恢复，海滨散步，游览风景而气促心痛并未发作，改立丸方常服。

处方：

紫丹参120克　柏子仁60克　红人参30克　云茯神60克　卧蛋草60克　干石斛60克　龙眼肉60克　仙鹤草60克　寸麦冬30克　当归身30克　五味子30克　山萸肉60克

陈阿胶 60 克　大生地 60 克　熟枣仁 60 克　炙甘草 30 克
田三七 60 克

共研细末，蜜丸重 6 克，每日早、午、晚各服 1
丸，白开水送下。

此方服百日，避暑归京，仍继续服用，直至国庆节
时，药始用完。百日间心绞痛从未发作，胸闷、心跳亦
渐消失，但诊脉仍有间歇，遂将前方加用炒远志 30 克、
川芎 30 克、杭白芍 60 克、鹿角胶 60 克配丸药，又服百日
左右，症状全除，体力健旺。1961 年再遇患者，据云
已将此方传至家乡，又治愈心绞痛病多人。所用汤剂重
在行气活血，丸方偏于强心养阴，使心脏气血流畅，机
能恢复，心绞痛遂不发作。此例疗效甚显，兹记之，待
进一步研究分析。

五、风　湿　病

〔论风湿病证治〕

现代医学所论之风湿热，风湿性关节炎，类风湿性
关节炎和新陈代谢病之痛风，以症状辨之，在祖国医学
则统于痹门、风门中论及。痹症极为复杂，其说既多，
含义亦广，诸凡风寒湿所致之周身及关节疼痛，肌肤麻
木不仁，均以痹证言之。《素问・痹论篇》云："风寒湿
三气杂至，合而为痹也"。又云："其风气胜者为行痹，
寒气胜者为痛痹，湿气胜者为着痹。"以痹证之证候而
言分为行痹（病处行而不定）、痛痹（掣痛苦楚）、着
痹（定而不移）。以邪侵部位深浅分别之，则有骨痹、
筋痹、脉痹、肌痹、皮痹等。以病因辨之则有风痹、湿

痹、寒痹、热痹、血痹等。与脏腑之联系则有心痹、脾痹、肺痹、肾痹、肝痹、肠痹、胞痹等。又有列入风门中如痛风、白虎历节风，各类繁多，不胜枚举。

一般论及痹证皆以风寒湿辨之，痹而为热者论之甚少，虽《内经》亦曾言及，如《素问·痹论篇》云："其热者，阳气多，阴气少，病气胜阳遭阴，故为痹热。"后世颇鲜阐发。在文献中如宋之骆龙吉，明·秦景明，清·尤在泾、费伯雄、俞震等亦曾论及，余认为《医学统旨》所云比较适当，文曰："热痹者脏腑移热复遇外邪，客搏经络，留而不行，阳遭其阴，故痛痹熻然而闷，肌肉热极，体上如鼠走上状，唇口反裂，皮肤色变，宜升麻汤。"热痹并非少见，惜在临床中凡言痹即是风寒湿三气杂至，故余不得不着重提出以引注意也。曾记三十余年前，治一蒙古族妇女，患关节疼痛发热，曾屡进羌活胜湿汤、独活寄生汤之类，疼痛越来越甚，日夜叫号，痛苦万分，而发热迄不少退。邀余诊之，视其唇舌焦裂，脉象洪数，遂予紫雪丹 3 克顿服，服后疼痛少止，旋改一日二次，每次紫雪丹 3 克，号叫渐歇，发热亦见退降，不服紫雪丹改用他药，则痛再重，发热又起。于是逐次加重分量，数日间共服紫雪丹 60 克之多，发热头痛均愈，后予理气活血之药调理。细察此例在于不知热痹之理，循例屡进辛燥祛风之药，火势日燔，血气沸腾，大量紫雪丹竟能治疗，兹备一格，以供参考。

余对风湿性疾病之认识略述如下：

考其致病之因，不外风寒湿三邪，趁人体正气虚时而入侵，初在皮表，次及肌肉，再次及脉络，更次及于筋，最深至于骨，尤以病在关节羁留不去者治之最难。

常见带疾延年，终身受累。故病浅者易治，病深者治之维艰。临床中大体可分为两类，即痛痹（疼痛之甚者且无定处）与着痹（自感沉重而痛麻有定所）。以辨证分之，余素主张阴阳为总纲，表、里、虚、实、寒、热、气、血为八纲。若以表里关系来论，大多风寒从表来，湿热自内生；初病多邪实，久病则正虚；初病在气分，日久入血分。故余将痹证分为四大证候：

（一）风湿热证候（痛痹、着痹均有）；

（二）风寒湿证候（痛痹、着痹均有）；

（三）气血实证候（痛痹多，着痹少，实是指邪实而言）；

（四）气血虚证候（着痹多，痛痹少，虚是指正气而言）。

治疗之法则，余颇以张石顽所论为然，其云："行痹者痛处行而不定，走注历节疼痛之类，当散风为主，御寒利气仍不可废，更须参以补血之剂，盖治风先治血，血行风自灭也。痛痹者，寒气凝结，阳气不行，故痛有定处，俗称痛风是也，当散寒为主，疏风燥湿仍不可缺，更须参以补火之剂，非大辛大温不能释其凝寒之害也。着痹者肢体重着不移，疼痛麻木是也。盖气虚则麻，血虚则木，治当利湿为主，祛风散寒亦不可缺，更须参以理脾补气之剂。"故治痹证不可统以风寒湿三气同等，其有偏多偏少，随其症而治之。余之立法为散风、逐寒、祛湿、清热、通络、活血、行气、补虚八法，临床视证候情况合用各法以治之。各法习用药物如下：

散风：羌活、独活、防风、秦艽、芥穗、麻黄、络石藤、豨莶草、海桐皮、海风藤、天仙藤、白花蛇。

驱寒：附子、肉桂、干姜、蜀椒、补骨脂、胡芦巴、续断、片姜黄、巴戟天。

祛湿：苍术、白术、赤白茯苓、薏仁、木瓜、牛膝、防己、桑寄生、五加皮。

清热：黄柏、黄连、黄芩、胆草、山栀、石膏、知母、葛根、柴胡、忍冬藤、地骨皮、功劳叶、丹皮、丹参。

通络：蜈蚣、地龙、细辛、川芎、橘络、丝瓜络、桂枝、桑枝、威灵仙、伸筋草、新绛。

活血：桃仁、红花、归尾、元胡、乳香、没药、赤芍药、鸡血藤、茜草根、䗪虫、紫草、郁金、血竭。

行气：陈皮、半夏、木香、香附米、桔梗、厚朴、枳壳。

补虚：人参、黄芪、鹿茸、地黄、当归、肉苁蓉、狗脊、杜仲、菟丝子、何首乌、枸杞、山萸肉。

前人治痹方剂多有实效，不再赘述，但用方不宜拘泥，方药灵活，运用适当即效。辨证准，立法确，再加针灸、按摩、气功以及西医之各种理疗配合施用，痹症也为可治之病也。

1. 热痹案（急性风湿性关节炎）

李某，女，19 岁，病历号 55、2、264。

病将两周，开始形似外感，发热、身痛，服成药无效，旋即肘、膝、踝各关节灼热样疼痛日甚，四肢并见散在性硬结之红斑。经北京同仁医院诊为风湿性关节炎。体温逐渐升至 38℃ 不退，行动不便，痛苦万分，大便燥，小溲赤，唇干口燥。

舌质绛红，无苔，脉沉滑而数。

辨证立法：

内热久郁，外感风寒，邪客经络留而不行。阴气少，阳独盛，气血沸腾，溢为红斑，是属热痹，急拟清热、活血、祛风湿法治之。

处方：

鲜生地12克　忍冬花10克　左秦艽6克　鲜茅根12克　忍冬藤10克　汉防己10克　牡丹皮10克　紫地丁15克　甘草节4.5克　紫丹参10克　紫草根6克　桑寄生12克　嫩桑枝12克　黑芥穗6克　紫雪丹10克（分二次随药送服）

二诊：药服二剂，热少退，病稍减，拟前方加山栀6克，赤芍药10克，赤茯苓10克。

三诊：前方服二剂，大便通，体温降至37.2℃，疼痛大减，红斑颜色渐退。

处方：原方去紫雪丹、忍冬藤、紫地丁，加当归10克，松节10克，白薏仁12克。

按：热痹之证，临床并非少见，清血热，祛风湿为其治法。施师对于此症，选用紫草及黑芥穗，紫草活血凉血治斑疹，利九窍，清血热之毒。芥穗炒黑入血分，能引血中之邪由表而去，并能通利血脉止筋骨痛，尤其加用紫雪丹疗效更速，因紫雪丹中有麝香，无处不达，止痛颇效，现代医学诊断之结节性红斑及急性风湿热者可以参考使用。

2. 行痹案（风湿性关节炎）

刘某，女，21岁，病历号51、8、647。

头晕心悸，关节游走疼痛，时已二月，屡经西医诊治，据云为风湿性关节炎。注射针药稍见好转迄未痊愈。近来腰腿酸痛更甚，月经少，色黑暗。

舌苔薄白，六脉沉滞。

辨证立法：

六脉沉滞，气血不活，缘于风湿之邪，入侵经络，不通则痛，关节不利，月经少，色不鲜亦是明证。腰腿酸痛，痛无定处，风邪重于寒湿，拟祛风湿，通经络和气血以治。

处方：

酒当归10克　春砂仁3克　赤白芍各10克　生熟地各6克　北细辛3克　川桂枝3克　酒川芎4.5克　桑寄生15克　醋柴胡3克　嫩桑枝15克　左秦艽4.5克　油松节24克　金狗脊15克　豨莶草12克　功劳叶12克　片姜黄6克　乌蛇肉18克　炙草节10克

二诊：药服四剂，疼痛稍减，仍头晕心悸，前方加重散风药。

处方：

川羌活3克　千年健10克　生熟地各6克　川独活4.5克　油松节24克　春砂仁3克　追地风10克　金狗脊15克　北细辛3克　左秦艽6克　蔓荆子10克　杭白芍12克　嫩桑枝15克　酒川芎4.5克　桑寄生15克　酒当归10克　甘草节6克　川杜仲10克　川续断10克

三诊：服药三剂，疼痛大为好转，只心悸仍作，睡眠不实，拟丸方图治。

以二诊处方三付，共研细面，炼蜜为丸，每丸重10克，每日早晚各服1丸。

按：痹症虽为风寒湿三气杂至所见，然辨证应分主次，用药需有侧重。本案则为风多于寒湿。语云："治风先治血，血行风自灭。"故以"四物汤"加祛风诸药，服七剂效始大显，患者服丸药二十日诸症均瘥，后于来治感冒时言及之。

3. 风湿兼瘿瘤案（风湿性关节炎、甲状腺肿）

陈某，女，24岁，病历号51、9、384。

平素久患胃病，食欲不振，大便燥结。又患甲状腺肿大，经常心悸。本年初睡卧时，两肩受风，疼痛不能举臂，经治疗未见效逐渐发展，八个月以来由肩至臂并延及两腿足踝无处不痛，西医检查诊断为风湿性关节炎。

舌苔薄黄，脉沉滑而数。

辨证立法：

风湿为患，遍历关节，气血受阻，不通成痛，法宜疏风通络为治，兼施软坚散结以除瘿瘤。

处方：

杭白芍 10 克　片姜黄 6 克　油松节 24 克　川桂枝 3 克　桑寄生 15 克　金狗脊 15 克　生熟地各 6 克　嫩桑枝 15 克　全瓜蒌 24 克　北细辛 3 克　酒地龙 6 克　风化硝 6 克　春砂仁 3 克　左秦艽 3 克　淡海藻 10 克　淡昆布 10 克　山慈菇 10 克

二诊：前方服二剂，肩臂疼痛大减，两腿足踝症状依然，心悸好转。

处方：前方去片姜黄加炮甲珠 10 克，川杜仲 6 克，续断 6 克。

三诊：连服四剂，下肢疼痛亦见减轻，行动有力，拟予丸方服一个月。

每日午服重庆大药丸子 10 粒，每日早晚各服活络丹 1 丸。

按：本例患者除具风湿病的典型症状疼痛外，尚有大便燥结、苔薄黄、脉滑数等症，属于气血实证候，故以通络疏风法为治。方用桑枝、桂枝、酒地龙、炮甲珠通经络以止痛。片姜黄治风痹臂痛甚效，李时珍已论及。地龙治历节风痛，尤其治下肢疼痛为良。油松节祛风除湿活络止痛治脚痛利关节，常用于治疗关节炎。

4. 阳气不充寒痹案

张某，男，32 岁，病历号 51、11、214。

去年一月间曾患腰痛，连及右腿酸楚，不能直立，夜间痛甚不能安眠。曾住协和医院四十余日，近月余，斯症再发，已服西药及注射药针，并经针灸治疗，未见好转。

舌质淡，苔薄白，脉象沉迟。

辨证立法：

风寒之邪，入侵络道，阳气不充，寒凝致痛。腰为肾府，需强腰肾，温命门，以逐寒邪。

处方：

杭白芍 12 克　金狗脊 15 克　宣木瓜 10 克　川桂枝 6 克　大熟地 10 克　茯苓、神各 10 克　川附片 10 克　春砂仁 3 克　乌蛇肉 24 克　北细辛 3 克　油松节 30 克　川杜仲 10 克　沙蒺藜 10 克　功劳叶 15 克　川续断 10 克　白蒺藜 10 克　酒川芎 4.5 克　炙甘草 10 克　虎骨胶 6 克（另烊兑服）

二诊：服二剂无变化，药力未及也，拟前方加重药力。

处方：

杭白芍 6 克　川桂枝 6 克　川附片 10 克　破故纸 10 克　巴戟天 10 克　川杜仲 10 克　川续断 10 克　大熟地 10 克　春砂仁 3 克　北细辛 3 克　左秦艽 6 克　乌蛇肉 24 克　茯苓神各 10 克　白薏仁 18 克　炙草节 10 克　虎骨胶 6 克（另烊对服）

三诊：前方服三剂，已生效力，疼痛减轻，腰脚有力。

处方：前方加黄芪24克，追地风10克，千年健10克，威灵仙10克，去茯苓、茯神、薏仁。

四诊：药服三剂，更见好转，基本已不疼痛，行动便利，拟用丸方巩固。

处方：

以三诊处方三付共研细面炼蜜为丸，每丸重10克，早、午、晚各服1丸。

按：本案为寒重于风湿之痛痹，寒气凝结，阳气不行，施师用温阳补肾为主兼除风湿。初用未效，药力未及之故，仿安肾丸意以桂枝附子汤加巴戟天，破故纸之类强腰肾，益元阳，再服数剂疗效遂显，改用丸方巩固。

5. 肾阳虚弱寒痹案

侯某，男，45岁，病历号51、11、95。

半年以来，两腿足踝寒冷疼痛，逐渐加重，近来阴囊亦感湿冷，少腹时痛，饮食二便尚无变化。

舌质淡，苔薄白，脉沉迟而涩。

辨证立法：

寒湿入侵，肾阳不充，病邪深入及骨，沉寒痼冷，积久难除，温暖下元以解积寒。

处方：

川附片10克　大熟地10克　金狗脊15克　杭白芍10克　北细辛3克　炙甘草3克　川桂枝6克　春砂仁3克　盐小茴6克　巴戟天6克　盐荔核10克　葫芦巴6克　川楝子6克（醋炒）　盐橘核10克　台乌药6克

二诊：服二剂无大变化，沉寒痼冷非能速效，前方加仙灵脾6克，再服四剂。

三诊：前方服四剂，少腹未痛，两腿寒冷见效，加破故纸 6 克，炙黄芪 18 克，汉防己 10 克，去川楝子、狗脊。

四诊：服四剂，两腿足跗之寒冷感较前减轻，阴囊湿冷亦有好转。

每日早服桂附八味丸 1 丸，晚服参茸卫生丸 1 丸。服一个月，白水送服。

按：前案与本案均为寒重于风湿，但前案寒侵及络，本案则深及于骨，立法同属温肾逐寒，而用药极有分寸，前案着重温肾阳通经络，本案则力图解寒凝兴肾阳，故均能收效。

6. 气血两亏风寒痹案

艾某，男，28 岁，病历号54、6、201。

一年多来遍身痛楚，天气变化，症更加重。历经大连、哈尔滨、沈阳等医院诊疗，诊为风湿性关节炎。经常有疲劳感，体力日渐不支，饮食二便尚属正常。

舌苔薄白，六脉沉软无力。

辨证立法：

工作生活地处阴寒，汗出当风，病邪乘虚而入，积蓄日久，治未及时，风寒之邪由表及里，邪入日深，耗伤气血，六脉沉软无力，为正气不足之象，正虚邪实，当以搜风、逐寒、活血治之。

处方：

川附片15克　乌蛇肉30克　杭白芍10克　制全蝎4.5克　川桂枝10克　酒地龙10克　酒川芎4.5克　西红花3克　酒当归12克　酒玄胡6克　生熟地各6克　石楠藤12克　北细辛3克　炙草节10克

二诊：初服二剂无效，继服二剂，周身如虫蚁蠕动，疼痛有所减轻，遂又连服四剂，自觉全身较前清爽舒畅，但仍易感疲劳。患者疼痛减轻，周身清爽，是风寒之邪，已被驱动；仍感疲劳，乃正气不足，拟加用益气之药，扶正驱邪，一鼓作气以收全功。

处方：前方去红花、元胡，加党参 15 克，黄芪 30 克，姜黄 10 克，附片加至 30 克。

三诊：服药六剂，疼痛减轻甚多，精神转旺，嘱再服十剂后，原方加两倍改为丸药再服。

按：本案痹证，颇为复杂，病程年余，就诊三次，服汤剂十余剂，丸药一料，竟能取得良好效果，实由于辨证准确，用药恰当。气血俱虚，阳气衰微，极宜重剂，以起沉疴，故药量甚重，芪、附、乌蛇用至 30 克，党参 15 克，桂枝 9 克，均已超出施师常用剂量。方剂组织极具技巧，颇费心思，桂枝、白芍、二地、细辛用以协调气血，通营达卫，育阴养血，动而不凝；附片、黄芪起阳助气，上下兼顾；蛇、蝎、地龙、石楠藤搜风通络；归、芍、红花、元胡活血止痛。充分体现了扶正与祛邪的相互关系，及益气通卫养血活血的动静结合，有理有法，方案精炼。

7. 着痹案

周某，25 岁，病历号 51、12、706。

病起于 1947 年，自觉下肢无力酸楚，坐久即感麻木，后逐渐加重，起立行动均感困难，现只能勉强以足跟着地行走数米。屡经中西医治疗，未见好转，哈尔滨医大骨科诊断为急性进行性肌营养不良症，平素饮食尚可，二便正常。

舌质淡苔白，脉沉滑。

辨证立法：

气虚则麻，血虚则木，脾湿下注，寒凝不通。经云："湿气胜者为着痹。"治宜调补气血，健脾燥湿之法。

处方：

炙黄芪 24 克　汉防己 10 克　於白术 10 克　炙甘草 6 克 薏苡仁 12 克　宣木瓜 10 克　杭白芍 10 克　云茯苓 10 克 豨莶草 15 克　川桂枝 10 克　酒当归 6 克　紫河车 10 克　桑寄生 24 克　功劳叶 12 克　虎骨胶 6 克（另烊兑服）

二诊：前方服二剂，甚平和，有小效，病已深久，非二剂可痊，原方加党参 10 克，服三剂。

三诊：药服三剂，两腿自觉有力，痛麻减轻，初见功效，仍遵前法图治。

处方：

杭白芍 10 克　炒白术 10 克　炒桑枝 15 克　川桂枝 6 克 酒当归 10 克　炙黄芪 24 克　黑豆衣 12 克（另用热黄酒淋三次） 海桐皮 12 克　米党参 10 克　云茯苓 10 克　汉防己 10 克 桑寄生 15 克　豨莶草 12 克　紫河车 10 克　炙草节 3 克　虎骨胶 6 克（另烊对服）

四诊：前方服四剂，已能连续行走四百余米，希予常方回家休养。

处方：

杭白芍 10 克　川桂枝 10 克　炙黄芪 24 克　汉防己 10 克　云茯苓 10 克　炒白术 6 克　海桐皮 12 克　酒当归 10 克 川杜仲 10 克　川续断 10 克　桑寄生 15 克　炒桑枝 15 克 豨莶草 12 克　紫河车 10 克　炙草节 10 克　虎骨胶 6 克（另烊对服）

按：脾主湿，运化失职，湿气下注，两腿遂即沉重麻木；脾主肌肉四肢，久必肌肉萎缩，行动困难。本案为湿重于寒者，故始终以《金匮》防己黄芪汤为主方。黑豆皮养血疏风，滋养强壮，以热黄酒淋之，可加强活血疏风之力，治足软无力亦甚效。

8. 风湿血热兼外感案

赵某，女，27岁，病历号51、6、277。

素患风湿性关节炎，屡经治疗，时愈时发，近因产后匝月，周身骨节又现疼痛，下午发热，尤以入夜为重，有时鼻衄，头晕，有痰，大便秘结，小溲短赤。

舌质红，苔薄白，脉现浮紧而数。

辨证立法：

素患风湿，病邪滞留于筋骨，产后血虚，邪从热化，加之新感外寒，热为寒郁，气不得通，周身关节疼痛。邪热上炎，溢为鼻衄。大便秘，小便赤，均是热郁之象。法当清血热，疏表邪，通脉络，祛风湿治之。

处方：

赤白芍各6克　粉丹皮6克　豨莶草12克　银柴胡4.5克　紫丹参10克　东白薇4.5克　嫩青蒿4.5克　左秦艽4.5克　瓜蒌子10克　瓜蒌根10克　黑芥穗6克　油当归12克　鲜生地15克　片姜黄4.5克　嫩桑枝12克　桑寄生12克　鲜茅根15克　油松节24克　炙草节6克

二诊：药服二剂，鼻衄已止，午后发热渐退，周身筋骨疼痛减轻，大便干燥。

处方：前方去白薇、瓜蒌根子、丹皮、丹参，加鲜石斛10克，炒山栀6克，全瓜蒌24克，风化硝6克，晚蚕砂10克，炒皂角子10克。

三诊：药服四剂，发热退，身痛减，前方去银柴胡、青蒿、黑芥穗，再服四剂。

按：久患风湿病，常因外感而引起急性发作，本案即是一例。病邪稽留筋骨，外束风寒，热为寒郁，气不得通，血燥上逆，用药不可偏于散风，以免风动火势，又不能温热逐寒，引发血气燔腾。应以清血热，疏表邪，通络脉祛风湿为法治之，服药十剂，症状全消。

9. 风湿入络气血阻滞肩痛案

景某，女，43 岁，病历号 51、12、219。

左肩背疼痛，项强不适，运用不自如，时已三月之久，近感头晕心悸。

舌苔薄白，脉象沉涩。

辨证立法：

风湿入侵经络，稽留不去，逐渐血行瘀滞，阻抑气血流畅，因而致痛。拟通络活血法治之。

处方：

羌独活各 3 克　杭白芍 10 克　酒地龙 10 克　生熟地各 6 克　炒远志 10 克　桑寄生 15 克　北细辛 1.5 克　旋覆花（新绛 6 克同布包）6 克　嫩桑枝 15 克　春砂仁 3 克　片姜黄 10 克　酒川芎 4.5 克　炙草节 6 克　川桂枝 4.5 克　油当归 10 克（酒炒）

二诊：前方服三剂，头晕心悸好转，肩臂疼痛减轻。前方加指迷茯苓丸 6 克，随药送服。

三诊：服三剂，肩臂颈项疼痛均减，已能自己梳头，运动较前自如，前方不变，再服四剂。

按：风湿入络，必致影响血行流畅，不通则痛，应用活血通络治之。旋覆新绛汤、独活寄生汤加减，为本案始终未变之治法。风湿化痰，入阻络道，而至臂痛不能抬举者，指迷茯苓丸甚效，二诊以后即加用之，前后十剂病情均除。现代医学中的肩关节周围炎病，可参考中医辨证，用指迷茯苓丸治之。

10. 风湿化热湿热下注案

李某，男，38岁，病历号50、10、138。

病起于去年夏末，两膝关节肿胀，经第三医院治疗，诊为风湿性关节炎。今年八月以来，再膝关节足跗肿胀疼痛，影响睡眠，口渴而又思饮，手心足心均感发热，饮食二便尚属正常。

舌质红，苔淡黄而腻，脉象弦数。

辨证立法：

病起夏末，感受风湿，脾湿不运，遂行下注，湿热蕴郁，致使关节足跗肿胀而痛，手足心热为阴分郁热，拟清热利湿法为治。

处方：

茅苍术6克　黑豆衣12克（另用热黄酒淋三次）　怀牛膝6克　酒地龙10克　川黄柏10克　桑寄生15克　赤茯苓10克　嫩桑枝15克　赤小豆18克　豨莶草12克　汉防己10克　花槟榔6克　炙草梢3克　功劳叶10克

二诊：服药四剂，肿胀渐消，痛热未除，仍守原意，加清阴分之热。

处方：

赤白芍各10克　地骨皮10克　炒山栀10克　北柴胡4.5克　炒丹参6克　鲜生地10克　嫩青蒿4.5克　炒丹皮6克　鲜石斛10克　东白薇6克　桑寄生15克　嫩桑枝15克　油松节24克　左秦艽4.5克　炙草节6克

三诊：前方服四剂，热痛均减，肿胀大消，拟予丸药巩固。

处方：

每日早晚各服豨莶丸 10 克，晚间加服牛黄清心丸 1 丸。

按：湿邪日久，化热下注，足跗关节肿胀疼痛，影响睡眠。初诊以三妙丸为主方，加利湿清热之剂，服药后，湿热稍退，二诊加用育阴之药，除其阴分之热，再服四剂效果显著。

六、泌尿生殖系统病

〔论泌尿生殖系统病证治〕

中医认为肾是先天之本，其功能之涵意甚广，举凡泌尿、生殖以及生长发育皆属肾之所司。《内经·素问》诸篇记载"肾主水"、"司二阴"、"主五液"（即汗、涕、泪、涎、唾），"肾者作强之官，伎巧出焉"、"肾者主蛰，封藏之本，精之处也，其华在发，其充在骨"，"肾主骨髓"。又在《素问·上古天真论》云："丈夫八岁，肾气实，发长齿更。二八，肾气盛，天癸至，精气溢泻，阴阳和，故能有子。三八，肾气平均，筋骨劲强，故真牙生而长极。四八，筋骨隆盛，肌肉满壮。五八肾气衰，发堕齿槁。六八，阳气衰竭于上，面焦，发鬓颁白。七八，肝气衰，筋不能动，天癸竭，精少，肾脏衰，形体皆极。八八，则齿发去"。由此可知生长发育，体力盛衰，亦无不与肾有关。在病理上，浮肿、多尿、癃闭、遗精、早泄、阳痿、疝气、骨痿、腰痛、足软、头痛、眩晕、耳鸣、不眠、喘息……，甚至老人之大便秘结，壮年五更泻，以及小便失禁等，无不责之于肾。其它脏器之亏损，亦可从肾治。至于道家所云："守丹田，通督任，固命火"。也均归之于肾。然在现代医学言之，则是狭义的，肾脏只为泌尿器官而已。予将肾病之广义的与狭义的合为一谈。

肾炎（包括肾小球肾炎，肾盂肾炎），可分为急性、慢性两种。急性之来源有二：一为外来，多由外感引起。一为内发，即肾脏本身病变而致者。且须辨别寒热虚实。治寒证常用麻、桂、附子、细辛等，治热证则用知、柏、芩、连、石膏之类，补虚用参、芪、术、桂、草，泻实可用泽泻、猪苓、商陆、萹蓄之属。

慢性者其来源亦有二：一为急性之转变，一为身体亏损。其证候表现多属虚寒，习用金匮肾气、济生肾气丸等方，补阳药有破故纸、巴戟天、川椒、肉桂，补阴药有山萸、枸杞、菟丝、熟地、五味等。

古人论治浮肿，言水之来源在肺在肾，即肺为水之高源，肾为水之本源也。《素问·水热穴论》曰："肾者至阴也，至阴者盛水也，肺者太阴也，少阴者冬脉也，故其本在肾，其末在肺，皆积水也"。所以中医治浮肿亦不皆从肾治，宣通肺气亦是治水之法；而脾虚不能运化水湿，健脾亦是一法；故古人治水按上中下三焦即肺、脾、肾三脏为治。总之不论急性慢性之肾炎，有浮肿者，皆从水治。《金匮要略》有风水、皮水、正水、石水等说。

141

肾炎有发热之症状时，仍须分辨虚实，予以苦寒或甘寒之药治之。肾盂肾炎之发热，余体会重用茅根甚效。消除尿中蛋白，可用小量云南白药，或有用花生米不去细皮，每早煮熟一两，不加盐连汤服，亦有重用附子或重用茅根之治验。

膀胱炎可分急性与慢性二种，常并发尿道炎，尿中含血且见混浊。八正散，萆薢分清饮及《济生方》小蓟饮子，《类证治裁》之六味阿胶丸，均可选用。尿时疼痛淋漓不畅者加琥珀、檀香等药颇效。

前列腺肥大，小便淋漓，甚则血尿，可用四苓加瞿麦、石韦，或猪苓汤、滋肾通关丸。有用犀黄丸加银翘、萆薢亦效。

睾丸、附睾炎症，有结核性者，有内外伤而成者，旧社会常见淋毒性者。习用茴香橘核丸、八味丸，有淋毒者加土茯苓、杜牛膝等药。

遗精虽分有梦而遗与无梦自泄者，然其精关不固则同。丹溪谓："相火所动，久则有虚而无寒。"其治法多主滋阴。《张氏医通》引陆丽京语："遗精之源有三，有斲丧太过肾气虚无梦而遗者，当益精以壮火。有劳心太过，心肾不交，酣卧而遗者，当实土以堤水。有思想无穷，所愿不遂，妄梦而遗者，当泻火以宁水。其源各异，治法亦殊。若当清利反补涩，滋患愈甚；当补涩而反清利，阳气愈微；当升补而反滋阴，元气愈陷，故不可不求其因而施治之。"

陆氏之言分析较明，治法亦稳，不可以精关不固，辄以收涩为事也。张石顽谓："《灵枢经·淫邪发梦篇》曰：厥气客于阴器，则梦接内"，又曰："病之初起，亦有不在肝肾而在心肺脾胃之不定者，然必传于肝肾而后精方走也。"是斯症之发生不能离于肝肾。应从陆氏之说认证施治而参以安脑之品，则精固神安，其患自除。但青年每有犯手淫而患此症者，亦即陆氏所说思想无穷之症状，必须善自修养，克服过去之不良习惯，再以药力施治，方能生效，否则仍无益也。

漏精者为精关不固，过于滑利，凡见与性有关之刺激，精即泻出，甚则大便时稍一努力，即滴出精液。此病多见于少年时有手淫恶习，结婚后纵欲过度，肾亏之极矣。但不宜单纯补肾，应以固涩为主，如：骨碎补、芡实米、花龙骨、沙苑子、石莲肉、金樱子、刺猬皮、桑螵蛸、五倍子、白莲须、韭菜子、黄鱼鳔之类。

神经衰弱患者，常见有早泄、阳痿、性欲减退症状，此与督脉有关。《李濒湖奇经八脉考》曰："督脉别经上额与足厥阴会同于巅，入络于脑。"足厥阴经绕阴器且与肾之大络同起于会阴，由是可知脑神经衰弱，常见性机能障碍之理，皆与督脉有关也。然治阳痿、早泄，须壮髓益精，温阳补肾，且要节欲培元以冀痊可，不应以壮阳之药取快一时，揠苗助长，欲速不达也。补肾及兴奋药，有锁阳、仙茅、鹿茸、淡菜、海参、海马、雄蚕蛾、膃肭脐、蛇床子、肉苁蓉、破故纸、淫羊藿、阳起石、九香虫、巴戟天、葫芦巴、紫河车、紫白石英等，有用麝香、樟脑、乳香三味合丸，治阳痿颇效。尚有精液稀薄，缺乏精子者，菟丝子、枸杞子、覆盆子、五味子、雪蛤蚧、锁阳、鹿茸等药均有效。

遗尿、多尿及老人频尿，均是肾气不足，山萸肉、金狗脊、石菖蒲、益智仁、桑螵蛸、韭菜子、覆盆子均可用。然柿蒂、内金、香菇、木瓜亦可治频尿及小便失禁。

泌尿系统之结石病，须用消石法加利尿药治之。如朴硝、滑石、瓦楞子、鱼枕骨、海浮石、海金沙、萆薢、萹蓄、瞿麦穗、土茯苓、杜牛膝等。众所周知之金钱草可治结石病，余体会四川及江西产者效果为好。治结石不但要消去之，且须预防其再生，余用血余炭、六一散及薏仁米，亦颇有效。

中医之论肾多与内分泌有关，其原理实应加以研究，可为创造新医药学派辟一途径也。

1. 风热外袭水肿案（急性肾炎）

王某，男，23 岁，病历号 52、6、185。

发病二十余日，过午寒热，头面出汗，小便色赤，颜面四肢浮肿，口渴思饮，大便干，三、四日一行。经医院查尿有红细胞，蛋白及上皮细胞等。

苔薄白，舌质红，脉浮数。

辨证立法：

外邪入侵，营卫痞塞，遂致水气不行，渗溢而为浮肿。正邪搏结，因发寒热，里热甚炽，口渴思饮，迫血妄行，热入膀胱，法当清热利尿，润燥止血治之。

处方：

白苇根 20 克　白茅根 20 克　大生地 10 克　鲜生地 10 克　冬葵子 12 克　云茯苓 10 克　冬瓜子 12 克　旱莲草 30 克　车前草 10 克　车前子 10 克（布包）　朱茯神 6 克　朱寸冬 10 克　仙鹤草 12 克　凤尾草 10 克　甘草梢 6 克　阿胶珠 10 克　瓜蒌子 10 克　瓜蒌根 10 克

二诊：服三剂，尿中红细胞减少，小便量亦增多，大便仍燥，浮肿依然，寒热犹作。

处方：

前方加火麻仁 12 克，再服三剂。

三诊：服药三剂，经检尿仍有细胞及蛋白，小便尚不通利，大便较干，下肢浮肿见轻。

处方：

白苇根 30 克　白茅根 30 克　大生地 10 克　鲜生地 10

克　酒黄柏6克　　酒黄芩6克　　炒香豉12克　　山栀衣6克
旱莲草12克　　车前草12克　　冬瓜子12克　　冬葵子12克
赤茯苓10克　　赤芍药10克　　瓜蒌子10克　　瓜蒌根10克
郁李仁6克　　炙草梢5克　　晚蚕砂（炒皂角子10克同布包）
10克

四诊：服药四剂，寒热已退，医院检尿仍有少量红
细胞及蛋白，上皮细胞。浮肿虽渐消，而晨起面肿，晚
间腿肿较重，口干舌燥尚未减退，拟猪苓汤、葵子茯苓
散加味治之。

处方：

淡猪苓10克　　赤茯苓12克　　赤小豆12克　　车前草12
克　　旱莲草12克　　冬瓜子12克　　冬葵子12克　　阿胶珠10克
滑石块10克（布包）　　炒泽泻10克　　仙鹤草15克　　炙草梢
3克

五诊：药服六剂，症状减除，饮食睡眠二便均已如
常，经医院检尿仍有少量蛋白，拟予丸方常服。

处方：

每日早服六味地黄丸1丸，午服云南白药0.3克。

按：古人所谓风水、皮水者，其症状多与现代医学
诊断之肾炎相合，本案即是此类疾患。经治五次，症状
基本消失，但蛋白尚未全除，故予常方六味丸治之。云
南白药可治肾炎后尿中蛋白久久不消者，亦治肺结核阴
虚潮热。

2. 脾阳不运水肿案（慢性肾炎）

周某，男，20岁，病历号52、10、380。

患肾炎已有九个月，初在县医院治疗，浮肿一度消
退，嗣后回家调养，又渐肿胀，在乡多次服药未效，故
来京求诊。现症：全身浮肿，小便不利，腹胀不思食，

困倦无力。

舌苔薄白，脉沉涩。

辨证立法：

原罹肾炎，调摄不当，遂成慢性疾患。肾气不充，脾运不健，水气泛溢，全身浮肿，经查亦有腹水现象，拟通肾阳，健脾行水法为治。

处方：

川桂枝 10 克　淡猪苓 10 克　建泽泻 10 克　赤茯苓 12 克　赤小豆 12 克　冬瓜子 30 克　冬瓜皮 30 克　杭白芍 10 克　野於术 6 克　川厚朴 10 克　车前草 12 克　旱莲草 12 克　白通草 5 克　川萆薢 10 克　川石韦 10 克　炙草梢 3 克

二诊：药服二剂，腹胀稍减，小便增加，浮肿未见消，药力未及，宜多服数剂观察。

处方：

前方赤小豆增至 24 克，加黄芪皮 12 克，冬葵子 12 克，炒韭菜子 6 克，益元散 10 克（布包）。

三诊：药服六剂，小便量未见增多，而大便溏泻数次，腹胀减。

处方：

前方黄芪增至 30 克，加党参 10 克，防己 10 克，苍术 10 克，再服六剂。

四诊：服药六剂，情况良好，又再服四剂，小便增多，浮肿消减，腹部胀满大为好转，食欲增强。

处方：

川桂枝 10 克　杭白芍 10 克　绵黄芪 30 克　炒苍术 10 克　炒白术 10 克　淡猪苓 6 克　川厚朴 10 克　云苓块 15 克　汉防己 10 克　炒泽泻 10 克　大腹皮 10 克　大腹子 10 克　冬瓜子 30 克　冬瓜皮 30 克　地蒿蓄 10 克　炙草梢 5 克

五诊：又服十剂，浮肿全消，惟晨起颜面尚觉肿胀，腹部胀消，颇感轻快，食欲甚好。

处方：

前方加党参10克，再服十剂后，原方加五倍量配制丸药，回乡常服，仍忌盐酱诸物。

按：本案为慢性肾炎，治之较难，施师始终以五苓散合防己黄芪汤为主方加味治之，黄芪用至30克，前后数十剂共用二斤余，按《冷庐医话》曾记一医案，用生黄芪120克，糯米酒一盅治浮肿，前后共服数斤黄芪而愈，盖浮肿之形成，在于水聚于皮里膜外，使腠理紧固，水被驱逐，肿胀遂消，查黄芪有利尿作用，已经现代科学证实，其治慢性肾炎，疗效甚显，按黄芪不仅有利尿作用，且有补气之功，气足湿退，水肿得消。

3. 肾阳虚弱水肿案（慢性肾炎）

马某，女，46岁，病历号51、7、629。

去年八月间曾患肾炎，经县医院治疗，肿消出院。返家后，经常发现颜面及两足浮肿，腰酸胀，头晕心悸，胸闷不思饮，大小便均不畅，周身无力，睡眠不宁。在乡间虽服中药及偏方，迄未见好。

舌苔白腻，脉沉弦。

辨证立法：

前患肾炎,虽经治疗好转尚未彻底痊愈,以致病邪稽留遂成慢性疾患。肾阳不充心阳亦损,浮肿、心悸、头晕、腰酸之症见,命门火衰,导致脾运不健,故有胸闷不食,四肢倦怠无力,拟温肾阳,强心、健脾、行水治之。

处方：

嫩桂枝6克　淡附片5克　川续断10克　川杜仲10克
赤茯苓12克　赤小豆20克　野于术5克　淡猪苓10克　炒

远志 10 克　姜厚朴 5 克　冬葵子 12 克　冬瓜子 12 克　旱莲草 10 克　车前草 10 克　炙草梢 3 克

金匮肾气丸 20 克（包煎）

二诊：服药四剂，诸症均有所减轻，病程已久，非数剂即能显效，前方桂枝加至 10 克，增黄芪 25 克，再服六剂来诊。

三诊：服药六剂，浮肿消，小便增多，心悸腰酸，均见好转，睡眠尚好，食欲稍强，惟二便仍不通畅。

处方：

川桂枝 10 克　北柴胡 3 克　杭白芍 10 克　野于术 5 克　淡猪苓 10 克　赤小豆 12 克　冬葵子 15 克　炒枳实 5 克　赤茯苓 12 克　冬瓜子 15 克　车前草 10 克　旱莲草 10 克　风化硝 6 克　全瓜蒌 25 克　怀牛膝 6 克　炒皂角子（晚蚕砂 6 克同布包）10 克　白通草 5 克　炙草梢 3 克

金匮肾气丸 20 克（包煎）

四诊：前方仍服六剂，大小便均通畅，食欲增强，精神健旺，未见浮肿，但觉腰酸，近日返乡希予常方。

处方：

每日早服滋肾丸 10 克，晚服金匮肾气丸 10 克。

按：慢性肾炎，久久未愈，常致心脏亦受影响，按中医理论言之，君相相资，肾病及心必助命火，相火旺则脾运亦健，浮肿自当消除，故治慢性肾炎往往以金匮肾气丸收功。

4. 下焦湿热案（急性肾盂肾炎）

王某，女，34 岁，病历号 52、11、23。

病已十日，初起症如感冒，旋即腰部感觉疼痛，排尿时尤觉不适，小便混浊，尿意频频，而尿量减少。经西医诊为急性肾盂肾炎，饮食尚可，因排尿频频，卧不安枕。

苔薄白，舌质红，六脉浮数。

辨证立法：

湿热蕴郁下焦，肾及膀胱均受其损，排尿不利，腰痛不适。小便混浊者湿热蒸熏之故也。拟清热利湿活瘀治之。

处方：

车前草 10 克　炒韭菜子（血余炭 10 克同布包）10 克　海金沙（益元散 12 克同布包）10 克　旱莲草 10 克　金银花 12 克　白薏仁 12 克　川黄柏 5 克　白茅根 30 克　赤白苓各 10 克　炙草梢 3 克　条黄芩 6 克　炒泽泻 10 克　淡竹叶 6 克　血琥珀末 3 克（分二次冲）

二诊：服药四剂，尿量增多，疼痛减轻，排尿时仍感不适，小便混浊不清。

处方：

台乌药 6 克　川萆薢 10 克　益智仁 5 克　石菖蒲 5 克　川黄柏 5 克　炒莱菔子 10 克（布包）　滑石块 10 克（布包）　金银花 12 克　血余炭（海金砂 10 克同布包）10 克　炒泽泻 10 克　白薏仁 12 克　炙草梢 3 克　淡竹叶 6 克　小木通 5 克　云苓块 10 克　白茅根 30 克

三诊：前方又服四剂，腰际及排尿时之疼痛已见好。小便清长不混，拟予丸方收功。

每日早服萆薢分清丸 10 克，晚服知柏地黄丸 10 克。连服十日，白开水送下。

按：中医治肾盂肾炎，以利湿清热法治之，可谓内洗法。污浊排除，热不蕴郁，病痛即解。韭菜子入肾治小便频数尿血，伍血余炭可治尿道炎症，白茅根重用亦有消炎作用。

5. 肾阴亏损热伤血络案（肾结核）

徐某，女，30岁，病历号53、12、150。

血尿已四个月，时发时止，腰酸胀，少腹右侧时痛，小便频，量不多，头晕气短，倦怠无力，饮食睡眠尚可。经第二医院检查，诊断为右肾结核，膀胱炎，拟动手术摘除肾脏。患者不愿手术，要求中医治疗。

舌苔薄白，脉细数。

辨证立法：

腰为肾府，腰酸则为肾虚，虚则不固，下渗而为血尿。头晕气短，倦怠无力，均属体力不足之征。拟滋肾阴，清虚热，利尿，止血法为治。

处方：

鲜茅根12克　鲜生地12克　川续断10克　川杜仲10克　山萸炭15克　仙鹤草25克　川石韦10克　川草薢10克　白蒺藜10克　沙蒺藜10克　阿胶珠10克　败龟甲12克　盐知母6克　盐黄柏6克　车前草10克　旱莲草10克　春砂仁3克　大熟地10克　炙草梢5克

二诊：服药甚效，遂连服十一剂之多，头晕、气短已好，腰酸减轻，最近一星期小便色淡已无血，少腹疼痛尚未全止。

处方：

北柴胡5克　杭白芍10克　黑升麻3克　黑芥穗5克炙黄芪12克　米党参10克　全当归6克　野於术5克　川续断10克　川杜仲10克　春砂仁5克　生熟地各10克　川草薢10克　川石韦10克　益智仁5克　台乌药6克　阿胶珠10克　山萸炭12克　炙草梢5克

三诊：前方又服十剂，除腰微酸胀及少腹时有疼痛之外，其它均好，小便无血色已有半个多月，为近四个月以来未有之佳象。

处方：

前方加五倍量蜜小丸常服。

按：本案为肾结核兼膀胱炎症，先用滋阴清热，开拓道路，继用补中益气合草薢分清饮加味治之，前后服二十余剂，而诊只三次，效果良好，改丸方常服，是否未摘除右肾而愈，因离整理此案时过九载，未能追访。

6. 下焦湿热血淋案（膀胱结核）

常某，女，32岁，病历号51、11、666。

病已半载，小便频数量少，时现血尿或小血块，溺时尿道不适，有时疼痛，经第三医院检查为膀胱结核症。

舌苔薄黄，脉象滑数。

辨证立法：

肾与膀胱为表里，主水液。二者均病则行水不畅，热郁膀胱则生血尿，拟升清阳，利小便，活血，行气以止痛。

处方：

北柴胡5克　杭白芍10克　黑升麻3克　黑芥穗3克　车前草12克　旱莲草12克　大蓟炭6克　小蓟炭6克　赤茯苓15克　赤小豆15克　冬瓜子12克　冬葵子12克　制乳没各6克　台乌药6克　春砂仁3克　生熟地各6克　海金砂（血余炭10克同布包）10克　炙草梢3克

二诊：前方服五剂，小便量增多，次数减少，尿中仍现血色，溺时疼痛。

处方：

前方去大小蓟炭，加仙鹤草12克，阿胶珠10克，石韦10克。

三诊：服七剂，尿中已无血块，色仍暗红，尿量多，次数减少，疼痛亦稍轻。

处方：

早晚各服加味滋肾丸 20 粒，午服断红丸 1 丸。服二十日。

四诊：

丸药服完，小便中血减少，尿频好转，有时尿道仍觉不适，拟丸方。

处方：

血余炭 60 克　旱莲草 30 克　陈阿胶 60 克　炙黄芪 30 克　野党参 30 克　野于术 30 克　生熟地各 30 克　赤茯苓 30 克　白茯苓 30 克　黑芥穗 30 克　黑升麻 15 克　仙鹤草 60 克　当归身 30 克　山萸肉 60 克　炒杭芍 60 克　车前子 30 克　车前草 30 克　五味子 15 克　苦桔梗 15 克　御米壳 30 克　台乌药 30 克　凤尾草 30 克　炙草梢 30 克

共研细末，怀山药 300 克打糊为丸如小梧桐子大，每日早晚各服 10 克，白开水送。

五诊：丸药已服完，情况很好，小便已无血色，尿时偶感不适，病情好转，然体力较差，倦怠思卧，头跳头晕，腰酸楚，拟补气血强腰肾，健脾胃，利小便法。

处方：

紫河车 30 克　陈阿胶 60 克　鹿角胶 30 克　米党参 30 克　炙黄芪 30 克　野于术 30 克　生熟地各 30 克　山萸肉 60 克　川杜仲 30 克　杭白芍 30 克（酒炒）　卧蛋草 30 克　川萆薢 30 克　炒泽泻 30 克　醋柴胡 15 克　炙升麻 15 克　怀山药 60 克　旱莲草 60 克　血余炭 30 克　炙草梢 30 克　山卷柏 30 克　云苓块 60 克　川续断 30 克　车前子 30 克　炒远志 30 克　焙内金 30 克

共研细末，蜜小丸，每日早晚各服 10 克。

按：膀胱结核，以中医辨证则为虚中挟实之症，若不分清层次，治法紊乱，难于取效，本案初则利尿，活血、行气、以治病祛邪为主，次则扶正祛邪兼施，终则补虚为重。方中所用之升清阳降浊阴法，用之得当，疗效颇著，患者服五诊丸方效果良好，体力日益恢复，曾因感冒来诊述及，并嘱丸药服完可再配一料服之。

7. 肾虚石淋案（输尿管结石）

葛某，男，病历号 62、2、24。

八年前患肾结石曾动手术取出结石一块，如蚕豆大，近一年来又生结石，血尿，色鲜，X 光照片有两块结石，已下行入输尿管中，现症小便量少，腰疼，食睡正常，大便每日一次。

舌苔薄白而腻，脉濡数。

辨证立法：

湿热久郁，尿中浊物结化成石，热结膀胱，遂有血尿，然其炎热之源则由于肾阴虚也。拟清热利尿滋肾消石法为治。

处方：

旱莲草 30 克　金钱草 30 克　车前子 10 克　车前草 10 克　云苓块 12 克　海浮石 10 克（布包）　瓦楞子 20 克　海金砂 10 克（布包）　滑石块 20 克　陈阿胶 10 克（另炖兑服）　淡苁蓉 15 克　炒地榆 12 克　甘枸杞 15 克　建泽泻 10 克　甘草梢 6 克　淡猪苓 10 克

二诊：服药七剂，小便较前为多，溺出如细砂物甚夥，腰仍痛。仍遵前法治之。

处方：

风化硝 30 克　瓦楞子 30 克　旱莲草 60 克　海浮石 30

克　滑石块 60 克　淡猪苓 30 克　红苏木 60 克　建泽泻 30 克　淡苁蓉 60 克　枸杞 60 克　山萸肉 30 克　菟丝子 60 克　陈阿胶 60 克　炒地榆 60 克　云茯苓 30 克　老紫草 30 克　瞿麦穗 30 克　海金砂 30 克　川续断 30 克　川杜仲 30 克　车前子 30 克　炙草梢 30 克

共研细末，金樱子膏 600 克，合为小丸，每日早午晚各服 6 克。每日以金钱草 120 克，煮水代茶饮。

三诊：前方已服八十日，现余少许。经 X 光检查结石更趋下行，体积亦小，每次小便均有细砂物，腰部时痛，有时少腹亦疼，体力活动多时或有血尿。

处方：

上肉桂 30 克　瓦楞子 30 克　风化硝 60 克　盔沉香 15 克　肥知母 30 克　青皮 15 克　旱莲草 60 克　淡苁蓉 60 克　滑石块 60 克　建泽泻 30 克　毕澄茄 15 克　白檀香 15 克　海金砂 30 克　没药 30 克　陈阿胶 60 克　云苓块 60 克　海浮石 30 克　鱼枕骨 30 克　山萸肉 30 克　台乌药 30 克　菟丝子 60 克　老紫草 30 克　炙草梢 30 克

共研细末，蜜丸，每丸重 10 克，早晚各服一丸。

按：结石在中医文献中早有记载，名曰石淋，《诸病源候论》云："石淋者，淋而出石也。肾主水，水结则化为石，故肾客沙石。肾虚为热所乘，热则成淋。其病之状，小便则茎里痛，尿不能卒出，痛引少腹，膀胱里急，沙石从小便道出，甚则塞痛令闷绝"。治疗显效，则见于近代，选用古方并及民间疗法，全国治验之例已非鲜见。然中药能消去结石，化细砂从尿中排出，其原理尚待研究。

8. 下焦寒湿案（附睾炎）

温某，男，30 岁，病历号 53、10、229。

九年前睾丸曾被碰伤，肿大疼痛，经治疗即消肿，数月后结婚，睾丸又肿，不久即遭日寇逮捕，居处阴暗潮湿，睾丸肿痛日渐加重。抗战胜利后屡经治疗，时肿时消，解放战争时期，转战各地无暇治疗，痛苦亦不严重，近年来又感病情进展，经协和医院诊断为慢性附睾炎。现症肾囊湿冷，每受寒湿，睾丸即肿而痛，并有下坠感，饮食二便无异常。

舌苔正常，脉象沉迟。

辨证立法：

睾丸受伤，虽是主因，寒湿入侵下焦致成病延深久之理，当从除积冷，消肿痛为治。

处方：

盐橘核 10 克　盐荔核 10 克　盐小茴 10 克　酒炒山楂核 30 克　巴戟天 10 克　葫芦巴 6 克　川附子 6 克　桂枝 5 克　杭白芍 10 克　盐炒韭菜子（海浮石 10 克同布包）6 克　升麻 6 克　细辛 6 克　大熟地 10 克　瓦楞子 30 克　沙蒺藜 10 克　白蒺藜 10 克　炙草节 6 克　醋炒川楝子 10 克

二诊：服药七剂，平和无反应，病已深久，加强药力再服。

处方：

盐橘核 10 克　盐荔核 10 克　盐小茴 6 克　巴戟天 10 克　葫芦巴 10 克　川附片 10 克　柴胡 3 克　杭白芍 10 克　炙升麻 3 克　酒当归 6 克　川楝子 6 克　炙甘草 3 克　沙蒺藜 10 克　白蒺藜 10 克　上肉桂 2 克　沉香 1 克研细末装胶囊，分二次随药送服。

三诊：服药七剂，下坠较好，肿痛依然，即将出差，携丸药服用较便。

处方：

每日早服茴香橘核丸 10 克，午服补中益气丸 6 克，晚服参茸卫生丸 1 丸。

四诊：出差一个月，丸药未曾中断，肾囊湿冷，睾丸坠痛均见好转。

处方：

每日早服茴香橘核丸 10 克，午服桂附八味丸 10 克，晚服人参鹿茸丸 1 丸。

五诊：又服丸药一个月，诸症均感好转，效不更方，前方再服一个月。

按：睾丸为外肾，其与肾气通。本案起源于外伤，加重于受寒湿，久病深沉，治之非易故温补肾阳即治睾丸肿痛，宜于缓图，难求速效，故服丸药，逐次见好。

9. 癃闭案（前列腺肥大）

秦某，男，66 岁，病历号 51、8、171。

尿意频频而排尿甚难，有时尿闭，须导尿始能排出，病已八年之久，经医院检查为前列腺肥大，需动手术，希望中医治疗。

舌苔正常，脉象濡数。

辨证立法：

心肾不交，水火无制，清阳不升，浊阴不降，致成小便淋漓涩痛，而尿意频频。治宜升阳、利尿，调和水火为法。

处方：

炙升麻 3 克　嫩桂枝 5 克　盐黄柏 6 克　炒吴萸 2 克 鱼枕骨 25 克　滑石块 25 克　盐知母 6 克　海金砂（海浮石 10 克同布包）10 克　台乌药 6 克　炙草梢 3 克　赤茯苓 10 克 赤小豆 20 克　车前草 10 克　旱莲草 10 克　蟋蟀 7 枚

二诊：前方服二剂效果甚好，小便已非点滴淋漓，排尿顺利，但仍频数，要求常服方。

处方：

炙升麻 3 克　嫩桂枝 5 克　盐知母 6 克　盐黄柏 6 克　海金砂 6 克　海浮石 6 克（布包）　鱼枕骨 25 克　滑石块 25 克　赤茯苓 10 克　赤小豆 20 克　冬瓜子 12 克　冬葵子 12 克　车前草 10 克　旱莲草 10 克　炒吴萸 5 克　醋炒川楝子 6 克　台乌药 6 克　炙草梢 3 克　蝼蛄 1 枚　蟋蟀 7 枚

每星期服三剂。

按：前列腺肥大之症状，合于中医所称癃闭及淋闭门之方剂。施师组织此方颇费筹思，升其阳可利浊阴，如升麻、桂枝之类。既要行水又须化坚，如海浮石、海金砂、鱼枕骨、滑石块、赤茯苓、赤小豆之属。用知母、黄柏以抑相火，用吴萸之辛通温散以解郁止痛。蝼蛄、蟋蟀可治癃闭。

10. 肾气不足遗尿案

李某，男，20 岁，病历号 51、1、253。

自幼患遗尿症，昼间小便不多，夜间则尿量、尿次增加，虽于睡时常被唤醒小便以防遗尿，但再入睡依然遗出，屡经医治未得效果。

舌苔正常，六脉缓。

辨证立法：

乳儿遗尿，以其肾气不充固摄无力，不为病态，男子八岁肾气实，发长齿更，若再遗尿即属病态，治之宜固涩法。

处方：

生白果 14 枚（连皮打）　白莲须 10 克　桑寄生 20 克　桑螵蛸 10 克　五倍子 3 克　五味子 3 克　益智仁 5 克　山萸肉 12 克　春砂仁 5 克　大熟地 10 克　酸枣仁 12 克　石莲肉

20克 炙甘草3克

二诊：服药五剂，有效，五日只遗尿二次，希予常服方。

处方：

前方加紫河车3克，先每日服一剂，渐渐隔日一剂，依次递减至不服药亦不遗尿为止。

按：遗尿病颇为人苦，常于熟睡之际失去控制能力，尿多自遗。中医以肾气不充，固摄无力为遗尿之因。白果正名银杏，《本草》载性平味涩能缩小便。施师屡用于小便频数、遗尿、遗精等症，效果良好。

11. 阴阳两亏遗精案

王某，男，32岁，病历号51、9、566。

早婚又少节制以致体力日弱，周身酸楚，记忆力减退，遗精早泄均现。

舌苔薄白，六脉细弱。

辨证立法：

早婚纵欲，肾精消耗过多，阴阳两亏，症现遗精早泄，体质日衰。肾生髓，脑为髓海，肾亏之极，脑力不足，故有记忆减退之象，法当补肾之阴阳。

处方：

川续断10克 川杜仲10克 鹿角胶10克（另炖对服）紫河车10克 砂仁5克 大熟地10克 益智仁5克 破故纸10克 山萸肉10克 金狗脊15克 甘枸杞20克 怀山药25克（炒） 炙甘草3克 五倍子5克 五味子5克

二诊：服药甚平妥遂连服十剂之多，服药期间，无遗精现象，周身酸软大为好转。

处方：

前方加盐知母6克，盐黄柏6克，生龙骨10克，生牡蛎 10 克，再服十剂。

三诊：服药后情况甚好，二十日来无遗精，早泄现象亦有所好转，拟予丸方常服。

处方：

紫河车 30 克　　鹿角胶 30 克　　山萸肉 30 克　　覆盆子 30 克　　破故纸 30 克　　甘枸杞 30 克（炒）　　益智仁 15 克　　春砂仁 15 克　　金狗脊 60 克　　川杜仲 30 克　　五味子 15 克　　五倍子 15 克　　酒杭芍 60 克　　老桂枝 30 克　　功劳叶 30 克　　桑螵蛸 30 克　　蛇床子 15 克　　大熟地 30 克　　炒远志 30 克　　节菖蒲 15 克　　胡桃肉 60 克　　桑椹子 30 克

共研细末，金樱子膏 180 克，再加炼蜜 300 克，合为小丸，每日早晚各服 10 克，白开水送。

按：本案为早婚肾亏之病，应以填精固肾为法。阴阳两补，不可过燥，燥则遗精，不可苦寒，寒则伤肾，宜平补之剂。紫河车治一切虚损，安心养血，益气补精，鹿角胶强骨髓，补肾精，远志、菖蒲、胡桃、桑椹则益气健脑安神，可医健忘。

12. 肾阴亏损遗精案

费某，男，22 岁，病历号 53、9、80。

六年前曾染手淫恶习，年幼无知，戕伤过甚，嗣后时感头晕目眩，记忆逐渐减退，体力日衰，去年毅然戒除恶习，又现遗精，经常每周一次，甚则二、三日一次，时有梦，时无梦，饮食二便尚属正常。

辨证立法：

戕伤肾精，亏损之至，固摄无力，遗泄频频，汤剂难补，丸药图治。法当补肾填精。

处方：

紫贝齿 30 克　　生龙骨 30 克　　刺猬皮 60 克　　金樱子 30

克　生熟地各30克　莲须30克　五味子15克　五倍子15克
白蒺藜30克　益智仁15克　春砂仁15克　巴戟天30克
石决明30克　怀山药60克　左牡蛎30克　炒远志30克
朱茯神30克　炙甘草30克　杭白芍30克

共研细末，蜜小丸，每日早晚各服10克。

二诊：丸药共服六十日，头晕、目眩较好，遗精几乎每周必有一次，体力仍感虚弱。

处方：

菟丝子60克　覆盆子30克　上肉桂15克　盔沉香15克　沙苑子30克　鹿角胶30克　生龙骨60克　炙黄芪60克
金樱子60克　春砂仁15克　巴戟天30克　酒川芎15克
于白术30克　酒杭芍30克　炒远志30克　左牡蛎60克
野台参30克　甘枸杞60克　白莲须30克　刺猬皮60克
益智仁15克　紫河车30克　广陈皮15克　山萸肉30克

共研细末，怀山药500克打糊为小丸，每日早晚各服10克。

三诊：前方已服二个多月，近日将即服完，精神体力均较前为好，遗精次数减少，一个月二、三次，但不能受异性任何刺激，如与女友出游，即觉尿道流出液体，看画报、读小说均有上述感觉，大便干燥，时现尿频。

处方：

淡苁蓉60克　火麻仁60克　生龙骨60克　韭菜子80克（炒）　菟丝子60克　刺猬皮60克　胡桃肉60克　盔沉香15克　覆盆子30克　春砂仁15克　益智仁15克　怀山药15克　巴戟天30克　白莲须30克　山萸肉30克　紫河车60克　石莲肉60克　左牡蛎60克　炒远志30克　大熟地60克　朱茯神60克　粉丹皮30克　炙甘草30克

共研细末，金樱子膏 600 克合为丸，如小梧桐子大，每日早晚各服 10 克。

四诊：丸药已服三个月，近将服完，服药期间，只遗精两次，精神体力更见旺健，唯欲念易动耳。

处方：

刺猬皮 60 克　　石莲肉 60 克　　韭菜子 30 克　　白莲须 60 克　　旱莲草 60 克　　女贞子 30 克　　益智仁 15 克　　春砂仁 15 克　　车前子 60 克　　菟丝子 60 克　　山萸肉 30 克　　生龙骨 60 克　　金樱子 30 克　　粉丹皮 30 克　　川黄柏 30 克　　天门冬 30 克　　麦门冬 30 克　　大熟地 60 克

共研细末，蜜小丸，每日早晚各服 10 克。

按：斲伤肾精，遗泄频频，填精益肾自属正法，分清阴阳，亦是关键。肾气固摄无力，多偏补阳，见色欲念即动，则宜补阴，故于三诊改用六味丸为基础方。刺猬皮治遗精，《本草纲目》无所载，只云疗腰痛疝积，肠风泻血，而后世医家有治梦遗滑精之说，临床用之，确有实效，沉香配肉桂有益精壮阳之功，施师屡屡用之。

13. 相火妄动遗精案

马某，男，20 岁，病历号 51、9、891。

病将一年，初起时自感情欲易动，见异性阴茎即勃起，深以为苦，逐渐尿道经常流粘性物，努力排便时亦由尿道滴出粘液，腰酸无力势成漏精，切迫求治。

舌苔正常，六脉细数。

辨证立法：

相火妄动，欲念时起，见色即遗，无力固摄，拟抑相火，固肾精为治。

处方：

桑寄生 25 克　砂仁 5 克　金狗脊 15 克　盐知母 6 克　白蒺藜 10 克　炒丹参 10 克　盐黄柏 6 克　沙蒺藜 10 克　炒丹皮 10 克　石莲肉 20 克　五味子 10 克　生熟地各 6 克　芡实米 15 克　五倍子 10 克　金樱子 10 克

二诊：服药四剂，腰酸见效，漏精也少，近来心情稳定欲念减少，非如前时常觉心猿意马之状。

处方：

前方加莲须 10 克，益智仁 10 克，再服数剂。

三诊：服药六剂，自觉心神安稳，杂念全消。漏精间或有之拟用丸方巩固。

处方：

二诊方加三倍量，共研细末，金樱子膏 600 克，合药为丸，如小梧桐子大，早晚各服 10 克，白开水送。

按：情窦初开，欲念时起，实因相火妄动，肾气不固所致。抑相火固肾精是一治法，本案疗效颇显，患者初来时，深感苦恼，频云无能自制，常此漏精生命堪虑。施师嘱其少安勿躁耐心服药，增强其信心。二诊时即笑逐颜开认为治愈有望，三诊时，自云心情与前大不相同遂与丸药常服。

14. 心肾不交遗精案

邱某，男，24 岁，病历号 53、4、561。

患神经衰弱已数年，头痛不能看书，睡眠不实，多梦。近半年来腰酸、易倦、经常遗泄。

舌苔正常，六脉软大微数。

辨证立法：

肾为精气都会关司之所，相火听命于心，神有所思，君火不降；智有所劳，肾阴不升，心失其命，肾失其守。故多梦而常遗泄，腰为肾府，肾亏则腰酸，脉象软大是属虚损之象，拟抑相火以敛阳，补心阴以滋肾，宜服丸药缓图。

处方：

刺猬皮30克（煅）　白蒺藜60克　珍珠母30克　生牡蛎30克　石莲肉30克　炒远志30克　柏子仁30克　生龙骨30克　制首乌30克　龙眼肉30克　桑螵蛸30克　川杜仲30克　紫贝齿30克　五味子15克　五倍子15克　肥知母30克　金樱子120克　黄柏皮30克　粉丹皮30克　益智仁15克　缩砂仁15克　鹿角胶30克（另烊对入）　酸枣仁30克　朱茯神30克　炙甘草30克

共研细末，蜜丸如小梧桐子大，早、晚各服10克，白开水送服。

二诊：服丸药三个月，诸症均见好转，但遗精尚未痊愈。再用丸方，以收全功。

处方：

黄菊花30克　刺猬皮60克　生龙骨60克　石决明60克　白蒺藜60克　石莲肉30克　生牡蛎30克　炒远志30克　五味子15克　五倍子15克　制首乌30克　枸杞子60克　桑螵蛸30克　酸枣仁60克　紫贝齿30克　缩砂仁15克　益智仁60克　朱茯神30克　鹿角胶30克（另烊对入）　川黄柏30克　节菖蒲30克　粉丹皮30克　白莲须30克　肥知母30克　炙甘草30克

共研细末，金樱子膏480克，炼蜜420克合为丸，如小梧桐子大，每日早、晚各服10克白开水送下。

按：神经衰弱，常见肾阴、肾阳俱虚者。肾阴虚则现遗精，肾阳虚则现阳痿，治法相异而神经衰弱症状皆可消失。本案用丸剂治疗，以莲肉散合远志丸及瑞莲丸化裁。既滋肾阴又抑相火，心火降，肾水升，心肾相交，阴阳协调，其病可除。

15. 肾阳虚弱阳痿早泄案

张某，男，36岁，病历号54、10、454。

素患神经衰弱已十年之久，头晕神虚，自觉眼冒黑花，虽曾治疗，时轻时重。近一年来，又感腰酸楚，阴囊冷，早泄、阳痿屡治未效。面色青白，精神疲怠。

舌苔薄白，脉沉细无力。

辨证立法：

神经衰弱患之日久，常有阳痿、早泄症状产生，盖肾者生成之本，元气之根，精神所舍，肾气足则志有余，若肾阳虚，则现阳痿、早泄，腰为肾府，故现腰酸楚，肾寒则阴囊冷，治之以温肾、补阳、壮髓之剂，病属慢性，宜服丸药。

处方：

海马1具　紫河车60克　紫贝齿30克　牡蛎30克　石决明60克　阳起石30克　龙骨60克　仙茅60克　桑叶60克　蛇床子30克　刺猬皮30克　巴戟天60克　砂仁15克　益智仁15克　菟丝子60克　海参60克　阿胶30克　鹿角胶30克　淫羊藿60克　附片30克　于术30克　吉林参30克　金樱子90克

共研细末，怀山药300克打糊为丸如小梧桐子大，每日早、晚各服10克，白开水送下。

二诊：服丸药一料，共服七十日。头晕、眼冒黑花，阳痿、早泄诸症均见好，面色红润，精神焕发，工作效率增强，要求再配丸药服用。

处方：

鹿茸片 30 克　紫河车 60 克　龙骨 60 克　珍珠母 60 克 蛇床子 30 克　刺猬皮 30 克　海参 60 克　砂仁 15 克　益智 仁 15 克　仙灵脾 60 克　鹿衔草 60 克　仙茅 60 克　菟丝子 60 克　五味子 30 克　覆盆子 30 克　大熟地 60 克　巴戟天 30 克　阳起石 30 克　阿胶 60 克　白蒺藜 60 克　甘枸杞 60 克 车前子 30 克　山萸肉 60 克　炙甘草 30 克

共研细末，怀山药 600 克打糊为丸，如小梧桐子 大，每日早、晚各服 6 克，本方可服一百四十日，服药 期间注意节欲，并应练习体操或练太极拳，以助气血 活畅。

编者按：神经衰弱患者，病久症现肾亏阳痿，屡见 不鲜。施师曾考虑到任督二脉，上下循环，一主阳，一 主阴，周而复始，循环不间，督脉上达头脑，下通肾 府，故神经衰弱易致阳痿。脑为髓海，肾主骨髓，补肾 壮髓，斯症可瘥，以参附汤、五子衍宗丸、蛇床子散治 之。海参治阴囊冷，精子缺乏颇效。

16. 外肾先天发育不良案

戴某，男，31 岁，病历号 53、4、403。

由于生殖器先天性发育不良，已然离婚两次，性功 能无异常。曾在某医院治疗未见效果，拟服中药治疗。

舌苔正常，六脉沉缓。

辨证立法：

生殖器先天性发育不良，拟用强壮剂试图。

处方：

腽肭脐 1 具　真鹿鞭 1 条　仙灵脾 30 克　五味子 30 克 五倍子 30 克　覆盆子 30 克　菟丝子 30 克　枸杞子 60 克 蛇床子 30 克　生熟地各 30 克　白僵蚕 15 克　川乌头 15 克 盔沉香 15 克　春砂仁 15 克　炙甘草 15 克

共为细末，炼蜜为丸，每丸重 10 克，早晚各服 1 丸。

按：中医之壮阳药，常用动物之生殖器，如腽肭脐、鹿鞭、牛鞭之类。植物药类则性多辛燥，如蛇床子、淫羊藿、川乌头之属，此外雄蚕蛾、淡菜、海龙等亦常应用，砂仁有温暖肝肾之功，沉香有调气补阳之效。本案未经追访。效果如何未详，但施师组方用药，颇具巧思，采用药品，多非常用。仅备一格，使后学多知药性。

七、糖 尿 病

〔论糖尿病证治〕

糖尿病之症状，见于中医论述之消渴病。《内经》及《古今医志》论消渴病甚多，均以饮多、食多、溲多而论之，故以消渴、消瘅等定病名。宋·许叔微《普济本事方》内载："唐祠部李郎中论消渴病者，肾虚所致，每发则小便甜。"明·王肯堂《证治准绳》内载："三消久而小便不臭，反作甜气，在溺桶中涌沸，其病为重，更有浮在溺面如猪脂，溅至桶边，如柏烛泪。"等语。虽《新唐志》内消渴论一卷业佚失，但就《普济本事方》引用之语，即可证明我国在唐宋时对于消渴病之糖尿症状，已有明确记载。

宋以后以三多症状之轻重，多将消渴病分为上、中、下三消。上消为口干思饮，渴饮无度；中消为消谷善饥，食不知饱；下消为饮一溲二，尿频量多，夜间尤甚。余认为消渴病虽因症现不同，分为三消，病机则应有共同之处，标虽有三，其本为一也。

吾人所以患消渴病者，盖因火炎于上，阴亏于下，水火不相既济所至。真阴亏耗，水源不充，相火独亢，虚热妄炎——热伤肺阴，津液亏竭，渴饮无度；热伤胃阴，消谷善饥，肌肤瘦消；热伤肾阴，精气亏虚，尿频量多。

糖尿病从中医之辨证来看，临床中以虚证、热证为多，实证、寒证较少，尤以虚热之证最为常见。治虚热证，习用白芍、五味子、生地、麦冬、元参、乌梅等药，甘酸化阴生津补液，且能除热。如脉现洪数有力，则为实热，当以三黄石膏汤之类为主方，折其炎上之势。所谓实者，是指邪实；邪实其正气必虚，毋使邪退而正气随之俱去，致犯贼去城空之诫。故大量用石膏、知母时，余常佐以西洋参（若西洋参不易得北沙参代之亦可），仿人参白虎汤之意，配伍西洋参（北沙参）除养阴生津外，并能增强其它药力，治病且兼顾本元。黄柏不宜多用，防其泄肾气之弊。

糖尿病二阳结热蕴毒盛者，余喜用绿豆衣与苡仁米为伍。绿豆衣清凉止渴解毒益胃肠，《本草纲目》称其甘寒之性在皮。苡仁米甘微寒，健脾胃，性能燥湿，然陈藏器称其止消渴，且《本草纲目》内载："消渴饮水不止以苡仁煮粥疗之。"临床用之，确无燥阴之嫌。二者合用，既能除肠胃所蕴热毒，且健脾益胃，奏效颇速。

糖尿病之渴饮无度，为伤阴之象，习用增液汤合生脉饮加石斛等药。饮一溲二多为肾阴亏损之症，宜用汁多腻补之品，如黄精、玉竹、山萸肉、枸杞子、肉苁蓉、菟丝子、续断、熟地之类。至于补肾阳之药，如巴戟天、破故纸、干姜、附片等药慎勿轻用，但属于阴寒证者，则用肉桂、附片、青娥丸等，方能奏效。然必须辨证准确，用之始当，以其属于阴寒之病例较少。

糖尿病确属虚寒性者，常见尿意频繁，小溲清长，朝夕不断，征似尿崩，有时尿作淡青色，有时上浮一层如猪膏，口不欲饮食，舌淡不红，苔薄白，或润或不润，气短音低，大便时溏，四肢厥冷诸证。六脉常见沉迟，尺部尤甚，虚象毕现，行将虚脱，此即所谓糖尿病之属虚寒者。譬诸库存，彻底倾出；譬诸炉火，薪燃无继。若不得大量物资救济，峻补回阳则灯尽油干，险变立至，讵堪设想。每诊此等病症，极应疏进壮火、补虚、固脱、填髓之剂，冀先挽颓势，再议其余。

处方：

上肉桂 24 克（切碎蒸汁兑入，不可火煎） 鹿茸粉 3 克（另装胶囊分两次随药送服） 黑附块 18 克 桑螵蛸 9 克 山萸肉 12 克 大山参 12 克 巴戟天 9 克 破故纸 9 克 覆盆子 9 克 金樱子 9 克 野于术 15 克 怀山药 30 克 芡实米 30 克 炙甘草 9 克 文火煎服。

方内重用桂、附，益火之源；巴戟天、破故纸，助命门以固肾本；参、茸、术、菔以补中气之虚；金樱子、桑螵蛸、覆盆子等实为固脱要药；山萸、山药、芡实等可收填髓之功；加之参、附、术合用，则心脾肾交受其益。余如面痿、肢冷、纳少、便溏、气短、声低诸症，均可附带解决。临床遇症候相符之患者，往往一剂即获疗效，重者二、三剂，无须多服。其它遗留症状，可随证施治，以善其后。

糖尿病者，常以三消之证，为其主要表现，临床根据上消、中消、下消之分，用药遣方，有所区别，但历来都以滋阴、清热、生津为纲。余认为，三消之表现，仅为糖尿病的一个方面，不容忽视的是：糖尿病人，大多具有气短神疲，不耐劳累，虚胖无力或日渐消瘦等正气虚弱的征象。这就说明了，糖尿病人，尽管多饮多食，但大量的饮食进入体内后，没有能为人体所用。《素问·经脉别论》曰："饮入于胃，游溢精气，上输于脾。脾气散精，上归于肺，通调水道，下输膀胱。水精四布，五经并行。合于四时五藏阴阳，揆度以为常也。"祖国医学理论认为，饮食的消化吸收利用，其功主要在脾。血糖者饮食所化之精微也；若脾运失健，血中之糖就不能输布脏腑营养四肢，积蓄过多则随小便漏泄至体外矣。糖尿病者，气虚之证的出现，系因脾失健运、精气不升，生化无源之故耳。脾者喜燥恶湿，一味应用甘寒、苦寒滋阴降火，常使脾功受损，中焦不运，造成病人气虚更趋严重，病情迁延不愈。因此，治疗糖尿病，除滋阴清热外，健脾补气实为关键一环。肾为先天之本，脾为后天之本，滋肾阴以降妄炎之火，补脾气以助运化之功——水升火降，中焦健旺，气复阴回，糖代谢即可随之恢复正常。

　　健脾余用黄芪伍山药，苍术配元参。黄芪甘温，入手足太阴气分，补气止消渴，前世医家用之綦多；山药甘平，入肺脾肾三经，补脾阴之力著，明·周慎斋有："脾阴不足，重用山药"之语。二药配合，气阴兼顾，补脾功用益彰。苍术辛苦温，入脾胃二经，燥湿健脾，杨士瀛称苍术有"敛脾精不禁，治小便漏浊不止"之功；玄参甘苦咸微寒，入肺肾二经，滋阴降火清热解毒。苍术性辛燥但伍元参可以制其偏而展其才，二者相伍，既能健脾又可滋阴。有人谓苍术辛燥，虑其伤阴，不敢在消渴病中用之。东垣先生生津甘露饮子内有藿香、豆蔻、荜澄茄等辛燥之品，佐以取之，亦无辛燥之嫌。前世医家治消渴病，每于甘寒、苦寒药味之中，佐以辛润芳香之品。

据余多年实践，黄芪伍山药，苍术配玄参，一阴一阳，一脾一肾（黄芪补脾、山药益肾；苍术健脾，玄参滋肾），应用于治疗糖尿病，可有降低血糖减除尿糖之功。余治疗糖尿病在辨证的基础上，多加用这两对药味（按：据现代药理研究证明，苍术、黄芪、玄参等药具有降低血糖的作用。）

治糖尿病，余常于方中加猪、鸡、鸭胰脏等物，是属脏器疗法。

治糖尿病，辨证应细。根据临床之证，有宜寒、有宜热，有宜健脾多于滋肾，有宜养阴多于益气，比例安排恰当，疗效方高。处方用药，宜为活用，切忌偏一，阳性药中少加阴性药，阴性药中少加阳性药，则协调阴阳，主次分明，其效益彰。

1. 气阴两伤案

王某，男，69 岁，病历号 53、6、56。

体态素丰，精力充沛，近两月来，消瘦甚速，疲乏无力，烦渴多饮，半夜干渴致醒，饮后才能再睡，尿量极多，稍一行动即觉出汗，纳少无食欲。

苔白而糙，脉象虚数。

辨证立法：

饮一溲二是属下消，脾阳虚则易汗，津伤则恣饮。胃主卫，卫气不固，胃弱不食，以致日渐消瘦，体倦无力，脉象虚数，证属气阴两伤，法当补中，生津，兼助消化法。年近古稀，行动不便，本方可作常服。

处方：

生黄芪 30克　鸡内金 10克（焙）　谷麦芽各 10克　天花粉 12克　黑玄参 10克　野于术 6克　生石膏 18克　西党参 10克　佩兰叶 10克　绿豆衣 12克　金石斛 6克　鲜石斛 6克　生白果 12枚（连皮打）

按：本案为气阴两伤之糖尿病，卫气不固，易汗少食，胃主卫，脾主营，脾胃和则营卫调，气固津回，诸症均除。

2. 气阴两伤肝肾双亏案

满某，男，48 岁，病历号 52、4、6。

病已多年，铁路医院检查空腹时血糖 265mg%，尿糖（卌），诊断为糖尿病。现症：烦渴引饮，小便频数，多食善饥，日渐消瘦，身倦乏力，头晕心跳，大便微结，夜寐不实，多梦纷纭。

舌苔薄白，脉数，重按不满。

辨证立法：

心火不降，乱梦纷纭；热灼肺阴，烦渴多饮；脾胃蕴热，消谷善饥；肝阴不足，头晕目眩；肾阴亏耗，小便频多。综观脉证，气阴两亏，精血不足，三消俱备，五脏皆损，证候复杂，拟用益气阴、滋肝肾、补心脾法图治。

处方：

生黄芪 30克　野党参 10克　麦冬 10克　怀山药 18克　五味子 10克　玄参 12克　乌梅肉 4.5克　绿豆衣 12克　花粉 12克　山萸肉 12克　桑螵蛸 10克　远志 10克　何首乌 15克　云茯苓 10克　生地 12克

二诊：前方服七剂后，烦渴解，尿次减，饮食如常，夜寐转佳，精神舒畅。空腹时血糖已降至 155mg%，尿糖（＋），效不更方，前方再服七至十剂。

按：本例为三消俱备气阴两亏之证，患者日渐消败，病情证候复杂。张景岳氏云："治消之法，最当先辨虚实，若察其脉证果为实火致耗津液者，但去其火则津液自生，而消渴自止。若由真水不足，则悉属阴虚，无论上、中、下急宜治肾为主，必使阴气渐充，精血渐复，则病必自愈。若但知清火，则阴无以生，而日见消败，益以困矣。"本例虽有三消之证，但阴虚乃为根本。《沈氏尊生》有"阴虚者，肾中真阴虚也。"故施师以滋肾阴为主益气为辅图治，阴复津回，水升火降，五脏可安。

方以梅花取香汤（德生堂方）及麦门冬煎（三因方）加减为主，佐以玄参、首乌、桑螵蛸、远志、绿豆衣等味，并加用了施师常用的生芪、山药这个药对。全方组织周密，阴阳兼顾，所用之药，均考虑到对肺、脾、肾三经，上、中、下三焦的作用，以此达到滋肾水，涵肝木，泻心火，除燥热，济精血之目的。热去津生，燥除渴止，阴平阳秘，水火既济，诸证自解。

本例病已多年，只服药七剂，症状大减，血糖、尿糖也均下降，效果十分明显。

3. 气阴两伤心肾两虚案

钟某，男，24 岁，病历号 56、11、68。

在 304 医院检查血糖尿糖均高，时已两年，经常注射胰岛素。现症为口渴，饮水甚多，全身乏力，头晕而痛，失眠，尿多，血压为 150/90 毫米汞柱。

舌苔薄白，脉象寸旺尺弱。

辨证立法：

肾阴亏损，相火妄炎，阴损于下，火炎于上，火烁津伤，遂致口渴思饮。心肾不交，则常失眠头晕。消耗日久，正气渐衰，全身乏力之症现。寸脉旺则阳亢，尺脉弱为肾亏。当以滋肝肾之阴，消妄炎之火，养心安神并重，多服数剂，冀获疗效。

处方：

生黄芪 30 克　　朱茯神 10 克　　白蒺藜 12 克　　怀山药 24 克　　朱寸冬 10 克　　东白薇 6 克　　甘枸杞 15 克　　五味子 10 克　怀牛膝 15 克　　润元参 15 克　　茅苍术 6 克　　瓜蒌根 6 克　　瓜蒌子 6 克

引：鸡、鸭胰各一条煮汤代水煎药。

二诊：服药十九剂，头晕痛及失眠均见好转，血压已降至 120/90 毫米汞柱，渴饮尿多，尚未大效，仍本前法，再加药力。

处方：

生熟地各 10 克　　生黄芪 30 克　　黑玄参 15 克　　山萸肉 12 克　　怀山药 25 克　　茅苍术 6 克　　甘枸杞 15 克　　五味子 10 克　　沙蒺藜 12 克　　东白薇 6 克　　夏枯草 12 克　　粉丹皮 6 克　瓜蒌子 10 克　　瓜蒌根 10 克

引：鸡、鸭胰子各一条煮汤代水煎药。

三诊：前方连服二十剂，除尚觉乏力之外，诸症均减，血压恢复正常，拟用常方巩固：

处方：

紫河车 10 克　　生熟地各 15 克　　生黄芪 30 克　　金狗脊 15 克　　野党参 12 克　　怀山药 30 克　　甘枸杞 18 克　　女贞子 10 克　　朱茯神 10 克　　润玄参 15 克　　五味子 10 克　　朱寸冬 10 克宣木瓜 10 克　　鹿角胶 10 克（另烊对服）

按：本案糖尿病而兼高血压，由于肾阴亏损，致使相火妄炎，仿大补地黄丸方，另加白薇、夏枯草清肝；

五味子、沙蒺藜滋肾；瓜蒌子、瓜蒌根清热止渴。前后共服汤药三十九剂，症状逐次消除，血压也恢复正常，最后以常方巩固疗效。加紫河车、鹿角胶等血肉有情之药，滋肾阴补肾阳，以求根治。糖尿病兼有血压高者，多属阴阳失调，治疗时不须专治血压，只治其本，血压多能恢复正常。

4. 气阴两伤阴虚血热案

毕某，男，26岁，病历号53、3、671。

患糖尿病二年，形体渐瘦，小便频多，口渴思饮，消谷善饥，牙龈时肿出血，甚至化脓，自觉手足心及周身烦热不适。

舌瘦无苔舌质暗红，脉象沉微。

辨证立法：

上消则口渴恣饮，中消则消谷善饥，下消则小便频多，三消俱现，消耗过多，遂致形体渐瘦。阴虚血热，牙龈时肿出血。热甚渴亦甚，手足心及周身均感烦热，是为阴血虚之征象。热郁于内，不能发泄于外，故症状虽现阴虚而脉无阳亢之象。热郁则沉，血虚则微，未可以脉象沉微遂认为寒证也。拟清热滋阴，活血化瘀法，舍脉从症治之。

处方：

粉丹皮10克　生熟地各12克（酒炒）　金石斛10克　紫丹参10克　生石膏18克（打，先煎）　鲜石斛10克　瓜蒌根12克　白蒺藜10克　生黄芪30克　瓜蒌子12克　沙蒺藜10克　怀山药60克　五味子10克　绿豆衣12克

二诊：前方连服四剂，诸证均有所减，但不能劳累。齿龈未再出血，烦热亦未现，惟大便稍燥，拟用前法，略改药味常服。

处方：

金石斛 6 克　　白蒺藜 6 克　　瓜蒌根 10 克　　鲜石斛 6 克
沙蒺藜 6 克　　瓜蒌子 10 克　　生黄芪 30 克　　生熟地各 10 克
怀山药 30 克　　晚蚕砂（炒皂角子 10 克同布包）10 克　　五味子 5
克　　野党参 12 克　　生石膏 18 克（打，先煎）

按：本案为阴虚血热瘀阻证之糖尿病。以丹参、丹皮、生地为主力，辅以滋阴清热之品，用生石膏者，既折其妄炎之势，又能保阴止渴。血热既除，当补中气，常服方中加参、芪，使其气血调和，疗效便可巩固。

5. 气阴两伤膏淋案

顾某，男，56 岁，病历号 54、6、450。

病已经年，口干思饮，食不知饱，小溲如膏，精神不振，身倦体乏，唐山医院检查血糖尿糖均高，诊断为糖尿病。

舌质红不润，脉豁大三部皆然。

辨证立法：

燥热为害，三消全备，缘以平素恣欲，喜食膏腴，郁热上蒸，则口干欲饮，胃热则消谷善饥，病及下焦，则小溲如膏。脉豁大，元气已伤，本实先拔，气阴两亏，故寸关尺三部均现如是脉象。拟益气为主，佐以养阴生津为法。

处方：

西党参 15 克　　生黄芪 30 克　　绿豆衣 12 克　　生熟地各
10 克　　怀山药 60 克　　五味子 10 克　　金石斛 10 克　　天门冬 10
克　　南花粉 18 克　　鲜石斛 10 克　　麦门冬 10 克

二诊：服药七剂，诸症均减，小便已清，食量渐趋正常，惟仍易疲倦，大便时干燥，仍遵前法。

处方：

西党参 15 克　生黄芪 60 克　五味子 10 克　怀山药 60 克　晚蚕砂（炒皂角子 10 克同布包）10 克　天门冬 6 克　瓜蒌子 10 克　火麻仁 12 克　麦门冬 6 克　瓜蒌根 10 克　油当归 12 克　生熟地各 10 克　肉苁蓉 18 克　绿豆衣 12 克

三诊：服药六剂，诸症均减，血糖尿糖均已恢复正常，精神健旺，但多劳则疲乏无力。回乡在即，拟用丸方常服一二个月巩固。

第

一

辑

处方：

金匮肾气丸，每日早晚各服 10 克。

大补阴丸，每日中午服 10 克。

按：本案三消俱备之糖尿病以气虚表现为主，"有是证，用是药"，虽为汤剂，重用黄芪、山药补气健脾加强运化功能。治消渴病要注意补气和滋阴的比重，本例以益气为主，用麦门冬饮子为主方加减，两诊共服汤剂十三剂，血糖尿糖均恢复正常，遂用丸药收功。

6. 气阴两伤燥热案

赵某，男，50 岁，病历号 54、8、222。

病已数月，身体逐渐消瘦，口干渴饮水多，自觉胸中烧热，冷饮始感爽快。小便频，尿量多，精神不振，体倦无力，尿糖（卌）。

舌苔薄白，脉豁大而空。

辨证立法：

五脏六腑皆禀气于脾胃，行其津液以濡养之。若阴衰则阳必盛，虚热伤津，遂觉胸中烧热，口干渴，喜冷饮。脾虚津液不足，五脏六腑四肢不得濡养，故有形瘦体倦，精神不振之象。脉豁大而空为津不足气亦亏矣。拟滋阴清热佐以益气治之。

处方：

鲜生地10克　酒黄芩10克　原寸冬10克　鲜石斛10克　酒黄连5克　润元参12克　瓜蒌根12克　生黄芪30克　五味子5克　绿豆衣12克　怀山药60克　野党参10克

引：鸡鸭胰子各一条，煮汤代水煎药。

按：本案与前数案又属不同类型，以滋阴生津为主，佐以补气健脾。用石斛汤加减养胃阴，加芩、连以清其心肺之热，用党参、生芪、山药益气健脾恢复运化输布之机能，则五脏六腑皆得濡养。

7. 燥热伤阴案

李某，女，40岁，病历号56、3、66。

病已半年，口渴恣饮，小便频多，浮如膏脂，面部时觉发热而赤，头如冒火，大便干，有时阴痒，闭经已一年，据检尿糖（卌）。

舌苔淡黄，脉数。

辨证立法：

口渴恣饮，为燥热伤津。面赤而热，为血中伏火。津枯不润，大便干结。热伤肾阴，肾失封藏，溲如膏脂。血燥阴伤，冲任失调，年四十而经闭。脉数是属胃阴将竭虚火独炽之象。当以养血、滋阴、生津、降火法治之。

处方：

白蒺藜10克　生熟地各10克（酒炒）　生黄芪30克　沙蒺藜10克　金石斛15克　怀山药30克　朱寸冬10克　野党参10克　天花粉15克　润元参12克　五味子10克　绿豆衣12克

引：猪胰子一条煮汤代水煎药。

二诊：服药十二剂，诸症均大减轻，拟添加调血药味常服。

处方：

酒川芎 5 克　茺蔚子 10 克　生熟地各 10 克（酒炒）全当归 10 克　玫瑰花 6 克　生黄芪 30 克　台党参 12 克　厚朴花 6 克　怀山药 30 克　泽兰叶 6 克　东白薇 6 克　五味子 10 克　润玄参 12 克　白蒺藜 10 克　桑寄生 24 克

按：妇女患病，多与经血有关。本案患者不满四十岁即已闭经，显系血燥阴亏，气血双损，新患糖尿病半年，先以滋阴降火，消除症状，继以理血补虚收功，缓急有别，先后分明。

8. 心肾双损阴阳失调案

陈某，男，66 岁，病历号 52、12、236。

患糖尿病十五年，时轻时重。近五、六年来兼患失眠，赖服安眠药始能入睡。最近服安眠药亦无济于事，症现心跳，气短，头晕，失眠，纳差。

脉象来去少神。舌淡暗。

辨证立法：

病历十五年之久，年龄又过六旬，气血两衰，心肾并损，阴阳失调，厥气上逆，以致夜不成寐，精力消耗，脉来去少神是属胃气已衰。当用强心肾，安神志，兼健脾胃之法。

处方：

生龙骨 10 克（打，先煎）　生牡蛎 10 克（打，先煎）　野百合 12 克　朱茯神 10 克　大生地 10 克　生黄芪 30 克　朱寸冬 10 克　鲜生地 10 克　怀山药 18 克　酸枣仁 12 克　五味子 6 克　野于术 10 克　生栀仁 10 克　炒远志 10 克　白蒺藜 2 克

按：患者只诊一次未再来，追访始知服药后稍能安眠，患者以挂号不易，遂连服月余，睡眠竟能连续六小

时，饮食亦佳，精神日趋健旺，再检尿糖亦转阴性，后以此方常服。

本案糖尿病患者病史达十五年，三消之症不明显，而以失眠为重，患者深以此为苦，治之维艰，恢复匪易。施师重视病人年老体弱，气血两衰，心肾不足的特点，标本兼顾，服药月余，睡眠已能达六小时，尿糖也随之消退，取得满意疗效。

9. 阴虚阳亢案

陈某，男，65岁，病历号61、3、26。

由二十余岁即有口干，多饮，尿频，善饥诸症，四十年来求治各地，均诊断为糖尿病，时好时重，迄未根除。近年来血压增高，又患白内障，视物不清，大便秘结，空腹尿糖（卅）。

脉象弦沉。舌质暗。

辨证立法：

糖尿病久，多有血压增高，是属阴亏于下，阳亢于上，下元愈虚，血压愈增。肝肾阴亏，久则及目。脉现弦沉，本元虚损已显，病久年高，宜用丸方图治，拟宣明黄芪汤加味。

处方：

紫河车60克　五味子30克　台党参60克　淡苁蓉60克　何首乌60克　生地黄60克　火麻仁60克　绵黄芪30克　寸麦冬30克　晚蚕砂60克　白蒺藜60克　天门冬30克　郁李仁30克　谷精草30克　川牛膝30克　磁朱丸30克　炒枳壳30克　杭菊花60克　干石斛60克　东白薇30克　杭白芍60克　野于术30克

上药共研细末，蜜丸重10克，早晚各服1丸，白开水送服。

二诊：前药连服三个月，屡检尿糖，均为阴性。血压已趋正常，惟视物常觉模糊。再用丸方治之。

处方：

鹿胎膏 30 克　甘枸杞 60 克　干石斛 60 克　谷精草 60 克　紫河车 60 克　大生地 60 克　白蒺藜 60 克　决明子 60 克　杭菊花 30 克　淡苁蓉 60 克　磁朱丸 30 克　杭白芍 30 克　生黄芪 60 克　寸麦冬 30 克　葳蕤仁 60 克　全当归 30 克

上药共研细末，蜜丸重 10 克，早晚各服 1 丸，白开水送服。

按：糖尿病常兼有高血压症，病机多为阴亏于下，阳亢于上。本例糖尿病病史极长，下元虚损至极，故血压高、便秘、视力模糊诸症均现，施师以丸药滋肾养肝以潜浮阳，服药三个月，不但糖尿消失，大便通畅，血压亦平，再进丸药三个月，以竟全功。中医之特点在于辨证，本案最为典型。

八、神经衰弱症

〔论神经衰弱症证治〕

神经衰弱是现代临床上常用的病名，但在中医辨证上可分多种不同类型。在医籍文献中则归属于神志门者居多。其病因，大都由于脑力长期过度消耗，神经过分紧张而致疲劳，且又未能使之自行恢复，日久则体内脏腑气血调节失常，发生多种症状，如头痛、目眩、记忆力减退，精神不易集中，情绪不宁，忐忑不安，心悸、幻想、疑虑、失眠、或如癫痫、或现狂妄、善怒易悲、常致惊恐、也有出现遗精、早泄、阳痿、性欲减退等症。

此病属于慢性病，故以虚证较多，实证较少。神经衰弱者纵有证现面红耳赤，一时狂言高叫，甚至登高升屋，打人骂人，情绪急躁，动辄激怒，似是阳狂，但是综合四诊，细心体察，脉现沉弱无力，或豁大虚软，则知仍属本虚之证为多。但虚证则有阴虚、阳虚之分，亦有挟痰、挟郁之异，正虚邪实之别，不可一律纯补。至于脑炎、脑震荡、一氧化碳气中毒之后遗症呈现神经衰弱者，亦应详辨证候而予施治。总之神经衰弱症状繁多，真假俱有，或明显或隐晦，俱须推敲分辨，兹将其主要症状分述如下：

（一）心悸：

心悸即怔忡，悸者虽于静处，亦自觉心中惕然而动，不能自安，与闻声而惊，或遇事而惊者不同。《证治准绳》内载："怔忡者本无所惊，自心动而不宁。惊者因外有所触而卒动。"惊与悸二者一系由外而至，一系自内而生。但习俗每以惊悸并称，故应分别言之。

凡属心阳不振，肾水凌心者，宜补其阳；而肾阴不足，相火妄动上逆者，则宜养其阴；若因有所思念不遂，虚耗心血者，则宜补养心血。

（二）失眠、幻想：

失眠之症，另有专述，兹不重赘。幻想与失眠关系甚切。凡患失眠者易生妄念，妄念迭起构成幻想。穷思积虑，无所不至，脑益疲劳，幻想更无休止。治法除使之安眠熟睡，俾脑力得以恢复外，亦应开导说服，解除妄念，或使多参加体力劳动，以减少脑力思维，幻想可自消失。

（三）记忆力减退、健忘：

此类症状，病在心肾，心不交于肾，浊火乱其神明，肾不上交于心，精气伏而不灵，古人谓之水火不能既济。火居于上则生痰，水居于下则生躁，躁扰不宁则致健忘。治之以安神，宁心补肾，如兼痰饮瘀血者，亦应随症而兼治之，方可奏效。

（四）烦躁情绪不安，精神不能集中：

烦者扰扰心乱，兀兀欲吐，怔忡不安。躁者热不因时，冷汗自出，少时则止。烦躁皆情绪不安，精神不能集中。《证治准绳》内载："大抵烦躁者，皆心火为病，心者君火也，火旺则金烁水亏，唯火独存。故肺肾合而为烦躁。"烦躁亦分虚实，仲景对于虚烦治之以栀豉汤，王肯堂谓为神药。张石顽："上焦不清，令人烦躁，……甚则凉膈散下之。"此即为实。

（五）狂妄、易怒：

肝在志为怒，胆为刚决果断之官，二者偏恶则为害。此类患者秉性多刚，遇事拂逆，积累日久，肝胆之火妄动，不能自身控制。治疗则宜清其肝胆之火，安神健脑，若因大病之后，阴虚生热而现烦躁易怒者，当以生津养阴为主，血气复元，其症自愈。

（六）情志郁郁、善悲欲哭：

《金匮要略·妇人杂病脉证并治》内载："妇人脏躁，喜悲伤，欲哭，象如神灵所作，数欠伸，甘麦大枣汤主之。"此虽指女子而言，但男子亦有此症，五脏皆可生躁，非独妇女也。张石顽曰："凡肺燥悲愁欲哭，宜润肺气降心火为主，以生脉散、二冬膏并加姜、枣治之，未尝不随手而效。"甘以缓之，情志得舒。

（七）精神失常，症似癫狂：

抑郁不遂，积久不解，始则精神恍惚，言语时或颠三倒四，或自言自语，喃喃不休，继而歌哭无定，如醉如迷，甚则一时狂言乱语，秽洁不知。神经衰弱之甚者或如癫狂，应与阳狂之精神病者有别，治之以开郁为主，宁脑神，平肝胆，斯症可除。

（八）易惊恐：

经云："少阳所至为惊燥。"又云："少阳之胜善惊。"盖少阳之火上炎，肝气鼓荡，稍遇外因，卒然而发。王肯堂论惊恐云："惊恐并称者，惊因触于外事，内动其心，心动则神摇；恐因惑于外事，内歉其志。志欠则精却，是故《内经》谓惊则心无所依，神无所归，虑无所定，故气乱矣。恐则精却，却则上焦闭，闭则无气还，无气还则下焦胀，故气不行矣。"故治惊恐，必须安其神，定其志，心、肝、肾三脏均应顾及，扶虚调养，心血和平，则惊恐即治矣。

（九）头痛：

头为诸阳之会，脑之所居，患神经衰弱者，脑力亏损，清阳不及，其痛则时发时止，隐隐作痛。或如头戴重盔，沉烦压痛。《素问·奇病论》曾载："人有病头痛以数岁不已，此安得之，名为何病？歧伯曰：当有所犯大寒，内至骨髓，髓者以脑为主，脑逆故令头痛"，治以吴茱萸汤用之多效。又罗谦甫治柏参谋头痛医案内有："清阳亏损不能上荣，亦不能外固，所以病增甚，宜升阳补气，头痛自愈。"故治神经衰弱之头痛，宜健脑补阳虚，但要检查血压，以免升阳不当血压增高，对于高血压病而神经衰弱者，颇不利也。

（十）目眩头晕：

经云："诸风掉眩皆属于肝。"《灵枢经·大惑篇》云："五脏六腑之精气，皆上注目而为之精……因逢其身之虚，其入深，则随眼系以入于脑，入于脑则脑转，脑转则引目系急，目系急则目眩以转矣。"故治此症，着重肝肾，兼及气血。

以上是神经衰弱十种常见症状的证治，遗精、早泄、阳痿等男子性机能障碍，祖国医学认为都与肾有关，故归于泌尿生殖系统讨论。

第

一

辑

失眠是神经衰弱最常见之症状，病人也最为苦恼，且临床中导致失眠之病因，极为复杂，故作详述于下：

临床所见之失眠，多属于神经衰弱，精神衰弱。引起神经系统机能障碍的各种疾病如血压病、糖尿病、肝炎病、心脏病等，都可以有长期的睡眠失常，必须在治疗本病之外兼治睡眠，方可奏效。

余多年临床所见之失眠有四种情况：①入睡不能；②睡眠时间短，醒即不能再睡；③时睡时醒极易醒觉；④似睡非睡，乱梦纷纭。

184

以病因论，可分十余种不同因素皆能导致失眠。①心肾不交者，②血不上荣者，③脑肾不足者，④心阳亢盛者，⑤阴虚不眠者，⑥阳虚不眠者，⑦胃热不眠者，⑧胃实不眠者，⑨胃虚不眠者，⑩胆热不眠者，⑪胆寒不眠者，⑫胆虚不眠者，⑬肝经受病，为五志七情所扰不眠者。虽病因不同，如以中医辨证分析亦不外乎阴阳、寒热、气血、虚实。且与脏腑关系颇为密切，尤以脑之关系更应重视。如《灵枢经·海论篇》说："脑为髓之海"。又说："髓海有余，则轻劲多力，自过其度；髓海不足，则脑转耳鸣，胫酸眩冒，目无所见，懈怠安卧"。现代医学认为失眠多属大脑皮层功能障碍的结果，患失眠之症多为脑力劳动者，此其明证。

上述十三种病因皆可导致失眠，兹再分别叙述之。

（一）心肾不交失眠者，多属心火独炎于上而不下降，肾水亏乏于下而不能上升。心肾不协调，阴阳相睽隔，故不能成寐。

（二）血不上荣之失眠，心主血脉，心血不足，脑失营养，亦不能睡眠。

（三）脑肾不足失眠者，因脑为髓海，而肾生骨髓，脑与肾密切相关，"劳伤肾"，用脑过度，则伤肾气，肾亏则脑不足，遂不得安睡。

（四）心阳亢盛失眠，心主神明，心火偏亢，阴阳不调，气不得宁故不寐。

（五）阴虚不眠者，阴主津主血，津少血亏无以养心，心虚则神不守舍，难于入寐，或忽寐忽醒也。

（六）阳虚不眠者，经云："阴平阳秘精神乃治"，阳入于阴始能安眠。今阳虚，阳不入阴故不眠，张景岳说："阳有所归，神安而寐……阳为阴抑，则神索不安，是以不寐"。《证治要法》说："病后虚弱及年高人阳衰不寐"，阳虚、阴虚、阴阳不协，即引起失眠，合乎现代医学认为大脑皮层兴奋、抑制失去平衡而产生失眠之理。

（七）《素问·逆调篇》说："阳明者、胃脉也，胃者六腑之海，其气亦下行，阳明逆、不得从其道，故不得卧也"。又经云："胃不和则卧不安"，所以胃热、胃实、胃虚皆令人不得安睡。

胃热多由于食积不消，积食生热，扰乱心神以致不眠。胃主卫，胃实则卫气盛，胃气独盛于阳，不入于阴故不眠。若胃虚亦不眠，以其虚，则胸中似饥，若无所主，得食则能卧，是其明证。

（八）胆受邪，精神不宁。肝胆相连又为表里，胆热、胆虚、胆寒皆影响于肝。胆热则肝阳亢盛，上扰清窍故不寐；胆寒则致肝虚，血不归于肝则难成眠；胆虚则易惊，精神无所主，入睡不易。

（九）肝经受病，为五志七情所扰不眠者，以肝性条达宜舒展，若精神过度紧张，情志抑郁皆能引起肝郁不舒，以致调节失常，不能安卧，遂成失眠。余治失眠症中，此一类型最为多见，原因复杂，隐晦变幻，不易究诘。此外尚有思虑伤脾不眠者，气血双亏不眠者，皆可包括于上述各类型中，不多赘述。

至于治法，调阴阳、理气血、治脏腑、和营卫，方法众多，要在辨证施治，不用安眠类的药物，且可取得长期稳定的疗效，治病求本，体现了祖国医药学的特点。

兹将治疗方法概述如下：

凡心肾不交者，宜用酸枣仁汤或枕中丹及《理虚元鉴》之养心固本汤，以交其心肾。

血不上荣者，宜用八珍汤加朱砂安神丸、磁朱丸、以安其心神。若系虚寒，则宜用《证治准绳》之远志饮子或十四友丸以补之。

脑肾不足者，若为肾水亏，则用六味、杞菊、麦味地黄汤或丸以滋肾水。参以枣仁，龙骨、牡蛎等以收敛之。若是梦遗及虚怯者，则十全大补汤或丸、三才封髓丹及还少丹之属，皆可用之。

心阳亢盛者，心烦不眠，宜以黄连阿胶鸡子黄汤为主，加龙骨、牡蛎以敛其阴。

阴虚不眠者，以生津养血为先，用二冬、二地、二至、元参、阿胶、花粉、石斛等味，以滋其源，参以安神之品，则津回神安，绮石老人有言："专补肾水，不如补肺滋其源" 此治本之旨也。

阳虚不眠者，以益气为先，气属阳、益气即所以补阳，宜用参、芪、术、怀山药、石莲肉以固其气，亦即绮石老人："阳虚之所当悉，统于脾也" 之意。

胃热不眠者，胃实不眠者，多系痰火为患，宜用半夏、茯苓、川连、枳实、石菖蒲以导痰化滞。王肯堂之治失眠以理痰气为第一义，盖即指此。

胃虚不眠者，宜以秫米半夏汤合异功散或归脾汤。

胆热不眠者，宜用温胆汤去姜，仿陈修园之意以清胆中之火，甚则加胆草以折其势，火退则已。

胆寒不眠者，胆虚不眠者，用千金温胆汤。（按：此方载在《千金方》内，以生姜份量最重。）《兰台规范》说明："大病后虚烦不得眠，此胆寒故也，宜服"。又云："方中一味生姜，已足散胆中之寒"。是以说明制温胆汤之意义。生姜散寒，兼振脾阳，胆寒散，脾阳振，自能入睡。但近人用此方，每多去姜，此系采取《时方歌括》所载之方。陈氏并云："二陈汤为安胃祛痰之剂，加竹茹以清膈上之虚热，枳实以除三焦之痰壅，热除痰清，而胆自宁。和即温也，温之者，实源之也"。亦有加茯苓者，此系采用《证治准绳》治惊门内之方。我个人体会，治病用药，贵在辨证精确，灵活运用。如系胆经虚冷，自以遵守《千金方》之法为是。如系胃有伏热，胆虽虚而非寒甚者，则不妨采取陈氏之意，是在医家临症时审度之。

肝为五志七情所扰不眠者，宜采用炙甘草汤、诸复脉汤、柴胡加龙骨牡蛎汤或逍遥散、十味温胆汤之类。其有因肝虚所致，可用《本事方》真珠母丸。

此外更有多梦卧不安者，以桂枝甘草龙骨牡蛎汤与栀豉汤合用，多有效；或栀豉汤、朱砂安神丸加琥珀末（按：栀豉汤本系治虚烦之法，但多梦不安者，加此二味，亦颇有效）。

又有教师、演员职业者讲演过多，伤津伤气而致失眠，以柏子养心丸、天王补心丹治之。又有胆胃俱病失眠者，治胃无效，治胆亦无效，胆胃合治方能奏效。更有一种久患失眠而阳痿者，则须用鹿茸、仙灵脾、故纸、巴戟天等药以助阳，睡眠即安。此即张景岳所谓："阳为阴抑，宜养阴中之阳"之意。

中医治病，重在辨证明确，能触类旁通，法多方活，则易收效。且失眠症多属于慢性虚弱者，如能兼习气功和适当体力活动；动静结合，使脑和各脏腑均得休养，辅助药力，更为有益。

神经衰弱症状繁多复杂，病情易受患者情绪影响，治疗过程中常现反复，医者必须针对患者不同情况，细心辨证，耐心治疗，善于开导，方能收效。

1. 肝阳头痛案

邢某，男，19 岁，病历号 52、12、85。

性情粗暴，极易发怒，在高小读书时用脑过度，入中学后，功课愈繁，急躁易怒更甚，与同学多不能合，时感头昏后头痛，一年前曾在北大医院治疗月余已见好。最近两月以来，后头痛又作。曾去协和医院精神科检查未确诊断。现症为晚间睡前后头痛最甚，急躁忧虑，情绪不佳，容易发怒，头发脱落，不能读书稍一用脑即头痛不适，睡眠多梦，饮食二便尚好。

舌苔黄，脉象弦疾。

辨证立法：

《内经》论肝云："其志为怒，怒伤肝"，又云："肝气虚则恐，实则怒。"平素急躁善怒，肝气实之象，实则阳亢，致有头痛。肝藏血、发为血之余，肝血不足故有脱发之症。拟用苦寒泻肝，潜阳制亢及养血法。

处方：

龙胆草5克　黄菊花10克　苦丁茶5克　酒川芎5克（酒炒）　东白薇5克　白蒺藜12克　生龙骨10克　草决明10克　生熟地各6克　生牡蛎10克　石决明20克　北细辛3克　白僵蚕5克　鹿角胶6克　黑芝麻20克　霜桑叶10克　三角胡麻12克

二诊：服药三剂，效果未显，只是头痛部位有下移至颈部之势，再宗前法加羌活3克，独活1.5克，蔓荆子5克，茺蔚子6克，去三角胡麻、苦丁茶。

三诊：前方先服四剂，已然见效，头颈疼痛有所减轻，曾电询可否再服。嘱其效不更方，再服四剂。前后共服八剂，深感数月以来，未有如是之舒畅，后头痛已大减，但未全止，小便黄，大便干，腰觉酸楚。

脉稍弦已不疾，尺脉沉而无力。

处方：

龙胆草5克（酒炒）　黄菊花10克　蔓荆子3克（炒）酒黄芩6克　酒黄柏6克　酒川芎5克　白蒺藜15克　川杜仲10克　沙蒺藜10克　川续断10克　晚蚕砂（炒皂角子10克同布包）10克　北细辛3克　生龙骨10克（先煎）　生熟地各10克　生牡蛎10克

四诊：前方仍服八剂，头痛已愈，但有时头昏睡眠仍多梦，已能看书，自觉精神畅快，偶然尚发急躁，于三诊方中，加天麻5克，再服八剂。

五诊：服药后诸症逐渐消减，目前只觉全身乏力，拟服丸药收功。

处方：四诊原方，将剂量加两倍，共为细末，炼蜜为丸，每丸重10克，早、晚各服1丸，白开水送服。

按：本案为实中有虚之神经衰弱症，一旦肝实之象消除，肾虚之兆即显，腰酸楚即是明证。故服丸剂以收功。初诊方中用黑芝麻、桑叶为桑麻丸，可治脱发，盖有清神健脑之作用。

2. 胃寒头痛案

祝某，男，42岁，病历号52、12、328。

解放前经商，生活无保障，思虑焦急，日久则生胃病，最怕寒凉。继而头痛，自觉如戴重盔之沉闷，屡经检查均为神经衰弱。服镇静剂，初则有效，后即失去作用。解放后生活无虑，夙疾未除，又添加左鼻孔阻塞不适。

舌质淡，苔薄白，脉象沉缓。

辨证立法：

思伤脾，脾胃相表里，胃为阳腑，最畏寒凉，遇冷则发病，胃寒可知。寒气冲逆则头痛沉重，鼻塞亦为不通之象。拟温散辛通开郁法主治。

处方：

吴茱萸6克　蔓荆子6克　苦桔梗5克　清半夏6克（黄连水炒）　白僵蚕5克（炒）　白蒺藜12克　生姜渣10克辛夷花5克　北细辛3克　酒当归6克　酒川芎5克　生熟地各10克

二诊：服药四剂，头痛变为隔日发作一次，鼻塞时通时阻，服药感觉舒服，睡眠好，食量增，前方加白杏仁6克以通肺气。米党参10克以振脾阳。

三诊：连服五剂，诸症均减，已无沉闷之感，头又抽痛，前方加全蝎5克。

四诊：前方连服四剂，头痛未作，鼻塞已通，前方加白附子6克。仿牵正散意以治抽痛，巩固疗效，嘱每周服二剂。

按：本案西医诊断为神经衰弱，久服镇静剂已减其作用。施师则从胃寒入手治之，数年凤疾竟得治愈。由是可知，现代医学诊断之神经衰弱症，中医辨证有虚实寒热之不同，治疗有温凉补泻之区分，病情虽似相同而治各有异，确为中医特点之一。

施师用生姜渣治胃寒之头痛甚效。

3. 血虚头痛案

傅某，女，22岁，病历号52、2、568。

病已年余，始于用脑过度，头痛而胀，尤以头后为甚。心跳气短，急躁易怒，大便数日一解，全身乏力，月经不调，量少色淡。

面色贫血，舌苔薄白，脉象沉软。

辨证立法：

月经不调，量少色淡，是属血亏，真血虚耗，心失主辅，故有心跳气短，血不养肝，则急躁易怒，头痛而胀，大便数日一解，非属热结，乃属肠枯不润，气虚不达之象。治以养血助心舒肝活络之法。

处方：

柏子仁10克　炒远志10克　油当归10克　壳砂仁5克
生熟地各6克　紫贝齿（紫石英10克同布包先煎）10克　北细辛1.5克　何首乌12克　炙黄芪10克　鹿角胶6克（另烊兑服）　白蒺藜15克　火麻仁15克　酒川芎5克　蔓荆子5克
黄菊花10克　杭白芍10克　醋柴胡5克　炙甘草3克

二诊：服药三剂，头胀痛减轻，精神稍好，用脑多时即烦急易怒，心跳气短，大便已解但不畅，前方去黄芪，加白薇 6 克。

三诊：去年连诊二次，服药有效，但因出差，年余始返北京。现仍头痛发胀，性情急，厌烦嚣喜独处，恶音声。大便不畅，食欲不振。

处方：

生龙骨 10 克　朱茯神 10 克　紫贝齿 （紫石英 10 克同布包先煎) 10 克　生牡蛎 10 克　朱寸冬 6 克　厚朴花 5 克　月季花 6 克　旋覆花 （代赭石 10 克同布包) 5 克　玫瑰花 5 克　代代花 6 克　火麻仁 10 克　炙甘草 3 克

四诊：前方服五剂，除食欲增加之外，效不甚显，余症如旧，又增睡眠不佳，每夜只能睡四、五小时。

处方：

醋柴胡 5 克　生赭石 （旋覆花 6 克同布包) 10 克　生牡蛎 （生龙骨 10 克同布包先煎) 10 克　杭白芍 10 克　油当归 10 克　酒川芎 5 克　火麻仁 12 克　炙甘草 3 克　春砂仁 5 克　北细辛 1.5 克　生熟地各 6 克　青皮炭 5 克　陈广皮 5 克　全瓜蒌 18 克　薤白头 10 克　磁朱丸 （秫米 12 克同布包) 6 克

五诊：服药六剂，睡眠好转，心神安宁，不甚烦急，大便通畅，食欲增加，惟头痛未减。

处方：

白蒺藜 12 克　黄菊花 10 克　香白芷 3 克　云茯苓 10 克　陈橘红 5 克　生牡蛎 （生龙骨 10 克同布包先煎) 10 克　云茯神 10 克　陈橘络 5 克　酒川芎 5 克　冬桑叶 6 克　炒远志 6 克

六诊：前方服药八剂，头痛见好，又因出差一个多月，未能继续治疗，头痛又复如前，大便也不通畅，四肢酸麻。

处方：

冬桑叶 6 克　生牡蛎 （生龙骨 12 克同布包、先煎) 12 克紫贝齿（紫石英10克同布包、先煎）10克　桑寄生18克　沙蒺藜10克　朱茯神10克　炒远志6克　白蒺藜10克　朱寸冬10克　酒川芎5克　油当归10克　火麻仁15克　酒军炭3克

七诊：连服十剂，症状都已减轻，除过劳时头痛心跳之外，一切接近正常。

处方：

六诊处方之剂量加两倍，再加柏子仁、酸枣仁各30克，共为细末，炼蜜为丸，每丸重10克、早、晚各服1丸，白开水送服。

按：此类神经衰弱，最为习见，用脑耗血，血不上荣，脑无所养，头痛健忘均可发生，从而累及心肝，故有心跳烦躁之表现。养血助心舒肝活络，理应效果显著。就诊两次服药不满十剂，即停药出差一年之久，由于治疗不能持续，又复旅途劳乏，病势只有加重，岂有自愈之理。回京就诊，又服十九剂再度出差，如许波折仍能取得良好效果，皆因辨证明确，守方有法。贫血而大便干燥者，多属肠失滋润，蠕动无力，并非热象实证，血充气达，便即润畅，无须通泻之剂。

4. 肝气郁结神志失常案

田某，男，37岁，病历号52、4、274。

两月前，因受重大刺激，竟致神智迷朦，健忘殊甚，目呆语迟，口唇颤抖，四肢动作失灵，经北大附属医院检查，诊断为神经官能症。

苔白舌颤，脉弦有力。

辨证立法：

精神受重大刺激，致使肝气郁结，络脉阻滞，故有上述各种症状。治以通瘀活络，舒肝镇静之法。

处方：

石决明 18 克　红新绛（旋覆花 6 克同布包）6 克　草决明 10 克　紫贝齿（紫石英 10 克同布包、先煎）10 克　节菖蒲 6 克　鹿角胶 6 克（另烊对服）　生蒲黄 10 克（布包）　炒远志 10 克　白蒺藜 10 克　酒地龙 10 克　双钩藤 12 克　酒杭菊 10 克　炙甘草 3 克　桑寄生 15 克　嫩桑枝 15 克　制全蝎 10 克

二诊：服药五剂，诸证均有所减轻，效果尚不显著，再宗前法，去石英、贝齿、草、石决明、酒杭菊，加豨莶草、生龙骨、生牡蛎各 10 克、白薇 6 克。

三诊：服前方十剂，口唇已不颤抖，语言恢复自然，自云尚有头晕，神志偶现迷蒙，情绪急躁，此为肝旺热郁，仍本前法兼清肝胆之热。

处方：

龙胆草 5 克　白僵蚕 5 克　酒川芎 5 克　忍冬花 10 克　黄菊花 10 克　生龙骨 10 克　忍冬藤 10 克　生蒲黄 10 克（布包）　生牡蛎 10 克　双钩藤 12 克　制全蝎 10 克　酒地龙 10 克　节菖蒲 10 克　明天麻 5 克　炒远志 10 克　炙甘草 3 克

四诊：服药五剂，效果甚好，神志已然清楚。感觉头痛时晕，仍现烦躁。

处方：

珍珠母 30 克（同打先煎）　夏枯草 10 克　陈胆星（旋覆花 6 克同布包）6 克　生铁落 18 克　黄菊花 10 克　生蒲黄 10 克（布包）　节菖蒲 10 克　制全蝎 10 克　酒地龙 10 克　双钩藤 6 克　酒川芎 5 克　明天麻 5 克　炒山栀 10 克

按：患者初诊时，精神失常，病情均由同伴代叙。施氏采用活瘀通络之法，以旋覆花汤为主方，并仿许学士惊气丸意用全蝎、僵蚕诸药，解除神经痉挛。三诊时，病人已能自述症状。医治将月，诸病消除。矿、

植、动物药并用，亦为治神经衰弱之一法。

5. 心脑受损神志失常案

张某，女，60 岁，病历号 56、1、325。

一个半月前，曾经煤气中毒，急救治疗后，生命无虞，但已精神失常，吃饭穿衣均由家人伏侍。不说话，不睡觉，人似痴呆，经常以手抱头。二便不能控制。经北大医院诊断为一氧化碳中毒后遗神经官能症。

六脉均弦，沉取则有涩象。

辨证立法

煤气中毒之后，心脑受损，控制无权，气血均现阻滞，当以通络脉，调气机法。

处方：

节菖蒲 10 克　茺蔚子 10 克（酒炒）　白蒺藜 12 克　嫩桑枝 18 克　炒远志 10 克　苏地龙 10 克　桑寄生 18 克　怀牛膝 10 克　夏枯草 10 克　东白薇 6 克　双钩藤 12 克　首乌藤 25 克　酒川芎 5 克

二诊：药服十剂，神识渐好转，虽仍不语，不睡已非痴呆之状。不再以手抱头，动作尚迟钝，大便较干。

处方：

朱茯神 10 克　嫩桑枝 18 克　朱寸冬 10 克　桑寄生 18 克　磁朱丸（北秫米 12 克同布包）6 克　茺蔚子 10 克　制全蝎 3 克　双钩藤 12 克　节菖蒲 10 克　东白薇 6 克　龙胆草 5 克（酒炒）　酒川芎 5 克　炒远志 10 克　苏地龙 10 克　白蒺藜 12 克　酒当归 10 克　蒲黄粉 10 克（布包）

三诊：前方服十六剂，甚见功效，已能说话，声音甚低，神识较前更为清楚，睡眠较前好转，能自己大小便，自云心闷头晕，上肢能动，但不灵活，下肢弯腿困难。

处方：

茺蔚子10克　生蒲黄10克（布包）　节菖蒲10克　酒川芎5克　川独活5克　制蝎尾3克　双钩藤12克　嫩桑枝18克　朱茯神10克　白蒺藜12克　桑寄生18克　朱寸冬10克　酒当归10克　苏地龙6克　炒远志10克　祁蛇肉3克　甘草节6克　血琥珀粉3克（分二次冲）

四诊：服前方十二剂，见效甚速，讲话已如常，自云心闷而乱，头有时昏，烦躁时即睡眠不好，四肢动作仍不灵活。

处方：

草决明10克　陈橘红5克　嫩桑枝18克　石决明18克　陈橘络5克　冬桑叶6克　茺蔚子5克（酒炒）　蒲黄粉10克（布包）　节菖蒲10克　朱茯神10克　炒远志10克　制全蝎3克　白蒺藜12克　朱寸冬10克　川黄连3克　酒川芎5克

按：患者形似痴呆，不语不睡，动作迟钝，脉弦涩不调。均属肝虚心气不足经络脉道不通之象，主治心肝二经并及气、血、痰三方面。每次来诊，均见好转。第四诊方又服半月后，经随访食、睡、二便、精神均如常人，但动作仍现迟缓而已。此类疾病临床上并非常见。施师经验丰富，辨证有方，一派通活之药，不峻不猛，恰如其分。前后共服五十余剂，逐渐痊愈。

蒲黄为治血止痛之药，熟用止血，生用活血，可作用于舌根，治不语症，屡试屡效，亦为经验之方也。

6. 气血两亏虚损案

刘某，女，32岁，病历号53、6、29。

五一年、五二年流产两次，出血甚多，此后即感心跳、气短、头晕、烦躁、睡眠不宁，食不知味，大便溏，手足心热，时自汗，脑力劳动较强，近感记忆减退，健忘，乏力，现已停止工作休养。

面色苍白贫血，舌质淡，脉沉微。

辨证立法：

心主血、肝藏血、脾统血。失血过多，伤及三脏。心血不足，心跳气短；血不养肝，烦躁头晕，睡眠不安，血不归脾，手足心热，食不知味。气血双亏，体力衰弱，宜调气养血，健脾强心舒肝法治之。

处方：

赤白芍各6克　醋柴胡5克　生牡蛎（生龙骨同布包先煎）12克　紫贝齿（紫石英10克同布包先煎）10克　桑寄生15克　云茯苓10克　苍术炭6克　桑枝15克　云茯神10克　白术炭6克　鹿角胶6克（另烊兑服）　紫厚朴5克　炒远志10克　代代花5克　玫瑰花5克　炙甘草3克

二诊：服药六剂，精神好转，大便次数减少，食欲渐增，但心跳气短，睡不安稳如旧，且现周身串痛。仍本前法增加药力。前方加米炒党参10克，焦薏仁25克，血余炭10克，去代代花、玫瑰花、紫石英、紫贝齿。

三诊：服前方八剂，睡眠较好，心跳、气短均见减轻，大便次数减少，已不甚溏，自汗止。

患者拟回乡疗养，汤药不便，改为丸方常服，独取脾肾以补先后天之不足，兼理经血。

处方：

别植参30克　生熟地各30克（酒炒）　醋柴胡15克　炒远志30克　野于术30克　酒当归30克　生龙骨30克　川厚朴15克　朱茯苓30克　紫河车30克　生牡蛎30克　陈广皮15克　川附片30克　鹿角胶30克　五味子15克　酒川芎15克　淡干姜15克　陈阿胶30克　益智仁15克　怀

山药 60 克　酒杭芍 30 克　炙甘草 30 克　砂仁壳 15 克　焙内金 30 克

共研细末，溶化二胶，再加炼蜜 600 克合为丸，如小梧桐子大，每日早、晚各服 10 克。白开水送。

四诊：服丸药七十日，效果甚好，食睡都已正常，精神充沛，健忘也好转，阅读不能持久，大便间或溏泻，不能多食油腻。丸药既已显效，不需更改，再配一料半可服百日，以冀痊可。

按：神经衰弱由于贫血而产生者，在临床上屡见不鲜，补血为其要义。但中医之论血与心、肝、脾有关，而气血亦必须协调，因此，补血之法，不能同一。营出中焦，健脾则生血有源；肝为藏血之脏，和肝则血有所归；心主血，故须强心，使血脉流畅全身。气为血帅，养血亦须调气。本案治法，三脏俱顾，气血并施，健康迅速恢复，最后以五味异功散、四物汤、附子理中丸等方合用，调补气血，脾肾双治，以收全功。

7. 气血两亏身痛案

陈某，女，65 岁，病历号 52、6、299。

近年来头时昏晕，耳鸣心跳，睡眠不佳，经西医检查诊断为神经衰弱，年事已高，未予重视，最近一个月症状有所发展，且现周身窜痛，饮食二便尚属正常。

辨证立法：

诊得六脉沉迟缓弱，是属年老心血亏损，心力不强，血行缓慢，血络因之瘀阻。拟用强心活血通脉络法治之。

处方：

嫩桑枝 15 克　节菖蒲 6 克　旋覆花（新绛 6 克同布包）6 克　桑寄生 15 克　炒远志 6 克　鹿角胶 6 克（另烊对服）　酒

地龙 6 克 功劳叶 12 克 金毛脊 15 克 片姜黄 6 克 蝉退衣 5 克

二诊：服药四剂，窜痛见好，头晕耳鸣依然，仍遵前法，增加药力。

处方：

柏子仁 10 克 炒远志 10 克 节菖蒲 5 克 虎骨胶 6 克 金狗脊 15 克 功劳叶 12 克 豨莶草 12 克 嫩桑枝 15 克 桑寄生 15 克 千年健 10 克 盐地龙 10 克 宣木瓜 6 克 蝉退衣 5 克

三诊：前方服七付，诸证均减，来询是否再诊，复嘱再服三剂，共服十剂，始来就诊。周身窜痛大为减轻，但觉四肢无力。头晕、耳鸣、心跳，亦均见好，睡眠已达六、七小时，惟心烦口苦、小便黄，要求配丸剂服用。除照前法巩固疗效外，再加清热之品。

处方：

真虎骨 60 克 鹿角胶 30 克 陈阿胶 30 克 炒远志 30 克 节菖蒲 15 克 女贞子 30 克 青龙齿 30 克 金狗脊 30 克 功劳叶 30 克 酒生地 30 克 酒杭芍 30 克 全当归 30 克 黄菊花 30 克 龙胆草 15 克 蝉蜕 15 克 炙甘草 15 克 柏子仁 30 克 紫贝齿 30 克 酒川芎 15 克 胡黄连 15 克 旱莲草 30 克

先将虎骨炙酥另研、鹿胶、阿胶烊化，其余药物共研细末，再将虎骨、鹿胶、阿胶兑入，蜜丸如小梧桐子大，每日早、晚各服 9 克，白开水送，本方可服两个月。

按：年老血亏，血不上荣，脑失濡养，神经机能之障碍如头晕，耳鸣诸证均现。血不养筋，则周身窜痛。心血不足，则有心跳，睡眠不佳之症。治法应当层次分明，若初诊即用大补气血之药，血亏既不能一时恢复，而经脉反易阻滞。故先用旋覆花汤通络活血，继而强心壮筋骨，心力增加，血行畅达，窜痛可治。最后则以四物龙胆汤合清神汤加减，强心补血，健脑安神，诸恙遂得痊愈。

8. 心脑不足失眠案

刘某，女，34岁，病历号53、6、573。

十年前精神曾受巨大刺激，此后即经常感觉头晕，心跳，睡眠也逐渐不正常。屡经中西医治疗，时轻时重，迄未解决。去年工作极为紧张，日以继夜，很少休息，竟然大病，卧床七个月，头晕、心跳日益加重，甚至彻夜不寐，西医检查为极度神经衰弱。

一九五二年五月入同仁医院作睡眠疗法，亦未见效，每日非服安眠药不可，以后又现面部浮肿，食欲不振。复经中西医治疗，头晕、心跳有所好转，失眠之症仍未见效。极倦思睡，稍一闭目即惊跳而醒，多疑多虑，心神不安，痛苦万分。希望首先解决睡眠问题。

颜面浮肿，神色萎靡，舌苔薄黄，脉现虚大微数。

辨证立法：

病起于精神感受巨大刺激，而又工作繁重，劳逸失调，脑力困顿，久则心气亏损。心主血，血不足，脑失濡养，心脑不足，终难入寐。当以养心安神法治之。

处方：

生龙骨15克　生牡蛎15克　代赭石（旋覆花6克同布包）10克　北秫米（磁朱丸10克同布包）12克　酸枣仁12克（生、炒各半）　炒远志10克　白蒺藜12克　朱茯神10克　紫石英15克　东白薇6克　朱寸冬10克　紫贝齿15克　酒当归6克　野百合12克　夜交藤15克　鹿角胶6克（另烊对服）

二诊：服药六剂，不服安眠药也能入睡，但睡甚少，乱梦繁多，且极易醒，动作时感觉心跳气短，浮肿已稍见好，自觉口干，大便燥。此为虚火之象，前法已生效力，再加清热之品以平心火。

处方：前方去旋覆花、代赭石、鹿角胶。加鲜生地10克，清半夏6克，柏子仁10克，鲜石斛10克，生栀仁6克。

三诊：前方共服八剂，颜面浮肿渐消，睡眠每夜能达四小时，惟仍乱梦纷纭，醒来慵倦，心跳头晕，烦躁不安。

处方：前方去紫石英、紫贝齿，加酒川连3克，淡竹茹10克，夜合花10克。

四诊：服药十剂，每晚能睡五、六小时，梦多惊悸，心跳头晕。

处方：

秫米10克　半夏10克　浮小麦30克　大枣10枚　甘草10克　生龙牡各30克　黄连3克　黄芩10克　酸枣仁15克　白芍10克　寸冬10克　朱茯神10克　远志10克　鸡子黄2枚（冲）

五诊：服前方甚效，浮肿已消，睡眠渐趋正常，乱梦已除。头晕见轻，心跳惊悸均减。因工作关系，四个月未来就诊，前方已进数十剂，久服汤药不便，希改丸方。

处方：按四诊处方，去鸡子黄，将剂量加两倍，共为细末，炼蜜为丸，每丸重10克，早晚各1丸，白水送服。

按：此为重笃神经衰弱兼以顽固失眠医案，十载痼疾，五越月解除，治法以养心安脑贯彻终始。三诊后症状渐趋稳定，遂于四诊时以秫米半夏汤加味，连服数十剂，疗效巩固，再用丸药收功。

施师认为，失眠与脑之关系，尤为密切。劳逸失调，用脑过度，久则心气亏损；心气亏损，心血不足，则脑失濡养。因以失眠，用养心安神法收效。

9. 阴虚血亏失眠案

王某，女，39岁，病历号54、2、245。

病已二月余，午后头面及周身均感发热，有时夜晚亦觉烧热，不出汗，头晕而疼。心跳气短，夜不安寐，必服安眠药始能入睡。经同仁医院检查血压150/85毫米汞柱。诊为神衰。

舌质红，薄有苔，脉细数。

辨证立法：

舌质红、脉细数，午后发热，均属阴虚之象，津少血亏，神不守舍，故现失眠，法宜滋阴养血安神。

处方：

生龙骨12克　生鳖甲10克　生牡蛎12克　生龟甲10克　旋覆花代赭石10克（同布包）6克　草决明10克　沙蒺藜10克　朱寸冬10克　石决明20克　白蒺藜10克　朱茯神10克　冬白薇6克　炒远志10克　地骨皮10克　酒生地10克　鹿角胶6克（先烊兑服）

二诊：

前方连服十五剂，效果显著，发热亦轻，不服安眠药也可入睡，精神好转，头晕，心跳均减轻，但觉心中有时冒凉气，消化力不强。

虚热已解，阳气不足，拟用桂枝龙骨牡蛎汤合四君子汤主治。

处方：

川桂枝 3 克　　杭白芍 10 克　　台党参 6 克　　生龙骨 12 克
草决明 10 克　　云茯苓 10 克　　生牡蛎 12 克　　石决明 20 克
云茯神 10 克　　冬白术 6 克　　炒远志 10 克　　酒当归 10 克　　柏
子仁 10 克　　东白薇 6 克　　卧蛋草 10 克　　炙甘草 3 克　　鹿角
胶 6 克（另烊对服）　鲜生姜 2 片　　大红枣 2 枚

三诊：前方共服十剂，睡眠饮食均已正常，多动尚觉心跳气短。诸恙均已恢复正常，拟改服丸剂以资巩固。

处方：按二诊处方将剂量加两倍，配作蜜丸，每丸重 10 克，早晚各 1 丸，白水送服。

按：此案为阴虚不眠者，首先以滋阴清热治之，虚热解，但阳气又现不足，以四君子汤合桂枝龙骨牡蛎汤治之，既补其阳又敛其阴，共服汤药二十五剂，失眠症愈，改服丸剂以收全功。

10. 心肾不交失眠案

成某，女，42 岁，病历号 51、4、11。

病已八年，头晕失眠，四肢麻痹，周身不宁。由于工作繁重，未能适当休息，亦未正规治疗，一直坚持工作，经常夜深始能休息，体力渐衰，烦躁易怒，精神不宁，健忘失眠，多疑多虑。近二月来，上述症状加重，不得不停止工作，专心疗养。

舌胖苔白，脉数，且现脉律不整，据检心脏无病变，故难作确诊，暂先舍脉从证治之。

辨证立法：

经云："脑为髓之海"，"肾主骨髓"，脑与肾关系密切，况"劳伤肾"，用脑过度则肾气亦伤，肾伤则心火易炽，又届更年之期，愈难潜敛，烦躁不安，精神不宁，健忘失眠，多疑多虑，诸症由是而起。拟百合知母汤合甘麦大枣汤养其肾阴敛其心火，安其精神，阴阳和谐，心静神安，入睡匪难。

处方：

野百合 12 克　紫贝齿（青龙齿 12 克同布包）12 克　磁朱丸（北秫米 12 克同布包）6 克　肥知母 6 克（米炒）　炙甘草 10 克　浮小麦 30 克　大红枣 7 枚　酒生地 10 克　朱茯神 10 克　朱寸冬 10 克　酸枣仁 12 克　紫河车 6 克

二诊：前方服二剂，烦躁较好，余症如旧。病已数年，只服二剂，自难显效。

前方加黄连阿胶鸡子黄汤再服三剂。

三诊：服药后渐能入睡，但易惊醒，烦躁易怒已能控制，精神不宁，多疑多虑，则仍如旧。

前方不变，再服三剂。

四诊：前方又服三剂，诸症均有所减，心神较前安定，已能安睡三小时左右，惟醒后不能再睡。

五诊：服药七剂后，精神已较安定，烦躁也已减少，仍睡不实而易醒，四肢有时发麻木。

前方加桑枝 15 克，桑寄生 15 克，豨莶草 12 克。

六诊：服药二剂，又因急怒，精神似已失常，疑虑甚大，语言重复，唠叨不绝。自觉头胀，两腿乏力，睡眠仍不实，拟甘麦大枣汤，旋覆代赭汤合生铁落饮治之。

处方：

生铁落（紫石英 24 克同布包）30 克　磁朱丸（北秫米 12 克同布包）6 克　代赭石（旋覆花 6 克同布包）15 克　朱寸冬 10 克　朱茯神 10 克　野百合 12 克　酸枣仁 12 克　夏枯草 10 克　紫河车 10 克　浮小麦 30 克　炙甘草 6 克　功劳叶 12 克　大红枣 7 枚

七诊：前方连服五剂，精神又趋安定，但心烦殊甚，口苦口干，为胆热之象，仿陈修园意，千金温胆汤去生姜合秫米半夏汤治之。

处方：

淡竹茹 10 克　霞天曲 6 克　淡竹叶 10 克　半夏曲 6 克　北秫米（磁朱丸 6 克同布包）12 克　化橘红 4.5 克　炒枳实 4.5 克　鲜生地 10 克　东白薇 6 克　鲜石斛 6 克　金石斛 6 克　白蒺藜 12 克　炙甘草 3 克

八诊：服前方六剂，烦躁渐好，但有时仍难控制初服前方时睡眠甚好，以后又不见佳。

前方加生龙齿 12 克。生牡蛎 12 克。

九诊：服药三剂，忽受感冒，咳嗽痰多。暂用解表清宣肺方治之。

处方：从略。

十诊：服药二剂，感冒仍未痊愈，仍治感冒咳嗽。

处方：从略。

十一诊：自感冒后，原病又发，烦躁不宁，睡眠不安，食欲也大减退，胸闷而胀，大便不畅，四肢麻木。

处方：

金石斛 10 克　朱茯神 10 克　鲜石斛 10 克　朱寸冬 10 克　北秫米（半夏曲 10 克同布包）12 克　嫩桑枝 12 克　桑寄生 12 克　豨莶草 12 克　野于术 4.5 克　北沙参 10 克　广皮炭 6 克　绿萼梅 10 克　炒远志 10 克　酸枣仁 15 克　厚朴花 6 克　莱菔子 6 克　玫瑰花 6 克　莱菔缨 6 克

十二诊：服药三剂，胸间闷胀较好，有时恶心，食欲不振。烦躁口苦，睡眠易醒，大便已通畅。

处方：

前方去莱菔子、莱菔缨、绿萼梅。加鲜菖蒲、鲜佩兰、鲜藿香、竹茹各10克。

十三诊：服药三剂，食欲好转，消化力弱，仍烦躁，睡不实。

处方：

枳实炭4.5克　淡竹茹10克　广皮炭6克　白蒺藜10克　北沙参10克　野于术4.5克　朱茯神10克　朱寸冬10克　半夏曲（北秫米12克同布包）10克　磁朱丸（珍珠母24克同布包）6克　炒远志10克　川郁金10克　炙甘草1克

十四诊：服前方五剂，诸症均减，睡眠较实，纳食亦佳，患者拟回原籍休养，要求改服丸方。

处方：

每日早服神经衰弱丸20粒，下午服牛黄清心丸1丸。服一个月。

十五诊：返乡服丸药情况很好，烦躁减，睡亦安，来京途中，劳累受热咽痛，饮食无味，大便干。暂用清热和胃法治之。

处方：从略。

十六诊、十七诊：均为暂用方故从略。

十八诊：咽痛已愈，食欲欠佳，自汗殊甚，又现烦躁，睡眠不安。拟玉屏风散加味治之。

处方：

炙黄芪24克　野于术6克　炒防风4.5克　炒远志10克　宣木瓜10克　浮小麦30克　当归身3克　夜合花10克　酸枣仁12克　酒黄芩6克　朱茯神10克　乌梅炭4.5克　酒黄连3克　朱寸冬10克

十九诊：服前方六剂，汗已少，睡眠也较前安定，但连日腹泻，小便少，体倦无力，食欲不佳，阳虚自汗，脾虚便溏，拟补中健脾法。

处方：

台党参 10 克　野于术 6 克　紫油朴 3 克　云茯苓 10 克
车前草 10 克　生牡蛎 12 克　云茯神 10 克　旱莲草 10 克
生龙骨 12 克　炒建曲 6 克　焦内金 10 克　诃子皮 10 克（煨）
炒远志 10 克　酸枣仁 12 克　浮小麦 30 克　甘草梢 3 克

二十诊：服前方四剂，腹泻，自汗均颇见好，睡眠亦甚安稳，食欲增加，精神逐健，时届炎暑停药两月，近日来燥热之感又复出现，咽痛，口干，睡后干渴致醒，小溲短少。

脉象濡数，左寸独盛。

心火甚炽之象，拟加祛暑清热之品治之。

处方：

鲜生地 10 克　忍冬花 10 克　鲜佩兰 10 克　鲜石斛 10 克　忍冬藤 10 克　鲜菖蒲 6 克　酒元参 10 克　山栀花 6 克　浮小麦 30 克　益元散（车前子 10 克同布包）12 克　生牡蛎（生龙骨 12 克同布包）12 克　磁朱丸（北秫米 12 克同布包）10 克　酒黄芩 6 克　酒黄连 6 克　炒远志 10 克　酸枣仁 12 克

二十一诊：前方服药四剂，咽痛口干均已见好，停药月余，睡眠基本好转，但不巩固，看书稍多或精神紧张时，睡眠即不安稳，睡不好即头晕全身无力，要求开常服方，巩固疗效，恢复体力。

处方：

台党参 12 克　野于术 6 克　紫河车 6 克　炒远志 10 克
首乌藤 15 克　白蒺藜 10 克　陈广皮 6 克　清半夏 10 克　炙甘草 3 克　紫石英 15 克　朱寸冬 10 克　鹿角胶 6 克（另烊化对服）紫贝齿 15 克　朱茯神 10 克

按：本案前后共诊二十一次，历经半载，终于治愈。服药过程，屡有反复，新病旧疾，变幻繁多，时发脏躁，倏现阴虚，乍见胆热，旋又阳虚，忽而心火亢盛，忽而脾胃不和，随证变法，应对灵活。主方共用十二个之多，如百合知母汤、甘麦大枣汤、秫米半夏汤、生铁落饮、旋覆代赭汤、温胆汤、黄连阿胶鸡子黄汤、茯神散、玉屏风散、三黄汤，最后以六君子汤合麦门冬汤收功。辨证六种，主方十余，几乎集治失眠诸法之大成，可谓典型医案。处此综错复杂之症，而施师辨证灵活，布局井然，八年痼疾，始获痊愈。

11. 脑肾不足失眠案

陈某，男，37岁，病历号52、12、425。

前两年由于工作繁重，日久体力不支，头晕、耳鸣、睡眠不实，乱梦纷纭。继发梦遗、早泄、虽经治疗，迄无少效，病情日重，头晕痛，腰酸楚，更现阳痿之症，记忆减退，思维难于集中，闭目即现乱梦。或彻夜不能入睡。曾住疗养院治疗，亦未见效。

精神萎靡，面色无华，舌质淡，薄有苔。

六脉均弱，两尺尤甚。

辨证立法：

用脑过度，致成神经衰弱，日久影响性神经亦趋衰弱，脑肾两亏，失眠症现，法当补肾以壮髓，髓足脑也强。

处方：

五味子3克　沙蒺藜10克　五倍子3克　白蒺藜10克　生牡蛎（生龙骨10克同布包）10克　菟丝子10克　覆盆子10克　东白薇6克　破故纸6克　女贞子10克　制首乌10克　炙甘草3克　生白果12枚（连皮打）

二诊：药服九剂，精神见好，能睡四、五小时，乱梦也少，服汤药不便，要求配丸药服用。

处方：

破故纸 60 克　　紫贝齿 30 克　　生龙骨 30 克　　生牡蛎 30 克　　蛇床子 30 克　　大熟地 30 克　　枸杞子 30 克　　菟丝子 30 克
覆盆子 30 克　　车前子 30 克　　五味子 15 克　　五倍子 30 克
巴戟天 30 克　　仙灵脾 30 克　　鹿衔草 30 克　　制首乌 30 克
紫河车 30 克　　朱茯神 30 克　　炒远志 30 克　　节菖蒲 15 克
蝉退衣 15 克　　炙甘草 30 克　　鹿角胶 30 克

共研细末，金樱子膏 420 克，炼蜜为丸如梧桐子大，每日早晚各服 10 克，白开水送下。

三诊：前方配制一料半，共服四个半月，头晕、耳鸣，均大减轻，尤以睡眠极效，除偶然工作过劳，看书过久影响外，平时已能熟睡八小时，梦也大为减少，体力逐渐恢复，遗精已止，阳痿尚未痊愈，希望再配丸方服用。

处方：

真鹿鞭 1 条　　淫羊藿 30 克　　破故纸 60 克　　生龙骨 30 克
蛇床子 30 克　　巴戟天 30 克　　大熟地 30 克　　生牡蛎 30 克
五味子 15 克　　五倍子 15 克　　胡芦巴 30 克　　春砂仁 15 克
覆盆子 30 克　　菟丝子 30 克　　紫河车 60 克　　北细辛 15 克
山萸肉 30 克　　炒远志 30 克　　紫贝齿 30 克　　枸杞子 60 克
上肉桂 21 克　　真沉香 10 克　　淡大云 30 克　　炙甘草 30 克
鹿角胶 30 克

共为细末，金樱子膏 360 克，炼蜜为丸如小梧桐子大，每日早晚各服 10 克，白开水送下。

按：治失眠宜用镇静药，阳入于阴始得入睡，此为常例。而本案则以助阳药物为主，少加滋阴潜阳之品，调节阴阳以五子衍宗丸合肉苁蓉丸加减。动药虽多，竟能熟寐，足见法贵灵活，药贵恰当，有是证用是方，不可拘于常例。

12. 肝郁虚热失眠案

沙某，男，47岁，病历号55、12、182。

十七年前，由于工作紧张，不休不眠，连续数日，以致头晕而胀，体力不支。但未曾正规调治，经常睡眠不好，不能多劳。工作繁多时更难入睡。建国后一度全休疗养，症状逐渐减轻，恢复工作后诸证又复加重。最近八个月来，由于工作繁重，用脑过多，失眠严重，每夜最多能睡三小时左右，恶梦纷纭，时时惊醒，精神也觉不振，心情郁郁，焦急不安，食欲亦日渐减退。二便如常。

舌苔黄，六脉虚数。

辨证立法：

病久体虚，由虚生热，引动心火妄炎，扰乱神志，气结则肝郁不舒，精神不振，拟用养心潜阳，清热舒肝法。以酸枣仁汤合秫米半夏汤主治。

处方：

炒枣仁10克　云茯苓10克　白蒺藜10克　生枣仁10克　云茯神10克　炒远志10克　肥知母6克　酒川芎4.5克　清半夏10克　北秫米（磁朱丸6克同布包）10克　生牡蛎（生龙骨12克同布包）12克　紫贝齿（紫石英10克同布包）10克　东白薇6克　炙甘草3克　鹿角胶10克（另烊化对服）　血琥珀末3克（分二次冲）

二诊：前方服二十剂，睡眠时间较长，虽有梦，但非恶梦，惊怕之感大减，头晕痛和耳鸣减轻，情绪稍好。但觉郁闷不快，食不甘味，再宗前法治之。

处方：

酒黄芩6克　朱茯神10克　厚朴花4.5克　酒黄连3克

朱寸冬 10 克　玫瑰花 4.5 克　夏枯草 6 克　酒川芎 4.5 克 东白薇 6 克　白蒺藜 12 克　川郁金 10 克　节菖蒲 6 克　炒 远志 10 克　柏子仁 10 克　蝉蜕衣 4.5 克　佩兰叶 10 克　鸡 内金 10 克　陈阿胶 10 克（另烊兑）

三诊：服药二十剂，已能安睡如常，梦已极少，精 神甚好，头脑清爽，但不能多用脑，时感头晕痛，思想 不易集中，消化力仍欠佳。

处方：

生牡蛎（生龙骨 12 克同布包）12 克　紫贝齿（紫石英 10 克 同布包）10 克　节菖蒲 6 克　云茯苓 10 克　厚朴花 4.5 克 谷麦芽各 10 克　云茯神 10 克　玫瑰花 4.5 克　炒远志 10 克 东白薇 6 克　白蒺藜 10 克　酒川芎 4.5 克　漂白术 6 克　川 郁金 10 克　佩兰叶 10 克　炒枳实 4.5 克

四诊：前方又服二十剂，一切均好，精神旺健，已 不郁闷，近来晚间看文件感觉视力差，不能过劳，拟用 丸方巩固疗效。

处方：

每日早服柏子养心丸 10 克，午服人参归脾丸 6 克， 晚服石斛夜光丸 6 克，服用一个月。

按：本病为心肝俱病之失眠症，清心热，解肝郁， 安神志，和脾胃法治之。共服汤剂两月，丸药一个月， 多年痼疾，三月解决。恶梦纷纭以琥珀治之，二诊时即 见功效。查琥珀入心、肝、膀胱三经，《本经》载有安 五脏定魂魄之力。治惊悸失眠，施师每于安神方中加入 琥珀一味治惊悸恶梦殊效。

13. 肝郁气滞冲任失调失眠案

郜某，女，39 岁，病历号51、6、96。

素患月经不调，经期提前，血块甚多，腰酸腹胀。

近两月来，由于家庭问题，郁闷不舒，烦躁易怒，以致失眠，有时入睡易醒，有时彻夜不眠，有时虽能安卧而乱梦极多，醒来仍甚疲倦，饮食无味，二便尚属正常。

六脉弦，左关独盛。

辨证立法：

冲任不调，经期提前，血块甚多，乃血瘀不活，流行不畅。肝为藏血之脏，血不养肝，又为五志七情所扰，气结不舒，烦躁易怒。左关独盛，脉证相合，当以理血舒肝调节冲任法拟用逍遥散胶艾四物汤加味治之。

处方：

醋柴胡 4.5 克　杭白芍 10 克　全当归 10 克　生熟地各 10 克　春砂仁 4.5 克　炒白术 4.5 克　朱茯神 10 克　川杜仲 10 克　酒川芎 4.5 克　朱寸冬 10 克　川续断 10 克　祁艾叶 4.5 克　阿胶珠 10 克　炒远志 10 克　磁朱丸（北秫米 10 克同布包）6 克　炙甘草 3 克

二诊：前方服七剂，腹胀腰疼均减轻，睡眠大为好转，连日均能睡七八小时，梦也不多，感觉全身舒畅，月经届期未至，近日离京返乡，要求调经常方。

处方：

醋柴胡 4.5 克　壳砂仁 4.5 克　杭白芍 10 克　酒川芎 4.5 克　朱茯神 10 克　沙蒺藜 10 克　祁艾叶 4.5 克　朱寸冬 10 克　白蒺藜 10 克　生熟地各 10 克　酒当归 10 克　阿胶珠 10 克　酒元胡 4.5 克　鸡血藤 10 克　炒远志 4.5 克　益母草 10 克　月季花 6 克　代代花 6 克　炙甘草 3 克

每届经前一周服六剂。

二月后，患者来信云，两次经前均服此方，血块甚少，经行亦畅，别无它症，询问是否仍再服用，函复停汤药，以玉液金丹巩固疗效。

按：妇女月经最为重要，若经血不调，易生病变，而肝与血之关系密切，因肝藏血，卧则血入于肝，今血不养肝，则不得安卧，故本案着重调经理血舒肝。并未多用安神镇静之药，用逍遥散以治肝，胶艾四物汤以调经血，血气荣，肝得养，则睡眠自安。治病求其本，辨证宜精确，若本末倒置，治法不当，则无此显效。

14. 血不上荣失眠案

刘某，男，43岁，病历号55、5、98。

解放战争时期，曾受重伤，因出血过多，输血多次，复经长期疗养，体力稍强，而贫血现象仍然存在。在疗养院检查血液，红细胞370万/立方毫米，白细胞4000/立方毫米，血红蛋白11.4克。患失眠三年余，不服安眠药即难入睡。近数月来，大便经常溏泻，食欲不佳，腹胀嗳气，头晕而痛，四肢酸麻，仍赖安眠药以入睡，白日头脑昏沉不清，极易烦急发怒。苔白质暗，脉沉弱。

辨证立法：

患者面色苍白少华，语低力微，苔白质淡而胖，脉象沉弱，是为气血不足之象。脾胃虚弱，运化精微无权，心生血之源受损，贫血缠绵不愈。血不上荣，脑失滋养，失眠之症现。血不养肝，则烦急易怒。治法宜养血，养血先补中，拟圣愈汤合逍遥散、秫米半夏汤治之。

处方：

米党参10克　炙黄芪12克　磁朱丸（北秫米12克同布包）6克　酒当归10克　酒柴胡3克　杭白芍10克　云茯苓

10克　苍术炭10克　　生地炭10克　云茯神10克　　白术炭10克　熟地炭10克　　酒川芎4.5克　　清半夏10克　白薏仁18克　陈皮炭6克　　炙甘草3克

二诊：前方共服十二剂，大便已好转，但仍不成形，食欲较前为佳，每晚能睡六小时。服至十剂时，不用安眠药亦能入睡，急躁见好，惟觉中气不足，四肢仍甚酸麻。前方既效，以补中益气汤合桂枝龙骨牡蛎汤治之。

处方：

米党参10克　　炙黄芪12克　　血余炭（禹余粮10克同布包）10克　　酒当归10克　　绿升麻1.5克　　怀山药30克　　川桂枝4.5克　　苍术炭10克　　云茯苓10克　　酒柴胡4.5克　　白术炭10克　　云茯神10克　　杭白芍10克　　白薏仁18克　　炙甘草3克　　生龙骨12克　　生牡蛎12克

三诊：服药十剂，诸证均有所减轻，胀满未除，原方加紫油朴4.5克。

四诊：服药十二剂，睡眠甚好，胀满减轻，食欲转佳，大便仍不成形，前方加赤石脂、白石脂各10克。

五诊：又服药十二剂，检查血液，红细胞420万/立方毫米，白细胞5200/立方毫米，血红蛋白12克，食睡均较前见好，四肢仍酸麻，大便已趋正常。

原方去赤石脂、白石脂。加桑枝18克，桑寄生18克。

六诊：前方服七剂，诸恙均已见好，全身感觉舒适。睡眠虽已大为好转，但不能多用脑力，过劳时仍现烦躁，尚须服药巩固。

处方：

酒柴胡 4.5 克　杭白芍 10 克　磁朱丸（北秫米 12 克同布包）18 克　生龙骨 12 克　沙蒺藜 10 克　云茯苓 10 克　生牡蛎 12 克　白蒺藜 10 克　云茯神 10 克　清半夏 6 克　炒远志 4.5 克　酒川芎 4.5 克　节菖蒲 6 克　紫油朴 4.5 克　炙甘草 6 克　草决明 10 克　石决明 18 克

按：本病为气血双亏之症。施师先以调理气血之法，使之运行流畅，继而补中健脾。缘以血来源于饮食精微，若脾胃不健，虽增加营养之品，运化无能，亦难养血生津，濡润脏腑。自二诊至五诊，均本诸此法而见显效，最后以和肝安神作为善后，得收全功。

15. 胃肠积滞失眠案

张某，男，62 岁，病历号 52、3、444。

十日前饮食过饱，旋即睡卧，醒来即感胸胁胀痛不适，未作医治。胀满不减，头晕而痛，二便均不通畅，近一周来，晚间辗转反侧，难于入寐，目合即梦，因之精神困倦，体乏无力，毫无食欲，恶心欲吐。

舌苔垢腻，脉象沉滞，两关均盛。

辨证立法：

年逾耳顺，生理机能自较壮年为弱。今又暴饮暴食，积滞难消，肠胃壅阻，遂生胀满。经云："胃不和则卧不安"。然已年达六旬，病已十日，不宜施以克伐涤荡之剂，拟调气机，利二便，宿滞得下，胃和卧安，当可熟睡。

处方：

炒枳壳 4.5 克　旋覆花（代赭石 12 克同布包）6 克　晚蚕砂（炒皂角子 10 克同布包）10 克　紫油朴 4.5 克　佩兰叶 10 克　薤白头 10 克　莱菔子 6 克　车前草 10 克　莱菔缨 6 克　旱莲草 10 克　半夏曲（北秫米 12 克同布包）10 克　全瓜蒌 18 克

炙草梢 3 克　青皮炭 4.5 克　广皮炭 4.5 克

二诊：服药三剂，大小便较前通畅，胸胁胀满大减，睡眠已如常时，但梦稍多而已，头晕时痛尚未见效，视物模糊，仍遵前法，另加清头目之品。

前方加：紫石英 10 克　石决明 18 克　紫贝齿 10 克，草决明 10 克

按：本案由于食积不化，肠胃不和，因而胀满不舒，影响睡眠。宗《内经》："胃不和则卧不安"之旨，以调气机和胃肠为法。盖年事已高，不能滥用承气之类涤荡积滞，防其邪去正衰。只用消导缓通之剂，使其二便通利，宿食得下，气机顺调，胃和睡安。若因年老气衰，补其中气，则必气滞更增胀满。本案照顾周到，用药得当，既除其邪，又不伤正。晚蚕砂配皂角子有软便之效，尤对年老体弱而大便不畅者用之最宜。

16. 肝胆热盛失眠案

温某，男，34 岁，病历号 53、3、302。

素来身健少病，两个月来经常出差外地，旅途繁劳，生活甚不规律，自觉"上火"，咽痛、喉干，纳食不佳，胸胁均胀，极易烦躁，睡眠不安，时时惊醒，二便尚属正常。

舌苔黄垢，六脉弦，左关独盛。

辨证立法：

平素体健，年壮多火，加之旅行繁劳，致成肝热，阳亢上炎，遂有咽痛，喉干，胀满，纳差，烦躁以及睡眠不安诸症。六脉均弦，左关独盛，更为明证。拟清肝胆之热，以安神为法。

处方：

干石斛 10 克　大生地 6 克　生龙骨 10 克　鲜石斛 10 克　鲜生地 6 克　生牡蛎 10 克　云茯苓 10 克　酒黄芩 6 克　云茯神 10 克　酒黄连 3 克　磁朱丸（北秫米 12 克同布包）6 克　炒山栀 6 克　炒远志 10 克　白蒺藜 10 克　青竹茹 6 克　佩兰叶 10 克　陈皮炭 6 克　半夏曲 6 克　建神曲 6 克

二诊：服二剂，咽痛已愈，食欲稍好，睡眠少效，口干未除，药力未及之故，原方不变，再服三剂。

三诊：前方再服三剂，自觉火气已退，口干见好，睡眠如常，只是梦多，有时头昏心跳，此为病邪乍退之象，仍拟清热安神法治之。

处方：

生龙骨 12 克　紫石英 10 克　生牡蛎 12 克　紫贝齿 10 克　旋覆花（代赭石 10 克同布包）6 克　朱茯神 10 克　鲜生地 10 克　朱寸冬 10 克　鲜石斛各 10 克　磁朱丸（北秫米 12 克同布包）6 克　生栀仁 6 克　白蒺藜 10 克　炒远志 10 克　生枣仁 6 克　东白薇 6 克　省头草 10 克　清半夏 6 克　生甘草 3 克

按：肝胆均热，睡眠不安，且易惊醒，证候单纯，治之甚易，一诊、二诊均用芩、连、山栀、生地、石斛、竹茹等清热除燥之药，燥热消除，睡眠自安。三诊中以生枣仁、生栀仁合用，治疗多梦甚效。

妇 科 疾 病

〔论妇科病证治〕

妇科病是指妇女特有之疾病，其主要者如月经不调，崩漏带下，及胎前产后诸病，即所谓之：经、带、胎、产病也。实则即子宫病与月经病两大类。有器质性病变与非器质性病变之别，其中以器质性病治之较难。

对妇女影响较大之经脉即为奇经八脉，其中尤以冲、任、督、带更为重要。考《素问·上古天真论》云：女子"二七而天癸至，任脉通，太冲脉盛，月事以时下，故有子。"冲为血海，任主胞胎，二脉流通，经血渐盈，应时而下。而任督二脉，一在体前，一在体后，上下周循关系至切。带脉者，环腰一周与诸经脉均有联系，各经之伤皆能影响带脉。故古人云，带分五色，五脏皆令人有带下者，职是之故耳。

妇女月月周期性之子宫出血，中医谓之月经或云为天癸。以经脉属阴，月经周期相应太阴之盈仄，故谓之月经。云为天癸者，因其为天真之气，壬癸之水也。月经以时下为其常，若不及期而至或过期而至，均非正常。丹溪云"先期而至血热也，后期而至血虚也"。王子亨曰"阳太过则先期而至，阴不及则后期而来"。若未届更年期而月经闭止，除怀孕之外，谓之经闭。经云："月事不来者，胞脉闭也"。任脉主胞胎，冲脉为血海，若血气不充，经水不至即语谚："无水不能行船"之意。不可用攻破峻剂，而宜用大量养血培补本元药物，如鹿胎膏、紫河车，及诸胶之属，血盈则经自至。但确为血瘀经闭者，其脉沉涩。可用元胡、丹皮、茺蔚子、泽兰叶，效甚显著；或用桃仁、红花、益母草、山甲、鳖甲、五灵脂、丹参、生蒲黄、刘寄奴、苏木、牛膝、及归芎之类，均属习用；其甚者可用抵当汤、大黄䗪虫丸，然必须详审脉证，方免失治。攻破峻剂，尤应谨慎使用也。月经诸病虽是血证，然不能单纯治血，气为血帅，血随气行，气血相关极切。早年曾治二龙坑一女子师范老师，闭经日久，已用过通、破、攻、补诸法，全为血药，迄无少效。余诊之则一反前法摈诸血药不用，一派行气，降气之药，如柴胡、苏梗、桔梗、木香、乌药、枳壳、陈皮、香附、厚朴之类，当日即通。此后遂常用气血两通法屡效。

经来腹痛，多为不通之象，以胶艾四物汤加元胡治之最为有效。茴香、橘核、苏梗、肉桂、五灵脂、香附、川楝亦所常用。

若经水过多，或崩或漏，必须详辨气血、寒热、虚实。经云："心主血"、"肝藏血"、"脾统血"，前世医家治血证皆本诸此。然崩漏之病虽是血症亦必须治气；虽多属虚证，亦不宜补止太过；虽多为热证，亦不可用药过寒。故气血、寒热虚实，辨证不能拘于一偏，用药尤须有技巧。

治子宫出血或用四君、六君、八珍、十全或用归脾、归芪建中、补中益气等类，此外余时加用赤鸡冠花、生熟地、杜仲、续断、贯仲、棕榈、侧柏、莲房、禹余粮、血余炭等；更常用炭类药；若出血不止，则用伏龙肝煎汤代水煮药，或以米醋合水煎汤，其效颇显。

若出血百治不验，形气均衰，垂危将绝，急用大量独参汤，可挽狂澜。昔在津沽曾治一蔡姓妇，患子宫肿瘤，忽大出血不止，倒悬床位，棉纱堵塞，止血药用之殆遍，毫无少效，患者唇色如蜡，气息奄奄。予以大山参60克浓煎随时服，一昼夜间，血止气复，后加调补，此人至今仍在津市街道做居民工作。若此类病例在余临床六十年中已非少见，且在古人文献中亦屡见不鲜，足见补中要药——人参之功效。而中医谓营出中焦，脾主统血，颇具实际意义也。

子宫出血疾病，若为血小板减少，血凝能力降低，则用阿胶、鹿胶、龟胶、老紫草、鸡血藤及石榴皮炭等，治之甚效。

子宫肿瘤良性者，如子宫肌瘤余习用元胡、没药、紫草、茜草、黄精、益母草、三棱、莪术、鹿角、琥珀、苏木、木蝴蝶、脐带（坎炁）诸药，亦有消去肿瘤之例。至于恶性者，如子宫颈癌以往治之不多，故从略。

现代医学诊断之盆腔炎，子宫附属器官之炎症，以中医论之，多属寒证，其痛则为寒结之痛，用四物汤选加香附、艾叶、吴萸、茴香、橘核、元胡、滴乳香、肉桂（桂枝）、九香虫、蛇床子、公丁香、菟丝子、肉苁蓉、血竭等药，此外，丹参、川楝子，性虽寒但去瘀止痛之力强，用于群温性药中，亦不显其寒也。盆腔炎急性期有发热者，多属湿热内蕴，应予清热利湿解毒诸药。

子宫下垂或脱出者，以补中益气汤为主方另有枳实、枳壳、白蔹、卷柏、香附、葫芦巴等，亦可选用。

妇女微有带下，为正常生理现象，不以病论，若带下绵绵量多，且有粉、黄、褐、黑等色均属病态。如腰酸痛即下白带者，其督脉亦受病矣。前世医家论带下多属虚证。亦有因湿盛者，气郁者，痰注者，阳隔者。习用二陈、二妙、完带汤、柴胡加龙骨牡蛎汤、逍遥散、补中益气汤、景岳之克应丸等方。常用药物如龙骨、牡蛎、桑螵蛸、海螵蛸、禹余粮、赤石脂、醋香附、苍术、薏仁等。

妇女有性欲不感症者，前世医家曾以女贞子合续断，主治妇人隐疾。余则用麝香、樟脑、乳香、巴戟天、破故纸、淫羊藿、蛇床子、葫芦巴、楮实子、覆盆子、肉桂、仙茅等兴奋性药。此病妇女多讳言，然在临诊常常遇及。亦有妇女患梦交者，与前症相反。余用黄柏、丹皮、百合、知母、金樱子、刺猬皮、五倍子、桑螵蛸、赤白石脂、龙骨、牡蛎、龟甲、莲须等，与治男子梦遗抑其相火，固其精元同法，即抑制法也。

癔病者，即所谓脏躁病，于神经衰弱篇中已论之，然妇女患此病者，殊非鲜见，并有其特殊病理。

妇女患本病与脑及子宫之关系密切。任脉主胞宫，督脉起于下极之俞，至风府入于脑内，任督两脉上下周循，故治癔病，一面治脑，一面治子宫，并需以藁本、川芎、白芷、丁香，诸药沟通之。甘麦大枣汤为治此病之主方，然尚须合以百合知母地黄汤、黄连阿胶鸡子黄汤，或柴胡加龙骨牡蛎汤等疗效始显。

癔病有奔豚逆上之象者，似有物堵于喉间，咳之不出，咽之不下，有谓之曰：梅核气，昔日西医有谓之曰歇斯替里球者。结合辨证，选用苓桂术甘汤、吴茱萸汤、小柴胡龙骨牡蛎等方均有疗效；若为气结不舒，七气汤易效。

妇女每届经期即患偏头痛者，是神经受其影响，曾用石楠叶、川芎、白芷、天麻、吴萸、当归、山栀、女贞子等药治之，疗效良好。若于经期即见腿脚酸软肿者，地黄饮子治之最宜。阴跷为病，阳缓而阴急；阳跷为病，阴缓而阳急。地黄饮子阴阳均补，缓急协调，故有是效也。

妇女生育，本为生理机能。若婚后久久不孕，如非男子有病，则需检查妇女子宫，卵巢是否发育不全，抑为经血不调，或则子宫位置有异，甚则患有它病，审其因，寻其源，治之匪难。除辨证服汤药之外，再以成药协助，多有疗效，晋产之定坤丸，以及京市熟知之八宝坤顺丸，安坤赞育丸，益仙救苦金丹，胜金丹，妇宝金丹，宫寒不孕者，艾附暖宫丸，往往服药一、二个月即见怀孕。

至于中药避孕，余经验不多，不若使用避孕工具较为妥贴，或口服避孕药亦佳，尤其妊娠坠胎，常致出血过多，不如早期刮宫，优于服药坠胎也。

妇女妊娠之后，最易产生呕吐，即谓之恶阻。重用白扁豆最良，再加刀豆子、砂仁壳、豆蔻壳、黄连、橘皮、竹茹、黄芩、白术等药。前世医家用白术汤、竹茹汤、半夏茯苓汤，均甚安妥。但要避免香燥下气之类。若孕期已久仍然呕吐者，前方重加熟地（有热者用生地），伴以少许苏叶，其效颇佳。

妊娠期间最好少服药物，注意饮食调剂，适当活动，对于母子均有利也。切忌大热，破血动胎，及收缩子宫之药。古人已有禁忌之说，不作赘述。但平时用药常易于忽视者，如白疾藜有破恶血，去癥积，通经作用；血竭可逐瘀破积；麦芽、远志有收缩子宫之力；冬葵子、沙苑子可催生下胞衣。尤其对于有习惯流产者，用药更要慎重，如误用上列药物，胎虽下而医生尚不知其故，特此提出以引起注意。

安胎、保胎，余有验方，另列入验方篇中不赘述。

子宫外孕者，如早期发现以中药治疗，不动手术亦多有效。用归尾、红花、泽兰、丹参、川芎、赤芍、苏木之类，常达预期效果。

正产之后，世俗拘于"产后多瘀，产后无补"之说，而频饮生化汤，余有异议。张石顽曾云："大凡血之为患，欲出未出之际，停在腹中即成瘀色，未必尽为瘀热，又曷知瘀之不为虚冷乎？若必待瘀血净后止之，恐并其人而不存矣"。尤其腹痛则必云"积而腹痛"，孰不知产后子宫收缩，其痛并非因有积瘀。

昔年余曾诊北京排子胡同天门会馆某妇，产后连服生化汤旋即发热。医为瘀血作祟也，更进大量破瘀之药，非但发热不退，而血流不止，饮食不进，气息奄奄。余诊其脉三、五不调，形如雀啄。病妇语低声微，频言："流血即将流死矣！"立即以独参汤，继进大剂十全大补汤加姜、附频频饮之，始得挽回。产后妄用破血活瘀之剂，应深以为戒。产后发热，即产褥热病，余另有验方，屡用辄效，已列验方篇中，但不得不突出一点而论者。时医常云："产后当大补气血，既有杂病亦末治之，一切病多是血虚，皆不可发表"等语，医者墨守此法常致贻误。产后气血均虚，虽不可否认，然虚中有实，亦不可一笔抹煞，况乎产妇素质亦有健弱之别，绝不可一律言虚而忌表。

余治产褥热用炒黑芥穗为主药者，以其既入血分，又可引邪外出，而不致表散太过，引起汗出亡阳。产后血分本虚，外邪极易入血，若按习用解表办法，是必表益虚，津益伤，而热仍不退。但如只治其里，或因产后之虚而补之，是必邪出无路。炒黑芥穗之妙用，即在于引邪由里外出，表里均无伤也。《素问·六元正纪大论》曰"有故无殒，亦无殒也"。此语应深思之。

产后血晕，一曰恶露乘虚上攻，一曰气脱而晕。临床所见，实以后者多于前者。凡属气脱，独参汤饮之即回，不可拘于"新产不用参"之说。但形、脉、证确属血逆之晕者，芎归汤、失笑散亦宜。

产后乳汁不下，用猪蹄汤、涌泉散等医者已熟知，若用花生米（连薄皮）数两，煮极烂，连汤服之，下乳甚速。

一、月 经 病

1. 肝郁气滞痛经案

郝某，女，16岁，病历号51、8、482。

去岁天癸初行量甚少，经来腹痛，食欲减退，两胁窜痛，情志不舒，时生烦躁，形体瘦弱，面色少华。

舌苔腻，脉细缓。

辨证立法：

情志不舒，两胁窜痛，均属肝郁，肝为藏血之脏，脾为生血之源，肝病传脾，血亏不得荣养经脉，冲脉为血海，血不充则经水少而腹痛。拟调冲任，理肝脾法。

处方：

醋柴胡5克　春砂仁5克　酒川芎5克　杭白芍10克
生熟地各6克　酒当归10克　醋祁艾5克　阿胶珠10克

炒枳壳 5 克　香附米 6 克　酒元胡 6 克　炙甘草 3 克　厚朴花 5 克　月季花 5 克　紫苏梗 5 克　玫瑰花 5 克　代代花 5 克　苦桔梗 5 克

二诊：服药三剂，食欲增，精神好，两胁已不窜痛，月经尚未及期，未知经来腹痛是否有效，嘱于经前三日再服前方，以资观察。

三诊：每届经前均服前方三剂，已用过四个月，均获效，月经量较前多，血色鲜，经期准，及期腰腹不觉酸痛，精神好，食欲强，面色转为红润，拟用丸方巩固。

处方：

每届经前一周，早晚各服艾附暖宫丸 1 丸。

按：经来腹痛，多见于初行经时不重视月经卫生，饮冷遇寒；或肝郁气滞，或血瘀；或为血虚均可致痛经。

本案则因肝郁不舒，遂有饮食少进，致血少来源，气滞血瘀，而引起痛经。初诊以缪仲淳之加减正元丹为主方，加元胡、柴胡、香附、苏梗。舒肝理气，养血调经，服药后不但经来腹痛治愈，而且气血渐充，食欲增，面色亦转红润矣。

2. 寒凝血瘀痛经案

武某，女，16 岁，病历号 53、5、484。

十三周岁月经初潮，三年间只来五次，每次腹痛甚剧，量少色黑，别无他证。

舌苔正常，脉象沉迟。

辨证立法：

《诸病源候论》云：“妇人月水来腹疼痛者由劳伤血气，以致体虚，受风冷之气，客于胞络，损冲任之脉"。故脉象沉迟，经来腹痛，治以调冲散寒湿为宜。

处方：

盐橘核10克　砂仁5克　桂枝3克　盐荔核10克　生熟地各6克　柴胡3克　祁艾叶6克　醋香附10克　杭白芍10克　酒当归10克　阿胶珠10克　酒川芎5克　益母草12克　台乌药6克　酒元胡10克　炙甘草3克　川楝子6克

二诊：服药六剂，适届经期，竟然未痛，遂嘱每于经前一周即服此方数剂。

按：痛经之为病，因寒者多，因热者少，辨证正确，治之匪难。本方系化裁艾附暖宫丸，胶艾四物汤，乌附汤诸方，用桂枝、柴胡，则有通调营卫之作用，其效更显。

3. 脾肾双亏月经过多案（子宫粘膜下肌瘤）

靳某，女，29岁，病历号53、7、14。

三年前由于过劳，适届经期，遂致淋漓不断。时少时多，日无间断，色黑紫有血块。腰腿酸楚，少腹坠痛，头晕气短，倦怠无力，经协和医院检查诊断为子宫粘膜下肌瘤，本人不愿手术，故求诊中医设法。

舌质淡并有齿痕，六脉沉迟而弱。

辨证立法：

月经淋漓不断，业已三年，气血双损，虚寒为祟，血色黑紫有块，非热结之瘀，实系出血缓慢，稽留时久，凝结所致。察其脉沉迟而弱，舌质淡红，均非热证可知，拟升阳补中固涩为治。

处方：

米党参10克　干姜炭3克　祁艾炭10克　苍术炭6克　川续断10克　黑升麻5克　白术炭6克　川杜仲10克　黑芥穗5克　生地炭15克　五味子5克　熟地炭15克　赤石

脂（血余炭 10 克同布包）10 克　　五倍子 5 克　　山萸炭 18 克　　鹿角胶 10 克　　陈阿胶 10 克　　紫厚朴 5 克　　炙甘草 3 克

二诊：服药十剂，此间曾血止两日，为三年来未有之现象，而后血又再来，量甚少，色亦转淡红，头晕渐好，仍觉倦怠。

前方照服，另用仙鹤草 60 克，荷叶 30 克，红鸡冠花炭 60 克，伏龙肝 90 克，煮汤澄清代水煎药。

三诊：又服十剂，出血大为减少，有时如红带，气短心跳，头晕均效，精神亦转佳，腰腿酸楚减轻，拟用丸方巩固。

处方：

每日早服定坤丹 1 丸，晚服玉液金丹 1 丸。

按：月经淋漓不断之症，以八纲辨之，治法各异。然医者多以出血为热，尤以血色黑紫辨为热结，投以凉血止血之药，温阳之药，似为忌用，张石顽曾为文辨驳。本案之有显效，在于辨证准确，用干姜、艾叶以温子宫，反见血量减少，血色转鲜。施师用炭药以止血，效果殊佳；用升清药者，下病上取之也。

4. 脾虚肝郁月经过多案

臧某，女，20 岁，病历号 51、8、635。

十六岁初潮，经期尚准，半年以来经行虽按期，但时间逐渐延长。每来一周多始完，最近两个月竟淋漓不止，头晕目眩，心悸气短，胸闷胀，食不香，腰酸神疲，二便睡眠正常。

舌苔薄白，脉象沉细有力。

辨证立法：

素日体弱，又复早婚，气血未充，是以经行时间延长，脾胃不健，食欲减退，后天补给不足，肝气郁结，头晕目眩，胸闷胀满。气不摄血，冲任失固，渐趋淋漓。拟助气摄血，扶脾健中舒肝解郁之法。

处方：

黑升麻3克　生牡蛎（生龙齿10克同打同布包）10克　五倍子（五味子3克同捣）3克　黑芥穗6克　白蒺藜10克　沙蒺藜10克　生熟地（砂仁3克同捣）各6克　杭白芍（柴胡5克同炒）10克　鹿角胶6克（另溶对服）　阿胶珠10克　山萸炭15克　茅根炭15克　米党参6克　厚朴花6克　玫瑰花6克　柏叶炭10克　莲房炭10克　炒建曲10克

二诊：服药两剂，月经显著减少，但仍未断，心跳气短，头晕依旧，食不香，胸胀闷，脉象如前，仍按上方加减。

处方：

黑升麻3克　川杜仲10克（炒炭）　黑芥穗6克　川续断10克　生牡蛎（生龙齿10克同打同布包）10克　阿胶珠10克　生熟地（砂仁5克同捣）6克　杭白芍（醋柴胡5克同炒）10克　山萸炭15克　厚朴花6克　莱菔子6克（炒）　仙鹤草12克（炒）　玫瑰花6克　莱菔缨6克（炒）　茅根炭15克　谷麦芽各10克　酒黄连3克　沙蒺藜10克　炒远志6克　酒黄芩6克　白蒺藜10克

三诊：服药三剂月经已止，食欲转佳，胸腹闷胀已愈，惟仍头晕目眩，心悸气短，下午感觉烦热，脉象不似从前之沉细。气血已亏，来复需时，改服丸剂以善后。

处方：

每日早午各服人参归脾丸1丸，夜晚服玉液金丹1丸。共服三十日。

按：经期延长，淋漓不断属虚者，多以补气健脾益肾调固冲任为法。本案除益气健脾固冲任外，因有脉沉细有力，头晕目眩，胸闷胀等症，知其因肝血不足，引起肝气郁结，故施师用柴胡、厚朴花、玫瑰花、莱菔子、莱菔缨等药，舒理郁结之气，使整个方剂，固中有散，静中有动，补而不滞。更在二诊方中加用黄芩、黄连，防其肝郁化火，转为肝热月经不调，芩、连用酒炒，以减苦寒之性过亢。用柴胡者，既可舒肝，又有升举之功。下者上升之，升麻、芥穗炒黑，更增止血之效。

5. 肾气亏虚月经过多案（更年期综合征）

龙某，女，53 岁，病历号 53、9，394。

年逾五旬，经水未断，反而淋漓不绝，量不多，有白带，全身酸软，头晕腰疼，患者不能服汤药，要求以丸药治之。

舌苔薄白，六脉细弱。

辨证立法：

更年之期，月经断绝是属正常，反而淋漓不绝者，本体素虚，气血不足，统摄无力也。拟调理冲任，补其本元治之。

处方：

每日早服人参归脾丸 10 克，午服紫河车粉 3 克，晚服强心丹 12 粒。

二诊：服药十日后，诸证均减，血已少，白带不多，头晕心跳好转，精神亦佳，仍以丸药治之。

处方：

每日早服参茸卫生丸 1 丸。午服强心丹 12 粒。

晚服玉液金丹 1 丸。

三诊：服丸药二十日经水已止，白带微量，腰痛头晕均大见好，精神较佳，两胁有时窜痛，心跳气短较前好转。

处方：

每日早服逍遥丸6克，午服强心丹8粒。晚服参苓白术丸10克。

四诊：前诊三次，共服药二个月，诸证皆失，要求巩固疗效，防止再发。

处方：

每日早服紫河车粉3克，晚服参茸卫生丸一丸。

按：本案为更年期而经水淋漓不断之病，全以丸药治疗，效果良好，补其本元，调其血脉，服药六十日而痊愈。

6. 心肝脾虚崩下案（更年期综合征）

高某，女，47岁，病历号51、12、926。

近一年来，经期不准，忽前忽后，忽多忽少。本月来潮二十余日未净，量多且有血块，背痛腰酸，头晕耳鸣，心跳气短，食欲不振，四肢无力。

舌苔薄白，脉象虚弱。

辨证立法：

时届更年之期，忽呈崩下之症，血气大伤，统摄无力。血不达于四肢则酸软倦怠；上不荣于头脑则头晕耳鸣；心血不足则气短心跳。肝不藏血，脾不统血，经期延绵二十余日。心肝脾皆为掌管阴血之脏，治此三脏，当可恢复。

处方：

野党参10克　野于术6克　炙甘草5克　炒远志10克　土杭芍10克　柏子仁10克　山萸炭15克　莲房炭12克　鹿角胶10克　川续断6克　沙蒺藜10克　春砂仁5克　川

杜仲 6 克　白蒺藜 10 克　生熟地各 10 克　五味子 6 克　五倍子 6 克

二诊：前方服四剂，血已渐少，精神好转，食欲增，酸楚减，睡眠甚安，心跳头昏显著减轻，仍有少量血块。

原方去莲房炭，加玫瑰花、月季花各 5 克，再服四剂。

三诊：血已止，症状除，但昨日突然眩晕，恶心，检血压为 80/60 毫米汞柱。遂又觉心跳，仍是血不上荣之症，拟补虚养血法。

处方：

党参 10 克　当归身 6 克　明天麻 5 克　白薇 6 克　鹿角胶 6 克　阿胶珠 10 克　远志 6 克　沙蒺藜 10 克　生龙骨 10 克　狗脊 15 克　白蒺藜 10 克　生牡蛎 10 克　菖蒲 5 克　野于术 5 克

按：更年之期，月经多不正常，无足为虑，但下血过多则成病态。心主血，肝藏血，脾统血，主治三脏血可止。体力日复。

本案患者在诸症消失之后突然血压降低，更可说明是虚证矣。补虚养血，当为正治。

7. 暴怒伤肝崩下案

董某，女，22 岁，病历号 51、6、421。

平素月经尚属正常，十日前因事急怒，又届经期，竟然暴下如注，十日未净，少腹时痛，别无其他症状。

脉象大而软。

辨证立法：

急怒伤肝，肝为藏血之脏，适届经期，遂致暴下如注，急拟舒肝理血法治之。

处方：

鹿角胶10克（另烊化对服）　砂仁3克　醋柴胡5克　阿胶珠10克　生熟地各6克　杭白芍10克　酒川芎5克　当归身6克　醋祁艾6克　白蒺藜12克　炒远志10克　炙甘草3克

二诊：连服六剂，服至第三剂时血量大为减少，现症只余带下粉色，嘱再服二剂，即可停药。

按：急怒伤肝，月经暴下，舒肝理血即可，胶艾四物加柴胡治之最宜，用鹿角胶者，即补血又止血，白蒺藜及炒远志均有收缩子宫之力，故加用之。

8. 气血亏损闭经案

谢某，女，22岁，病历号51，6、37。

月经一年未至，日形消瘦，精神疲怠，读书过目即忘。下腹坠痛、腰酸、微有白带，形体瘦弱，面色滞晦。

舌质暗红，六脉沉涩。

辨证立法：

六脉沉涩，舌质暗红，闭经将近一年，是有瘀血之象。但形体瘦弱，不宜峻攻，拟先活血通经，后再调养，使气血充盈，月事即可以时而下。

处方：

两头尖10克　凌霄花6克　茜草根6克　茺蔚子6克（酒炒）　酒元胡6克　酒当归6克　酒川芎5克　酒丹参15克　祁艾叶5克　炙甘草3克

二诊：服药四剂，在第二剂时即稍见红，以后则下黑紫色血，且有块，下腹坠痛及腰酸均见好。

处方：

每日早晚各服八宝坤顺丸1丸。连服一个月。

按：患者虽然形体瘦弱，气血均亏，然以脉象沉涩、舌质暗红，若不先去其瘀，纵然大补气血亦不能使之经通。但又因形体瘦弱，不宜用峻攻之法，故先用行血活瘀之剂，使瘀血得活，再予八宝坤顺丸，则冲任和调，气血渐充，月经可及时而至。方用两头尖为入厥阴之血分药，行血活瘀，且能治痈肿。凌霄花去瘀血，除癥积，可通月经。

9. 肝郁血滞闭经案

张某，女，23岁，病历号51、7、638。

平素行经错后，本年初因家事不顺，心情郁郁，由二月至今五个月经水未来。腰背疼痛，食少，头晕，日渐消瘦，睡眠及二便尚属正常。

舌苔薄白质暗，六脉沉涩而细。

辨证立法：

情志不舒，气滞血瘀，月经五月未至，应以舒肝活血法治之。

处方：

柴胡5克　砂仁5克　玫瑰花5克　赤白芍各6克　生熟地各6克　厚朴花5克　益母草12克（酒洗）　酒川芎5克　酒当归10克　佛手花6克　佩兰叶10克　炒丹皮6克　月季花6克　泽兰叶10克　炒丹参6克　白蒺藜10克　沙蒺藜10克　炙甘草3克

二诊：服药四剂，腰背疼痛减轻，食欲好转，惟月经仍未来。

前方加桂枝3克，细辛1.5克再服四剂。

三诊：前方服四剂，月经已见，量少色暗，少腹坠痛，拟用丸方调理。

处方：

每日早服八宝坤顺丸 1 丸，晚服玉液金丹 1 丸。

按：经闭之因甚多，不可妄用破血活瘀之剂。本案则为情志郁郁，以致气结血瘀者，故舒肝活血为宜。以柴胡四物为主方，玫瑰、月季、泽兰、益母诸味既活血又养血，服药八剂月经即现，遂以丸药巩固。

10. 脾胃不和闭经案

褚某，女，30 岁，病历号 51、7、651。

既往月经基本正常，无任何特殊症状，去夏以来，发现月经延期，量少，且开始周身不适，食欲减退，腰腿酸楚，去年九月最后一次经行之后，至今十个月迄未再来，但无发热，咳嗽、消瘦等现象。近来则感头晕，腰酸不思饮食，经仍不至而求诊。

舌苔白而微腻，脉象弦涩。

辨证立法：

经云："月事不以时者，责之冲任。"冲为血海，隶于阳明，阳明属胃，饮食入胃，游溢精气而化为血；营出中焦，中焦失其变化功能，所生之血日少，上既不能奉生于心脾，下又无以泽冲任，是以经血无从而来。经谓："二阳之病发心脾"，拟以和胃健脾，养血通经之法。

处方：

川杜仲 10 克　生熟地（砂仁 5 克同捣）各 6 克　杭白芍（柴胡 5 克同炒）10 克　川续断 10 克　沙蒺藜 10 克　白蒺藜 10 克　酒川芎 5 克　苦丁茶 5 克　鹿角胶 6 克（另溶兑服）　野于术 6 克　酒当归 10 克　金狗脊 12 克　酒丹参 10 克　绿萼梅 6 克　谷麦芽各 10 克　炙甘草 3 克

二诊：服药三剂，诸症如前，原意疏方继服。

处方：

全当归10克　　左金丸6克（布包）　　生熟地（砂仁5克同捣）各6克　　旋覆花（真新绛5克同布包）3克　　酒丹参10克　　酒川芎5克　　鹿角胶6克（另溶兑服）　　阿胶珠10克　　野于术6克　　谷麦芽各10克　　赤白芍（柴胡5克同炒）10克　　茺蔚子6克　　绿萼梅6克　　广陈皮6克　　怀牛膝10克　　炙甘草3克

上药嘱服六剂，并于每晚临睡时服玉液金丹1丸，共服十五天。

三诊：患者照嘱服完汤药六剂丸药十五天，四日前，月经来潮，量不多，色黑，脉象转趋流利尚带弦意，再本原方加减。

处方：

沙蒺藜10克　　桑寄枝12克　　白蒺藜10克　　桑寄生12克　　细辛（砂仁5克同打）1.5克　　生熟地各6克　　赤芍6克　　酒当归10克　　柴胡（桂枝3克同炒）3克　　白芍6克　　油松节10克　　酒川芎5克　　蕲艾叶5克　　阿胶珠5克　　山楂炭10克　　炙草节6克　　旋覆花（新绛6克同布包）6克　　鸡血藤15克

四诊：上次经行五天而止，三诊处方共服四剂，月事再延两月又来一次，血量仍少，四天而止，食欲已好，困倦酸楚之感大减，脉象沉而有力，恙延已久，拟服丸药，益气生血，以使阳生阴长。

处方：

酒丹参30克　　粉丹皮30克　　泽兰叶30克　　茜草根30克　　益母草120克（酒洗）　　茺蔚子30克（酒炒）　　南红花30克　　沙苑子30克　　金毛脊30克　　功劳叶30克　　酒当归30克　　生熟地各30克（酒炒）　　白蒺藜30克　　酒川芎30克　　酒川军30克　　鹿角霜30克　　炒枳实30克　　野于术30克　　海沉香15克　　春砂仁15克　　炙甘草30克

上药共为细末，加炼蜜，为小丸，每日早晚各服

10克，白开水送服。

11. 经绝血滞案（更年期综合征）

邢某，女，49岁，病历号53、5、470。

月经于本年初断绝。此后即时觉周身酸楚，倦怠不适，头痛，乳房痛，且有硬核，大便燥，食睡尚佳。

舌苔正常，脉象弦涩。

辨证立法：

更年之期，月经闭止，时见营血不调之症，故周身酸楚疼痛，拟用活血通络法为治。

处方：

酒川芎5克　酒当归10克　制乳没各6克　桂枝1.5克　薤白10克　豨莶草10克　柴胡5克　全瓜蒌20克　炮甲珠10克　杭白芍10克　炙甘草3克　山慈菇10克

二诊：服药二剂，除周身酸楚见效外，余症依旧，拟前方加一力，并施软坚散结以治乳房硬核。

处方：

桂枝1.5克　薤白10克　酒川芎5克　柴胡5克　全瓜蒌20克　酒当归10克　杭白芍6克　生鹿角12克　炮甲珠10克　片姜黄6克　白蒺藜12克　白僵蚕5克　山慈菇10克　制乳没各6克　炙甘草3克　蔓荆子6克

三诊：服药颇效，遂连服八剂，头已不痛，全身感觉舒畅，乳房痛减，硬核尚未见消，大便一日一次已不结燥。

用前方加五倍量配制丸剂，早晚各服10克，冀其痊可。

按：《产宝方序论》曰："大率治病，先论其所主，男子调其气，女子调其血，气血者，人之神也。然妇人以血为基本，苟能谨于调护，则血气宣行，其神自清"。此语虽非金科玉律，然妇女之病多偏于血，亦有其实际意义。尤以更年期后，月经闭止，所生各种症状，详辨其证，多从理血着手则效，本方以瓜蒌散加柴、桂、姜黄、川芎通调血脉、活瘀散结，生鹿角、炮甲珠、山慈菇治硬核甚效，血气宣行，诸症均除也。

二、带 下 病

1. 气血两虚带下案

师某，女，27 岁，病历号 52、5、203。

两年来，月经量少，色淡，白带甚多，腿疼足肿，食欲不振，气短自汗。

舌苔白，脉细弱。

辨证立法：

六脉细弱，气血不足，月经量少，职是之故。气虚提摄无力，白带绵绵不绝，易汗气短，因之而生。肾阳不振，水不化气，而致跗肿，血不荣筋，经脉不充而现腿疼。拟调理气血补中通阳法治之。

处方：

桂枝 5 克　砂仁 5 克　嫩桑枝 15 克　杭白芍 10 克　细辛 1.5 克　桑寄生 15 克　米党参 10 克　大熟地 10 克　野于术 5 克　当归身 10 克　炙黄芪 12 克　益智仁 5 克　五味子 3 克　宣木瓜 10 克　白薏仁 12 克　炙甘草 3 克　炒远志 10 克

二诊：服药四剂，诸症均有所减轻，但非显效，病已两年，气血双亏，绝非数剂可愈。

前方去桑枝、桑寄生。加功劳叶 10 克，金狗脊 15 克，再服十剂。

三诊：前方服十二剂，精神渐旺，白带大减，月经尚未及期，然腿痛足肿均效，气短自汗亦好，仍遵前方加力。

处方：

桂枝5克　米党参10克　砂仁5克　杭白芍10克　当归身10克　大熟地10克　炙黄芪12克　川附片5克　野于术5克　益智仁5克　汉防己10克　功劳叶12克　宣木瓜6克　炙甘草3克

四诊：服药八剂，期间月经已来，量较多，色亦鲜，白带甚少，食欲增强，腿已不痛，足肿亦消，前方可以常服。

按：白带极多，系属气虚提摄无力，月经量少，则为荣血不足之征，补中则固气，养血则和荣，益命门之火则化气布精于周身，本方着重调理气血补中通阳，收效之速在于施治得体。

2. 老年肾虚带下案

曲某，女，69岁，病历号53、5、171。

天癸已断二十年，近岁带下日甚，时红时白，经年不绝，颇以为苦。腰酸楚，全身乏力，大便结，小便失禁，食少，睡不安。

舌苔滑白，六脉濡弱。

辨证立法：

年将七旬，脉现濡弱，气血虚损之象；任脉主胞胎，其为病，带下瘕聚。更年期后时患带下者，任脉不充之故耳。腰为肾府，肾司二便，肾气虚则腰酸楚而二便失常，拟补肾固气养血法为治。

处方：

砂仁5克　川杜仲10克　五味子5克　大熟地10克川续断10克　五倍子5克　覆盆子10克　益智仁5克　山

萸肉 12 克　炒远志 10 克　鹿角胶 6 克　米党参 10 克　桑螵
蛸 10 克　生白果 12 枚　炙甘草 3 克　阿胶珠 10 克

　　二诊：服药十剂，带下大为减少，全身亦感有力，
小便失禁好转，大便则尚干燥，年事已高，气血非一时
可恢复。服药既效，可作常用方，并加服参茸卫生丸，
每日 1 丸服之。

　　按：前世医家论带下云：赤者热入小肠，白者热入
大肠，由是带下赤白皆为热证。实际亦不尽然，施师治
此高年老妇，审脉察证是全属虚象，故从补肾固气养血
着手，收效甚速。若属肿瘤引起带下者，则须另作
考虑。

三、妊　娠　病

1. 滑胎案（习惯性流产）

施某，女，22 岁，病历号 51、9、610。

十八岁月经初至，二十岁结婚，流产两次。每届天
癸之期，经水特多，白带绵绵，全身酸软无力，精神
萎靡。

舌苔正常，脉象细弱。

辨证立法：

经、带均多，日久体力亏损，虽在壮年，脉细弱，
身酸软，仍属虚证，结婚两年，流产二次者，子宫无力
也。拟以丸药补肾健脾调经。

处方：

每日早服定坤丹半丸，午服参茸卫生丸 1 丸，晚服
玉液金丹 1 丸。

　　二诊：药服三十日，月经来时已大为减少，白带亦

不多见，体力渐强，精神好转，仍用丸药治疗。

处方：

每日早服参茸卫生丸 1 丸，午服龟灵集半瓶，晚服玉液金丹 1 丸。

三诊：服药一个月，因月经未来遂停药，今已两届经期天癸未见，时时恶心欲呕，已有怀孕现象，头晕、少腹坠，患者因已流产两次，希望保胎，拟和胃保胎治之。

处方：

鹿角胶 6 克　阿胶珠 10 克　山萸肉 25 克　黑芥穗 3 克　醋柴胡 5 克　砂仁 3 克　黑升麻 3 克　杭白芍 10 克　熟地 10 克　玫瑰花 5 克　桑寄生 10 克　野于术 5 克　代代花 5 克　炙甘草 1.5 克　白扁豆 25 克

四诊：服药六剂，颇觉平妥，食欲好转，希予常方保胎。前方去升麻、芥穗、柴胡、杭芍。加党参 10 克，黄芪 12 克，白术 5 克，枸杞 10 克，每周服一、二剂，至临产时停服。

按：习惯性流产，多属子宫无力，胎儿至一定重量，子宫因固摄不住即行流产，大体虚证为多。健脾则固气，补肾则胞宫力强，胎可以安全足月而产。

2. 子淋案（妊娠泌尿系感染）

刘某，女，28 岁。

第二胎妊娠五个月，半月前感觉排尿不畅，初不介意，继则加重，小便频数，艰涩不爽而酸痛，色黄，大便干燥，食欲欠佳，夜眠不安，易发烦躁。

舌苔白，根部发黄。脉象：滑数。

辨证立法：

妊娠小便难，乃热郁膀胱，津液亏少，气化不行所致，宜用清热通淋，调气润燥以治。

处方：

川草薢 6 克　天麦冬各 6 克　生地 10 克　酒条芩 6 克
南花粉 10 克　草梢 3 克　炒枳壳 6 克　火麻仁 12 克　山栀
5 克　台乌药 6 克　益智仁 5 克　茯苓 10 克　川石韦 6 克

二诊：服药两剂，尿频大减，尿时仍有涩痛之感大
便已通，眠食转佳，原方去火麻仁加淡竹叶 5 克。

3. 胃热气滞恶阻案

梁某，女，25 岁，病历号 52、5、800。

妊娠三月，有饥饿感而不欲食，饭后胸间堵闷欲
吐，口干不喜多饮。

舌苔薄微黄，脉滑数。

辨证立法：

妊娠恶阻，多见于怀孕初期，若已三月，仍不欲
食，则为郁热结滞，脉滑数亦足证明。拟用和胃清热法
为治。

处方：

白扁豆 30 克　北沙参 12 克　酒条芩 6 克　金石斛 10 克
香稻芽 10 克　炒枳壳 5 克　砂仁壳 5 克　厚朴花 5 克　豆
蔻壳 5 克　玫瑰花 5 克　旋覆花（炒半夏曲 6 克同布包）6 克

按：妊娠之际，经血即闭，血脉不通，经络癥涩，
故易生热，气滞贲郁，饥不欲食，口干亦不喜饮。治之
不宜过用香燥药物。白扁豆为缓和滋养之品，治妊娠不
食或呕吐最宜，沙参、酒芩、石斛即能清热又益胃阴，
砂仁、豆蔻开胃止呕，芳香可以化浊，此类方治恶阻或
不食，性平和而效果甚良。

4. 阴虚胃热恶阻案

陶某，女，36 岁，病历号 52、6、97。

妊娠已四月，仍是食后即吐，甚则呕出血液，困惫不堪，急来求治。

舌红少津，六脉滑数。

辨证立法：

恶阻本属妊娠常见之证，但已四阅月仍行呕吐，且有血液，六脉滑数，舌红少津，一派阴虚胃热之象，即予养阴清热和胃法治之。

处方：

金石斛6克　砂仁壳3克　旋覆花（半夏曲6克同布包）6克　鲜石斛6克　豆蔻壳3克　白扁豆25克　姜竹茹10克　酒条芩6克　炒吴萸1克　炒黄连2.5克　紫苏叶1.5克　炒陈皮5克　生甘草3克

二诊：服药四剂，呕血已止，且能略进饮食，去金、鲜石斛。加北沙参10克，再服数剂。

按：妊娠之候，气血多滞，因以化热是属常见，素体阴亏，遂呈阴虚胃热、呕吐不止之象。施师化裁丹溪之咽醋丸方去苍术加扁豆、沙参、竹茹、紫苏等药，方中砂仁壳、豆蔻壳虽是性燥，然以用壳，则力弱而和胃止呕仍起作用。二诊加北沙参者，以养胃阴也。

5. 气血两亏头晕案

程某，女，34岁。

怀孕五个月，只是头晕，别无他症。

舌苔正常，脉象：滑但不满指。

辨证立法：

妊娠五月，气血多养胎儿，不能上荣于脑，故生头晕，脉不满指，实是血虚也。治宜气血双补。

处方：

炙黄芪 10 克　当归身 5 克　酒生地 10 克　黑芝麻 18 克 鹿角胶 6 克　阿胶珠 6 克　白薇 5 克　炒远志 5 克　桑叶 6 克　桑寄生 15 克　黄菊花 10 克

按：妊娠之际，血多下行以养胎儿，故不上荣，遂致头晕，血虚易生热，方中用白薇、生地、菊花者即清虚热也，用桑叶者引药上行兼清头目之意，患者服药四剂，头晕大为转好，曾来电话询问是否再服，嘱留此方，若再头晕可服数剂。

6. 难产案

丁某，女，28 岁，病历号 68、1、5。

患者平素体健，怀孕已足月，产前检查未见异常。昨日中午 1 点破水后，即送至某医院产科，至今日下午已超过二十四小时，仍未生产。检查无产道异常、胎位不正和胎儿畸形等情况，医院考虑作剖腹产手术，患者不愿，由其母前来问方。

辨证立法：

羊水已出多时，生产困难，显系阴液不足，气滞不降所致，拟用养阴润燥，调理气血为治。服药后五小时，如胎儿仍不下，即施手术，万勿拖延。

处方：

菟丝子 15 克　火麻仁 18 克　赤白芍各 6 克（打碎）　冬葵子 12 克　油当归 12 克　香附米 6 克　紫河车 10 克　炒桃仁 10 克　炒枳壳 6 克　炙甘草 6 克

按：患者只服上药一次，一小时后产一男孩，至今已十一岁，身体健康。

方中用菟丝子、冬葵子、火麻仁、桃仁、当归等油润富脂之品，养阴润燥。香附、枳壳调气，赤芍、白芍理血，甘草扶助正气，紫河车既补精血，又有引经作用。其中用菟丝子、冬葵子尚有"诸子皆降"之意。《本草正义》载："菟丝子多脂，……其味微辛，则阴中有阳，守而能走，与其他滋阴诸药之偏于腻滞者绝异。"《本草纲目》载，冬葵子有"滑胎"之功。全方用药虽然简单，但每味药的选择都极有针对性，配伍十分严谨。施师虽未见病人，但凭多年经验，精心筹方，收到了很好效果。

四、产 后 病

1. 乳少案

车某，女，33 岁，病历号 52、4、584。

产后三月，乳水不足，月经仍按期而至，心跳、头晕、极易发怒，饮食二便及睡眠尚属正常。

六脉虚软，左关较盛。

辨证立法：

《良方论》曰："心、小肠二经相为表里，上为乳汁，不为月水"。虽乳汁、月经两者不同，而由饮食精微所化则一。乳儿期间，天癸闭止，则乳汁充足，此为常理。今则月经按期而至，乳水自应不足，气不固血，血不养肝，虚则易怒，拟养血、补气、强心、舒肝以治。

处方：

米党参10克　砂仁3克　醋柴胡5克　当归身10克
大熟地10克　杭白芍10克　炙黄芪12克　鹿角胶10克
炒远志10克　甜瓜子30克　炙甘草3克

二诊：药服八剂，心跳头晕见好，乳汁量增，月经尚未及期，不知是否再来。

原方加：阿胶 10 克，五味子 3 克，可多服数剂。

三诊：前方共服十剂，月经及期未见，乳汁仍不甚足，精神好转，希予下乳方。

处方：

甜瓜子 60 克　赤小豆 30 克　路路通 12 克

按：前世医家认为，乳汁亦为经血所化，故哺乳期间，月经闭止，是属正常。本案为经水按期而至，而致乳汁量少。补气养血，使之趋于正常生理，乳汁自当充足，化裁人参养荣汤、柴胡汤，加阿胶、鹿角胶以增养血之力。

2. 热毒聚结乳痈案

李某，女，26 岁。

初产二十天，右乳房红肿胀硬，疼痛拒按。身觉寒热不适，病已四天。大便微干，小溲黄。

舌苔薄白。脉象：数。

辨证立法：

热毒聚结，气血壅滞，乳汁潴留，络道瘀阻，毒热蕴积成痈。主以清热消毒，宣通络道。

处方：

蒲公英 24 克　金银花 15 克　青连翘 10 克　全瓜蒌 24 克　制乳没各 10 克　当归尾 6 克　香白芷 5 克　山慈菇 10 克　萱草根 10 克　青橘叶 10 克　王不留行 10 克

二诊：服药三剂，痛肿大为缓解，寒热已退，原方加贝母 10 克再服两剂。后于来诊他病时，得知二次服药后完全消肿。

3. 毒邪外侵内热郁积乳痈案

杨某，女，34 岁。

产后 9 个月，仍在哺乳时期，两日前忽觉右乳房红肿胀痛，局部灼热，周身寒热，大便干燥，食欲不佳。

舌苔微黄。脉象：数而弦。

辨证立法：

哺乳9个月，已非乳腺阻滞所致，良由毒邪外侵，内热积郁而发。邪热相乘，来势甚急，当以清热解毒，调和气血，以消炎肿。

处方：

山甲珠10克　炒枳壳5克　酒川芎5克　酒当归6克　山慈菇10克　青连翘10克　制乳没10克　川郁金10克　苦桔梗5克　忍冬藤6克　杭白芍（柴胡5克同炒）10克　全瓜蒌（薤白头10克同打）18克　忍冬花6克　粉甘草3克

二诊：进药三剂，寒热止，炎肿消减，自觉肿胀轻松，按之尚痛，大便甚畅，食欲增加，再按原意加减。

处方：

白杏仁6克　酒当归10克　山慈菇10克　全瓜蒌（薤白头10克同打）18克　杭白芍（柴胡5克同炒）10克　旋覆花（代赭石12克同布包）6克　山甲珠10克　制乳没10克　酒川芎5克　炒枳壳5克　苦桔梗5克　粉甘草3克

以上共服三剂，肿胀全消，已能正常哺乳。

按：乳腺炎，中医称乳痈，以初产妇为多见，主要由于产褥期间，卫生注意不够，由乳头发生感染而引起，中医谓为内热外邪所引起，热邪壅聚，酿而成脓，同属一理。师门治疗本病，初起先以清热解毒活血为治，日久者则加补气养血托里之剂。两案治疗，均属清热解毒为主，但前者初产仅20天，偏重于宣通清热消炎，如重用蒲公英、金银花、青橘叶、且加白芷、萱草以通达之。后者产后9个月，来势虽急，显由于毒邪外侵，内热积郁而发作，故着重于清热解毒调和气血。

附：师门治疗新久乳腺炎经验方。凡未溃破者服之均有显效。一般服用 2 至 4 次即可痊愈。

处方：

生三七粉 6 克，精猪肉（即瘦猪肉）60 克，切成薄片。将生三七粉撒布于猪肉片上，放于盘中，蒸熟后一次服完，一日一次。

五、妇 科 杂 病

1. 气血亏损不孕案

郝某，女，35 岁，病历号 53、8、870。

十四岁月经初潮，经期无定，时赶前，时错后，结婚十年未孕，近年来，月经每至量极多，只能睡卧不能行动，时有带下，腰酸，身倦，目眩，耳鸣、睡不安，多恶梦。

舌质淡，六脉沉细而软。

辨证立法：

冲为血海，任主胞胎，冲任不调，经期无定，血海不充，提摄无力，经水量多，更致血亏。经云：女子"二七天癸至，任脉通，太冲脉盛，月事以时下，故有子。"冲任不盈，天癸失调，婚久不孕，缘由是起，拟调经养血，使太冲脉盛，任脉协和，自可怀孕也。先服丸药调理。

处方：

每日早服强心丹 18 粒，晚服玉液金丹 1 丸。

二诊：服丸药二十日，期间月经曾来，量已减少，血色正常，腰酸，腿痛，少腹不适等症均较往日为轻，拟予汤药四剂，更服前次丸药二十日观察。

处方：

生熟地各 10 克　醋柴胡 5 克　川杜仲 6 克　杭白芍 10 克　川续断 6 克　酒黄芩 15 克　当归身 10 克　酒川芎 5 克　陈阿胶 10 克　祁艾叶 6 克　炒远志 10 克　鹿角胶 10 克　炒山萸 12 克　巴戟天 10 克　淡苁蓉 20 克　炙甘草 3 克

三诊：汤药丸剂共服二十日，月经二十九天来潮，量已正常，白带甚少，腰腹酸痛均减，头晕、目眩、耳鸣、心跳亦大为好转，精神旺健，仍用丸剂治病。

处方：

每日早服天王补心丹 1 丸。午服八宝坤顺丸 1 丸。晚服参茸卫生丸 1 丸。

四诊：服药三十日，月经未见，精神极好，前有之头晕、目眩、心跳、耳鸣诸证逐渐消失，食睡均佳，嘱再服丸药一个月。

五诊：又服丸药一个月，情况很好，月经仍未至，遂停药一个月，现症：食后恶心呕吐，畏油腻，喜食酸，六脉均滑，已有怀孕现象，拟和胃止呕法：

处方：

砂仁壳 5 克　玫瑰花 6 克　豆蔻壳 5 克　厚朴花 6 克　旋覆花（半夏曲 6 克同布包）5 克　白扁豆 25 克　野于术 5 克　青皮炭 6 克　广皮炭 6 克　香稻芽 10 克　炙甘草 3 克

注：五诊后六阅月，患者生一男孩，因乳汁不下又来诊视，为之处方下乳。

按：施师屡为余等言及：女子婚后生育，本是生理功能，除子宫卵巢有生理之缺欠或实质病变不能生育者外，凡不孕者，总是因病影响功能所致。治愈其病则能受孕。

患者每每因婚久不孕颇为苦恼，经治之后而能生育又欣喜无似，到处表扬。其实女子生育本属正常，不足为奇。本案即是一例，治以调经养血，月经期准，病症消失自然怀孕。

2. 癥瘕案（子宫颈癌）

赵某，女，46岁，出诊。

于1954年4月发现阴道少量出血，无任何感觉，即往协和医院妇科，（病历号10277）作活体组织检查，诊断为子宫颈癌2～3期，骨盆组织亦受浸润，已不宜作子宫摘除术，于当年5月深部X线治疗一个半月，后又住院作镭放射治疗，住院十日，全身症状逐渐出现，无力、衰弱、消瘦、阴道分泌增多，大便时肛门剧烈疼痛，以致大汗，痛苦异常，自此每日注射吗啡两次，以求缓解，患者因惧痛而不敢进食，每日只吃流质，配合葡萄糖、维生素、肝精等注射，如此维持一年，病情愈益加重，身体更加衰弱。

现症：危重病容，形瘦骨立，气息微弱，面色苍白而浮肿，呻吟床第，呼号无力，每于痛剧难忍时，辄注射吗啡针，饮食大为减少，仅以流质维持。

舌苔光嫩而有齿印，脉象沉细无力。

辨证立法：

积病已久，自未觉察，一旦发作，恙势已重，所谓蚁穴溃堤，积羽折轴，形势已难控制。脉沉细而无力，乃气血俱虚，心力将竭，血液损耗之象。书云："任脉为病，女子带下瘕聚"，先贤有十二癥九痛七害五伤三痼三十六疾之说，而九痛之中所指阴中痛，腹痛，阴中如虫啮痛，以及仲景："妇人五十所，病下利数十日不止，暮即发热，少腹里急……"等论，均涉及近世所称之子宫癌瘤症状，脉症综合，险象环生，图治非易，先拟调气血，冀减痛楚，未悉能否奏效。

处方：

青皮炭10克　盐橘核10克　广皮炭10克　晚蚕砂（皂角子10克炒焦同布包）10克　盐荔核10克　川楝子10克（醋炒）炒枳实5克　杭白芍（柴胡6克同炒）12克　绿升麻3克　炒枳壳5克　台党参10克　油当归12克　炙绵芪20克　淡苁蓉15克　台乌药6克　紫油朴5克　仙鹤草25克　炙甘草5克

另用槐蘑30克，苏木30克煮汤代水煎药。

二诊：服药三剂痛楚有所缓解，余症同前，而吗啡注射仍不能停，脉象舌苔无改变，再以前方加力。第一诊原方继续服用，加开丸药方。

处方：

瓦楞子30克　晚蚕砂15克　牡蛎30克　台乌药15克　酒杭芍30克　柴胡8克　朝鲜参15克　广木香5克　绵芪45克　鹿角胶30克　紫油朴12克　莪术12克　京三棱12克　小青皮10克　白术25克　醋元胡15克　淡吴萸8克　沉香3克　炙甘草27克　酒当归15克

共研细末，炼蜜为丸，早晚各服6克。

三诊：服汤药二剂，疼痛继续减轻，两天来只在大便后注射吗啡一次，葡萄糖及维生素等未停，脉象虽仍沉细，较前有力，精神已显和缓，虚羸太极，不任攻补，希望气血调和，本元稳固，除旧即可生新。

处方：

盐橘核10克　青皮炭6克　晚蚕砂（皂角子10克炒焦同布包）10克　盐荔核10克　广皮炭6克　炒枳实5克　川楝子10克（醋炒）　制乳没各6克　炒枳壳5克　台乌药6克　炒远志10克　云茯苓6克　炒地榆10克　醋元胡10克　云

茯神6克　木蝴蝶15克　野于术10克　瓦楞子（海浮石10克同布包）25克　杭白芍（醋柴胡5克同炒）10克

四诊：服药三剂（二诊所配丸药已开始服用）疼痛大减，自觉较前轻松舒适，已停止注射吗啡，当服完第三剂药后，觉阴道堵塞感，旋即挑出核桃大球形糜烂肉样组织一块，状如蜂房，质硬，饮食略增，可进半流食物，脉象已有起色，光嫩之舌质已转红润，元气已有来复之象，调气血，扶正气，尚觉合度，再从原意治疗，调摄冲任，去瘀生新。

处方：

盐橘核10克　炒枳实5克　川楝子10克（醋炒）　盐荔核10克　炒枳壳5克　醋元胡10克　青皮炭6克　炒地榆10克　炒萸连各5克　陈皮炭6克　炒远志10克　漂白术6克　云茯苓10克　云茯神10克　油当归12克　威灵仙12克　杭白芍（柴胡5克同炒）10克　台乌药6克　五味子6克　炒山楂10克　炙甘草5克

五诊：四诊处方共服三剂，症状继续好转，排便时之痛苦，大为减轻，惟大便中仍有时带血及粘液，阴道分泌显著减少，饮食仍以半流为主，食量增加，葡萄糖等仍继续注射，脉象由沉细转而有力，枯荣肤色已见活润，除继续服用丸剂之外，另备汤剂方随症服用，以冀徐徐图治，并嘱慎自调摄。

处方：

青皮炭6克　云茯苓10克　车前草12克　广皮炭6克　云茯神10克　旱莲草12克　盐橘核10克　金铃子10克（醋炒）　蕲艾炭6克　盐荔核10克　醋元胡10克　紫油朴5克　炒枳壳6克　米党参10克　漂白术10克　沉香曲6克（炒）　台乌药6克　杭白芍（醋柴胡5克同炒）10克　半夏曲6克

蓬莪术6克　炙甘草6克

六诊：汤药只服六剂，服丸药半年，葡萄糖注射全停，诸症大为好转，大便已基本正常，便时尚觉坠胀，并无血及粘液，食欲增加，已可吃普通饭，脉象不似以前沉细，略带弦意，舌质基本正常，齿印亦消，脉症参合，病情稳定，或有获愈可能。改处丸方，适当投入培元之品，继续巩固。

处方：

1. 每日早服逍遥丸6克，下午服当归龙荟丸5克，晚服参茸卫生丸1丸。先服十日，白开水送服。

2. 每日早服柏子养心丸9克，午服逍遥丸6克，晚服人参归脾丸6克。继续服十日白开水送服。

七诊：

先后服丸药一年，在此期间，偶有大便带血及粘液现象，除感觉坠胀之外，已无任何症状，体重增加，颜面浮肿完全消失，干瘦皮肤已大见润泽，至1957年5月1日能自己下床活动，脉象平和，再更丸方及汤药备用方，于活瘀生新之中，注意恢复体力。

处方：

1. 汤剂：

白石脂（赤石脂同打同布包）10克　血余炭（禹余粮10克同布包）6克　陈阿胶（另炖分二次对服）6克　黑升麻5克　二仙胶（另炖分二次对服）6克　怀山药（打碎炒）30克　黑芥穗5克　白薏仁18克　台乌药6克　西党参12克　广皮炭6克　云茯苓10克　杭白芍（醋柴胡3克同炒）10克　青皮炭6克　云茯神10克　炙黄芪24克　苍术炭10克　白术炭10克　炙甘草2克

2. 丸剂：

元胡索 30 克　晚蚕砂 30 克　台乌药 30 克　蓬莪术 30 克　威灵仙 30 克　酒杭芍 60 克　广木香 18 克　真沉香 12 克　木蝴蝶 30 克　酒当归 30 克　小青皮 15 克　京三棱 15 克　绵黄芪 90 克　二仙胶 60 克　陈阿胶 30 克　软柴胡 30 克　小枳实 30 克　皂角子 30 克（炒焦）　桃杏仁各 30 克（去皮尖炒）　何首乌 30 克　炙甘草 30 克

共为细末，炼蜜为丸，重 10 克，早晚各 1 丸，白开水送服。

在此期间，再去肿瘤医院妇瘤组检查，据述宫颈癌已完全治愈，自此每年检查一次，迄今未发现转移病灶及复发现象，现已照常操持家务，从 1957 年到 1964 年 5 月，七年以来定期随访，仍健康如常。

按：子宫颈癌在妇女各种癌瘤中发病率最高，祖国医学中无此病名，包括癥瘕漏带之中，本案治疗过程达二年，观察七年，确已恢复健康，病人曾接受过放疗，药物之疗效，尚须继续分析，提出以供研究。

3. 癥瘕兼滑胎案（子宫肌瘤、习惯性流产）

周某，女，28 岁，病历号 66、11、5。

1966 年 3 月患者追述：1955 年开始月经不调，每次月经量多，有时持续两三个月，每次出血后血红蛋白都只有 6 克左右，经常输血，西医诊断为功能性子宫出血，治疗三年之久，见效不大。中医诊断为月经不调，数年来治疗效果仍不好。于 1959 年来北京治疗，在协和医院住院三次，病情仍不稳定，大出血时，注射，吃药都难止血。后请施老治疗，共服了三个方子就止了血，并怀孕了。妊娠三个多月时有流产先兆，在见红半小时后去协和住院，经医生检查可能是葡萄胎，故灌肠后 4 小时完全流产，产下一发育正常的男孩。同时发现

第一辑

254

子宫内有苹果大的一个瘤子，由阴道摘除。半年后作了子宫腔碘油造影，发现子宫腔内有三四处突出不平，确诊为子宫粘膜下肌瘤。由于瘤子影响，所以经常出血不止。1960年协和医院医生考虑手术将子宫摘除。因当时贫血严重，需休养恢复一段。出院后1960年11月又请施老治疗，服汤药五付血止，服用丸药一个半月再次怀孕。西医讲我有二十多个子宫肌瘤不可能坐住胎儿，动员我作流产。因我没有小孩，因此又去找施老求治。服施老的保胎药，情况一直很好。有时因工作忙忘记服药，就有小腹下坠的感觉，服药后四五十分钟这种感觉就没有了。超过预产期半个月还未生，大夫讲过的日子太多对胎儿不好，决定引产。两次引产都未生，最后剥膜引产才生一女孩。产后因肌瘤关系，子宫不能收缩，出血七个月，又服施老的处方，才止了血。止血后两个月也就是孩子十个月时，我又怀了孕，仍服前保胎药，以后顺利的又产一男孩，现已三岁多。两个孩子身体健壮，发育良好。

初诊记录（1960年11月5号）

月经过多，有时出血不止已有五年，协和医院妇科确诊为子宫粘膜下肌瘤。曾小产四次。现又出血不止十余天，头晕心悸气短，腰酸乏力，面色少华。

舌苔薄白，脉象细弱。

辨证立法：

崩露多年，又小产四次，是以气血两虚，冲任亏损，急拟益气摄血调固冲任法以止血。

处方：

绵黄芪25克　　野党参12克　　熟地炭18克　　当归身6克

炒地榆15克　　生地炭18克　　醋祁艾10克　　老紫草10克

鸡血藤 18克　仙鹤草 18克　茜草根 10克　炙甘草 6克　陈阿胶 12克（另炖对服）

引：米醋 180克，对水分二次煎药用。

二诊：服汤药五剂血即止，心悸减轻，仍感气短，腰酸，无力。病已多年，守法以丸药缓图。

处方：

早服　妇科玉液金丹，每服 6克。午服　补中益气丸，每服 6克。晚服　安坤赞育丸，每服 1丸。

三诊：服丸药一个半月后怀孕，后腰觉胀，纳差，大便偏溏。患者小产四次，已成滑胎之恙，拟用健脾补肾以固胎元。

处方：

绵黄芪 60克　白人参 30克　于白术 60克　当归身 30克　大熟地 60克（酒炒）　云茯苓 30克　陈阿胶 60克　川杜仲 30克（炒）　桑寄生 60克　苎麻根 30克　川续断 30克　桑螵蛸 30克　菟丝子 60克　条黄芩 60克　怀山药 60克　白扁豆 60克（炒）　炒建曲 30克　山萸肉 60克　炙甘草 30克

枣肉 600克煮极烂合为小丸，每日早晚各服 6克。

四诊：经服丸药，1961年 10月 20日顺产一女孩，现已两个月。根据协和医院检查，子宫仍有大小肌瘤二十余个，准备产后三个月摘除子宫，现子宫因肌瘤影响尚未回缩，每日流血很多，腰酸疼，胃消化不好，二便正常，从发现肌瘤后，一直有低热。肌瘤偏右侧占子宫面积 2/3，因系第一胎，本人希望不作子宫摘除手术。试以丸药调补气血兼化肌瘤，二个月后观察效果，如无效，则应手术。

处方：

紫河车 60 克　鹿角胶 30 克　海藻 60 克　朝鲜参 30 克
龟甲胶 30 克　昆布 60 克　炙黄芪 60 克　甘枸杞 60 克　黄
精 60 克　于白术 60 克　山萸肉 60 克　当归 30 克　醋艾叶
30 克　老棕炭 30 克　槐蘑 60 克　陈阿胶 30 克　地榆炭 60 克
白蔹 30 克　炒枳壳 30 克　大熟地 30 克　苏木 60 克　炒建
曲 30 克　杭白芍 30 克　紫草 30 克　白蒺藜 60 克　玉蝴蝶
60 克　灵仙 30 克　黑芥穗 30 克

上药共研细面，用米醋合为小丸，每日早晚各服
3 克。

五诊：服上药后血量明显减少，但仍有时出少量
血，腰酸乏力，有时头晕，效不更方，原方再配一料
续服。

按：患者服完五诊处方后，血完全止住。血止后两
个多月又怀第二胎，仍服用三诊保胎丸药，至足月顺产
一男孩。

4. 阴中生息肉案

余某，女，31 岁。

经期不准，常有淋漓不断之象，此次月经已二十日
不止，仍呈淋漓之状，血色淡，且有异味，腰腹时作酸
痛，心跳、头昏、身倦、睡眠不稳，阴道时常出血，性
交时亦出血，前由市立医院检查为子宫颈息肉，建议手
术，患者愿求中医治疗。

舌苔薄白，脉象缓弦。

辨证立法：

阴道常有出血现象，且性交亦见出血，必属阴道子
宫局部疾患，并非月经问题可知，但长久失血，气血两
虚，病情将日就缠绵，综观脉证，冲任亏损，不能藏
血，血去则阴伤，先贤谓暴崩宜补，久漏宜清，因有未

尽之宿瘀潴留于冲任之处，宜去瘀生新，养阴清热。

处方：

贯仲炭6克　陈阿胶6克（另溶，分二次对服）　龟甲胶6克（另溶，分二次对服）　老棕炭10克　黑升麻5克　生地炭12克　黑芥穗10克　熟地炭12克　杭白芍（柴胡5克同炒）10克　茅苍术6克　川黄柏6克　黑山栀6克　川杜仲10克　川续断10克　熟女贞12克

二诊：服药三剂，血已减少，惟稀液异味分泌仍多，脉弦转平，前方加煅刺猬皮6克再服三剂。

三诊：前方服二剂之后，感觉腹部不适，旋于阴道中脱出如拇指大之黯红色软质肉块，但未见出血增多，仅有血性稀薄分泌物，精神紧张，身倦无力，食眠仍不佳，脱出之组织已送医院作病理检查，嘱仍将第三剂服完，俟检查结果再行复诊。

四诊：一周后携来检查结果，脱落物为子宫息肉，未见癌细胞，经妇科细检，宫颈正常，未再发现息肉，患者体力已弱，拟进调气理血之剂，并嘱注意调摄。

处方：

杭白芍（柴胡5克同炒）10克　生熟地各6克（酒炒）　陈阿胶10克（另溶，分二次对服）　酒当归10克　酒川芎5克　粉丹皮10克　熟女贞12克　朱茯神10克　朱寸冬10克　玫瑰花6克　代代花6克

五诊：患者服前方四剂后，精神体力均见好转，食眠具佳，阴道血液及异味分泌完全停止，脉象平稳，本元日复，冲任渐充，嘱其注意调摄，可不服药矣。

按：本病在祖国医学中，包括于五积六聚七癥八瘕、崩、漏之内，《诸病源候论》中阴中生息肉候谓为"胞络虚损，冷热不调，风邪客之，邪气乘于阴，搏于

血气变而生息肉也。其状如鼠乳"。

随师侍诊多年，尝遇此种病例，亦因证而异，总以去瘀生新为主导，如贯仲炭、老棕炭、升麻、芥穗、苍术，不仅止血升提，且有去瘀生新之效。二胶具有止血修补之功，黄柏、山栀清热利湿，二地、归芎及女贞为理血之品，刺猬皮煅研，单用可以治男子遗精遗尿，女子赤白带下，并有强壮涩固之力。举此一例仅供参考。

儿 科 疾 病

〔论儿科病证治〕

我国儿科医学发展极早，《千金方》谓："中古有巫妨者，立小儿〈颅囟经〉以占夭寿，判疾病生死，世相传授，始有小儿方焉。"宋·钱乙著《小儿药证直诀》已有诊断及传染病的记载，世称钱氏为儿科之圣。明·王肯堂著《幼科准绳》提出察色、听声、切脉诊断方法，总集儿科大全，内容更为丰富。

余非小儿专科，但临诊几十年来儿科求诊者为数甚伙，经验累积，亦略晓些许门径。小儿科俗称"哑科"，以其不能自述症状，全赖旁人体察；除其父母代叙外，医者必以望、闻、切三诊详审，结合症状表现，综合归纳始下诊断，而定治法；且治疗效果如何，服药有无反应，均难揣摩，故必须谨慎详察。

一般诊视小儿，多观察其食指三个关节之脉纹，即所谓：风、气、命三关。视其脉纹颜色，长度，形态，以辨表、里、寒、热、虚、实。余则除视指纹外，一、二岁以上之小儿，仍要切脉；纹脉参合，更较确实。在治法用药方面，小儿与成人无异，惟量小剂轻而已。

小儿无知，不顾寒热，难分洁秽，贪食喜凉，且发育未全，抵抗力弱，故于临诊中常见流行病及传染病，或虫积停食等症。除先天性内脏疾患外，由于七情所致之脏腑伤损，极为鲜见。有些疾病，如天花，古时极为重视，专称痘科，但在近世，由于大力开展种痘工作，天花几将根绝，故亦无需详论疗法。

前世医家有云：小儿为"纯阳之体"忌用温补。其实亦不必拘泥此论，如先天不足，后天失养，体质孱弱，元气大伤，若不用温补，焉能挽回？有是证，用是药，不必因噎废食。

风疹、麻疹为小儿常见疾病，两病辨别为医者熟知，故不赘述。然不可不提出者为"疹必出透"。若回疹过早，或疹色不鲜，则易并发肺炎或致神昏。故治小儿风疹，麻疹，必先解表。透疹，浮萍最宜，加用炒芥穗，芦根尤良。闻有用麻黄透疹者，但不用桂枝，以其易动阴血之故。

治疹亦应清血热解毒，药用丹皮、赤芍、紫地丁、板蓝根、大青叶、忍冬、连翘、甚至生地、犀角。若疹出不透，突然消退，宜重用浮萍、桎柳加升麻、葛根和紫背天葵，使其疹透，不致邪毒人里。若见高热神智昏迷而不腹泻者，急用紫雪丹救治。疹之初发，切忌苦寒泻利之剂，以免邪陷不出，病势危殆。

惊风亦为小儿常见之证，现代医学诊为流行性乙型脑炎或脑脊髓膜炎者多现此证，用薄荷、僵蚕、钩藤、蝉蜕、蝎尾、蜈蚣等药及紫雪丹、安宫牛黄散（丸），均有实效。

寄生虫病，小儿罹之甚多，杀虫药如使君肉、槟榔、芜荑、鹤虱、雷丸、南瓜子、乌梅、川椒等，均所习知。然用此类药，宜加通便剂，以资排出虫体。余之体会，治蛔虫使君肉较好，治蛲虫雷丸有效，治绦虫以槟榔合南瓜子为良。曾有某患绦虫之成年人，医嘱用使君肉 30 克分三次服。患者未遵医嘱，竟一次服下，腹疼如绞，恶心欲吐，辗转困顿，不能安卧，居然泻出连头丈余长之绦虫。虽属实例，但患者苦痛甚剧且有危险，不足为法也。

小儿麻痹症，其急性者，可按惊风之治法。在临床则常见小儿麻痹后遗症。十余年前，余曾为一孙姓九岁小儿会诊，其在儿童医院住院治疗，诊为小儿麻痹症，行动及二便均赖大人把持，不能自己起坐。余用疏表清热解毒通络法先服煎剂多付，后连进薯蓣丸、云南白药、全鹿丸及豨莶丸等，未匝月已能下地玩耍，后考入中学、大学读书，与健康人无异。此后屡用此法治疗小儿麻痹症，均有疗效。但病历年久者，治愈较难耳。

儿童患病单纯，远不及成人之复杂，且其新生力量较盛，故容易治疗痊愈。但因年幼，抵抗力薄弱，不会应付环境，既不了解气候变化，趋避感染，又不明卫生清洁，调节饮食，是以儿童不断发病。除严重之急性传染病及先天性症候外，其绝大部分，非饮食而来，即外感而发，或由停食兼外感而致烧热。医者如能掌握儿童疾病易生、易变、易愈之特点，辨证准确，用药精当，层次清楚，即能收到立竿见影之效。

1. 外感风热内蓄食积案

郑某，女，7 个月，病历号 52、6、454。

发热两日，体温 38℃左右，手足心甚热，时有汗出，啼哭烦躁，大便泻绿色沫日行六、七次，食乳如常。

舌苔白，指纹色紫达于风关之上。脉滑数。

辨证立法：

大便泻绿沫为内蓄郁热，发热有汗为外感风邪，手足心热是属消化不良，啼哭烦躁腹痛不适之故。拟清热解表兼助消化为治。

处方：

干苇根5克　酒黄芩3克　赤芍药3克　干茅根5克　酒黄连1.5克　赤茯苓5克　煨葛根3克　蝉蜕3克　苍术炭3克　川厚朴1.5克　炒建曲3克　炒香豉5克　白通草1.5克　赤小豆6克　炙草梢1.5克

按：乳儿胃肠力弱，喂乳不当即现停滞。食积化热，易感风寒，俗谓"停食着凉"即此类病。热泻用葛根黄连黄芩汤最宜。本方服二剂，其父来云：热退泻止，是否尚需服药。施师嘱云：病已痊愈可不必服药，今后注意饮食调养为要。

2. 外感兼阳明腑实案（流行性感冒）

张某，女，4岁，病历号51、10、506。

发热六日不退，经北京协和医院及第二医院均诊断为流行性感冒，服药打针，烧热未退，体温仍在39℃左右，大便已六日未解，口渴思饮，不食。

舌苔黄厚，六脉洪数。

辨证立法：

外感时邪，阳明腑实，发热不退。仿凉膈散意化裁为治。

处方；

酒黄芩3克　白苇根10克　赤茯苓5克　酒黄连1.5克　白茅根10克　赤芍药5克　黑芥穗3克　酒军炭3克　大生地5克　青连翘3克　炒枳壳5克　鲜生地5克　佩兰叶5克　粉甘草1.5克　紫雪丹1.5克，分二次冲服

按：病儿连服二剂，大便通畅，热退身安，曾来问方，嘱其注意饮食寒热调摄，不必服药。春温高热案姜

姓小儿，因服泻药不当，引邪深入，以致高热不退，而本案则以泻药二剂而愈，其关键在于辨证之精确。

3. 春温高热案

姜某，男，7个半月，病历号55、4、155。

发高热已达一周（T 40℃～41℃），经儿童医院检查，未发现特殊所见，经注射链霉素并服退热剂，高热一直未退。除高热外并无其它异常，惟精神欠佳，有时烦闹，无咳嗽及呕吐等症状。经服中医退热通便之剂，大便日泻数次，检验亦非肠道传染之象。昨日起病儿进入昏迷状态，不食亦不烦闹，无抽搐发生，热势依旧不退。

望、闻、切：病儿半昏睡，面呈红色，唇赤不干，呼吸较粗而快，咽有痰鸣，指纹深红达气关之上，无汗。

辨证立法：

春温高热，热入心包，神识昏迷。表邪未解，连服泻药，引邪深入，然尚无抽搐之象，仍从表解并清里热，七月乳儿，脏腑薄弱，不宜重剂。

处方：

白苇根5克　赤茯苓5克　炒香豉5克　白茅根5克　赤芍药3克　山栀衣1.5克　蝉蜕1.5克　酒黄芩3克　薄荷梗1.5克　甘草梢1.5克　荷叶梗半尺

二诊：服药一剂热即逐渐下降，连服三剂体温已趋正常，惟出汗甚多，大便仍泻，嗜睡，有时咳嗽，喉间痰鸣。病邪乍退，正气未复，应保胃气以免伤津。

处方：

西洋参1.5克　云茯苓5克　炙白前3克　五味子1.2克　云茯神5克　炙前胡3克　漂白术3克　苦桔梗3克

浮小麦12克　焙内金5克　光杏仁3克　白蒺藜3克　粉甘草1.5克

三诊：服药三剂，诸症大减，已思食乳，大便微溏，未再来诊。昨晨抱出室外，过午又发高热，嗜睡不醒，并现呕吐，手足肢冷，大便腥臭，似不消化。春温初愈，又感风寒，拟和营卫调理胃肠治之。

处方：

白苇根5克　赤白芍（桂枝1克同炒）各3克　旋覆花（枇杷叶3克同布包）3克　白茅根5克　赤茯苓5克　扁豆衣3克　酒黄芩3克　赤小豆5克　扁豆花3克　酒黄连1.5克　半夏曲3克　砂仁壳3克　黑芥穗3克　建神曲3克　豆蔻壳3克　甘草梢1.5克

四诊：服药二剂，热已退，无精神，小便极少，大便下白粘物，仍不吃乳，呕吐已止。

处方：

车前子5克（布包）　赤小豆5克　冬瓜子5克　车前草5克　赤茯苓5克　冬葵子5克　扁豆衣3克　半夏曲3克　酒黄芩3克　扁豆花3克　建神曲3克　紫油朴1.5克　白通草1.5克　灯芯草20寸　淡竹叶20片　荷叶梗1尺

五诊：前方服二剂未发热，小便增多，大便稀，仍不食乳。

处方：

扁豆衣5克　苍术炭3克　赤茯苓6克　扁豆花5克　白术炭3克　赤小豆6克　煨葛根3克　清半夏3克　酒黄连1.5克　川厚朴1.5克　赤白芍各3克　酒黄芩3克　白通草3克　甘草梢3克

六诊：药服二剂，除大便溏，次数多，无精神外，余无他症。前方加党参3克，怀山药10克，去赤白芍。

七诊：前方服一剂，可能因食粥，大便又泻七、八次，口干思水，未再服药，即来求诊。

处方：

苍术炭3克　酒黄芩3克　禹余粮（血余炭3克同布包）5克　白术炭3克　酒黄连1.5克　赤茯苓6克　米党参3克　建神曲3克　赤小豆6克　怀山药10克（打）　半夏曲3克　煨葛根3克　白扁豆10克　炙草梢1.5克　川厚朴1.5克　白通草3克

八诊：服二剂大便泻止，微溏，日二、三次，唇红口干，啼闹不安。腹泻多日，津液已伤，宜养胃阴治之。

处方：

西洋参1.5克　金石斛3克　扁豆衣5克　节菖蒲1.5克　鲜石斛3克　扁豆花5克　赤白芍各3克　焙内金5克　炙草梢1.5克

按：本案共诊八次，情况曲折，治疗颇费心思。乳儿感受春温时邪，高热不退，医者以泻剂累进，邪深入里，病势严重。施师以表里双解治之，热退身安，本已痊可，然调摄无方，又复重感，再发高热。以和营卫法治之，发热即退，与初诊之退热法有所不同。而后，饮食不慎，腹泻又作，治以健脾和胃，与初诊之治法亦不相同。最后以养胃阴收功。同是发热腹泻，而其症象有别，治法亦异。身为医者，辨证精确，治法灵活，理论临证密切结合，治此复杂疾病，始能收效。

4. 疹毒袭肺案（麻疹合并肺炎）

赵某，男，2岁，病历号53、4、323。

身热、肢冷、烦躁不安已五日，服小儿成药无效。今日胸背隐现浅红色疹粒，目肿红赤，涕泪多，气喘，鼻翼扇动，大便色绿，口围微青，昨日至今腹泻无度，神倦易惊，口渴，不思食。

指纹色紫直达命关，脉浮数。舌质红苔白。

辨证立法：

麻疹尚未出透，热毒袭肺已成肺炎。急拟清热透疹，宣肺定喘以挽危势。

处方：

紫浮萍3克　扁豆衣5克　炒紫菀3克　紫草茸3克扁豆花5克　炒前胡3克　云茯苓5克　白苇根6克　冬桑叶3克　云茯神5克　白茅根6克　老桑枝10克　黑芥穗3克　蝉蜕3克　苦桔梗3克　炒香豉6克　白杏仁3克　赤芍药3克　山枝衣1.5克　白苡仁6克　赤小豆10克　炙草梢1.5克

安宫牛黄散0.6克，分两次冲服。

二诊：服二剂，头面、手臂、胸背疹点密布，颜色红润，膝下尚少。疹已透发，高热减退。鼻扇气喘已止，咳嗽阵作。大便已变为深褐色，次数减少。口唇仍干，舌绛苔白。病已好转，再接再励。

处方：

炒前胡3克　炒化红3克　白苇根6克　炒白前3克炒紫菀3克　白茅根6克　云茯苓5克　白杏仁3克　酒黄芩3克　云茯神5克　白苡仁6克　酒黄连1.5克　煨葛根3克　赤小豆10克　苦桔梗3克　蝉蜕3克　赤芍药3克佩兰叶5克　桑寄生10克　冬桑叶3克

安宫牛黄散0.6克，分二次冲服。

三诊：服药三剂，热退、神安、疹色渐消，腹泻已止，时现微咳，有痰。

处方：

橘红片，一日三次，每次一片。

按：麻疹未能出透，常见并发肺炎，治疗不当即生变故。透疹固宜，治其热毒亦属必要。浮萍、紫草、蝉蜕、黑芥穗、炒香豉均可透疹。赤芍药、赤小豆清血热去疹毒。安宫牛黄散退高热，防止惊风出现。本案麻疹合并肺炎，服药五剂而愈，中医中药对于急性热病、传染病也有很好疗效。

5. 疹毒内陷热入心包案（麻疹后继发肺炎）

顾某，男，3岁，病历号51、6、309。

麻疹退后两周，继发高热T41.5℃，手足痉挛，呕吐，烦躁，神志不清，微咳，痰色如赭石。

舌苔未能诊视，六脉细数无伦，手纹青暗，达于命关。

辨证立法：

麻疹余邪未净，热入心包，神昏抽搐。肺热殊甚，痰如铁锈，急用清热开窍法以挽危势。

处方：

安宫牛黄散0.6克，每服0.3克；

紫雪丹1.5克，分三次服。

两药换用，一昼夜分五次服完。

二诊：昨日一昼夜服尽两药，未服完热已降，神志清，抽搐停止。今日体温38.2℃，咳嗽思睡。

处方：

旋覆花（代赭石3克同布包）3克　半夏曲（海浮石3克同布包）3克　黛蛤散（枇杷叶3克同布包）3克　炙前胡3克　炙紫菀3克　朱茯神3克　炙白前3克　炙化红3克　朱寸冬3克　白苇根6克　赤茯苓5克　杏仁泥5克　白茅根6克　赤芍药5克　苦桔梗3克　西洋参1.5克　双钩藤5克　蝉

蜕3克　黄菊花5克　龙胆草1.5克

三诊：服药二剂，体温降至正常，神志清楚，咳嗽，体倦，前方再服二剂，即可停药。

按：麻疹后合并肺炎、脑炎并非鲜见，治之必须胆大心细。病儿初诊时情势危急，其家人焦虑之态溢于言表。施师审思再三，不用煎剂，只用安宫牛黄及紫雪二药，首先控制病邪威势，再做下步考虑。次日再来，病势大减，家人笑逐颜开。又予煎剂连服四日，病已霍然而解。施师常语我辈，临证如临阵，应细审敌情，择选精兵，一鼓作气，直捣巢穴，不可手足失措，胸无成竹。小儿急性病，变化迅速，辨证准确，药到病除，倘若误治，立生变故。治小儿急性病，尤要胆大心细。

6. 疹毒不净热郁三焦案

叶某，男，6岁，病历号51、6、122。

一星期前曾发风疹，疹已消退，发热未除，头晕，恶心，咳嗽，倦怠，小便极少，色赤。

舌红苔腻，六脉沉数。

辨证立法：

疹后余毒未净，三焦热郁。上焦熏蒸则咳嗽头晕；中焦积热则恶心不食；热在下焦，则小便不利。当清三焦之热为法。

处方：

大生地10克　白苇根12克　鲜生地10克　半夏曲（枇杷叶10克同布包）10克　白茅根12克　炙前胡5克　厚朴花5克　酒黄连1.5克　炙紫菀5克　玫瑰花5克　酒黄芩3克　朱茯神6克　车前草10克　冬瓜子10克　朱寸冬6克　旱莲草10克　冬葵子10克　青竹茹6克　炒陈皮3克　甘草梢3克

二诊：前方服二剂，头晕咳嗽均减，热渐退，恶心止，惟小溲仍少，手心热。仍遵前法施治。

处方：

炙前胡5克　冬桑叶5克　白苇根10克　炙紫菀5克　嫩桑枝12克　白茅根10克　银柴胡3克　冬瓜子10克　赤茯苓10克　赤白芍各6克　冬葵子10克　赤小豆10克　青竹茹6克　酒黄芩5克　青连翘6克　淡竹叶6克　酒黄柏5克　炒泽泻6克　甘草梢3克

三诊：服药二剂，诸症均有减轻，小便仍少，大便溏泻，食欲不振。拟前方去桑叶、桑枝、竹茹，加葛根6克，白苡米10克，半夏曲5克，霞天曲5克。

四诊：前方服二剂，除小便短赤外，诸症均除，拟丸散方巩固之。服十日。

处方：

每日早服：益元散15克，开水冲不服渣。

夜临卧服：通关滋肾丸5克，温开水送下。

按：疹毒未净，热郁三焦，时见小便不利，泌尿系统易罹病变。"三焦者决渎之官，水道出焉"，故清利三焦，病邪得排除体外。本案始终防护泌尿器官，最后仍以滋肾丸等收功。

7. 瘟毒发颐案（流行性腮腺炎）

孙某，男，5岁，病历号56、6、343。

体倦发热，耳下红肿，自觉灼热疼痛，病已七日，经儿童医院诊为腮腺炎。大便干，余无它症。

舌苔黄，脉洪数。

辨证立法：

瘟毒发颐，灼热疼痛，急用清温解毒法。

处方：

金银花 10 克　紫地丁 6 克　白苇根 15 克　金银藤 10 克 黄地丁 6 克　白茅根 15 克　苦桔梗 3 克　大力子 6 克　炒香豉 10 克　薄荷梗 5 克　青连翘 10 克　生甘草 3 克

二诊：药服二剂，热退肿轻，大便通利。拟前方增减，以涤余热。

处方：

紫地丁 6 克　鲜苇根 15 克　黛蛤散（马勃 3 克同布包）10克　黄地丁 6 克　鲜茅根 15 克　酒黄芩 6 克　金银花 6 克象贝母 10 克　酒黄连 3 克　金银藤 6 克　山慈菇 6 克　盐元参 6 克　青连翘 10 克　生甘草 5 克

按：温热之毒，上攻两颐，即现代医学诊为腮腺炎者，以普济消毒饮最宜。但升麻、柴胡可不用，《温病条辨》已言详。本方即仿普济消毒饮意，清温解毒为法，疗效甚显。

8. 鸶鸶咳案（百日咳）

王某，女，5 岁，病历号 51、1、12。

咳嗽十余日，日渐加重，且呈阵发性咳嗽，偶遇哭闹及饭后则阵咳尤剧，甚则呕吐食物，或咯带粘液痰，剧咳发作之时，连续呛咳，面红憋气几至妨碍呼吸，涕泪交流，极为痛苦。常于睡中咳醒，即须坐起，待阵咳平息，方能就寝，因而睡眠不足，饮食失调，大便干，小便黄。

舌苔腻，脉弦滑。

辨证立法：

咳为阵发，面红憋气，甚则呕吐，痰稀有泡沫，眼睑浮肿，均是百日咳症象。痰浊壅盛，肺失肃降，拟清肺化痰为法。

处方：

炙前胡3克　云茯苓5克　代赭石（旋覆花3克同布包）5克　炙白前3克　云茯神5克　莱菔子3克　苦桔梗3克　炙麻黄0.6克　炙苏子3克　白杏仁5克　酒黄芩5克　炙甘草1.8克　炙紫菀3克

二诊：药服三剂，仍咳，只是次数减少，阵咳时呕吐。前方去酒条芩，加紫苏叶2.5克，北沙参3克，化橘红3克，陈橘络3克再服三剂。

三诊：前方又服三剂，咳嗽次数更为减少，仍是阵咳状态，咳剧时呕吐。

处方：

炙麻黄0.6克　白杏仁5克　生石膏6克　炙甘草1.5克　白芥子1.5克　莱菔子5克　炙紫菀3克　南沙参3克　炙前胡3克　炙苏子3克　北沙参3克　炙白前3克　紫苏叶2.5克　款冬花3克　苦桔梗2.5克

按：百日咳小儿罹之最为痛苦，咳嗽、气急、面红、目努、流泪，常迁延不愈。施师屡用麻杏石甘汤合三子养亲汤，再加西洋参或南北沙参之类效果良好，服药后阵咳次数逐渐减少，乃至痊愈。本案患儿之母，后来诊病时云：第三诊方连服六剂，只有微咳，未再服药即愈。

9. 痰热郁肺喘嗽案

邸某，男，11岁，病历号55、6、019。

自八岁起，因感冒咳嗽未能适当治疗，此后每届秋冬即犯喘嗽。发作时喉间痰鸣，不能平卧，口渴，不欲饮食，不发作时亦不如一般儿童活跃。时逾三年，影响发育，今已十一岁，状如七、八岁儿童，精神呆滞，面色青白。

舌苔白腻，脉象滑数。

辨证立法：

患喘嗽病已三年，肺气壅阻，痰盛喉鸣，肺为贮痰之器，拟清肺化痰降气平喘为治。

处方：

炙前胡 5 克　炙紫菀 5 克　炙百部 5 克　炙苏子 6 克　葶苈子（旋覆花 6 克同布包）3 克　代赭石 6 克　陈橘红 5 克　瓜蒌根 6 克　嫩射干 5 克　陈橘络 5 克　瓜蒌皮 6 克　云茯苓 6 克　苦桔梗 5 克　清半夏 6 克　云茯神 6 克　白杏仁 6 克　酒条芩 6 克

二诊：

药服四剂，喘嗽均减，痰涎易咯出，原方再服三剂，后改常方。

三诊：前方又服三剂，喘平咳减，此次发作，治愈甚速，再拟丸方巩固。服三十日。

处方：

每日早服：气管炎丸 20 粒。

晚临卧服：指迷茯苓丸 6 克。

10. 痰浊壅阻喘嗽案（支气管哮喘）

姜某，男，7 岁，病历号 64、9、17。

一年以来，时患感冒，近日又突增喘息，日夜不止，晚间尤甚，不能平卧，咳嗽不畅，痰塞咽间，食欲不好，日渐消瘦，以致疲倦无力，住解放军 301 医院检查肺部正常，血常规正常，肝脏大，肝功能试验正常，诊断为支气管哮喘。既往常患扁桃腺炎，并有蛔虫病史。

舌苔白腻，脉象弦数。

辨证立法：

咽喉为肺之门户，常患感冒及扁桃腺炎，卫外功能

第
一
辑

不固，呼吸道失其职司，外邪遂得以侵肆。时届初秋，气候多变，外邪侵袭，肺失清肃，哮喘随起。拟清肺调气，以平喘息。

处方：

炙前胡5克　炙苏子5克　炙白前5克　炙化红5克　旋覆花（生赭石6克同布包）3克　炙麻黄1克　莱菔子6克　白杏仁6克　嫩射干3克　白芥子2克　苦桔梗5克　瓜蒌子6克　条黄芩6克　大力子6克　瓜蒌根6克　青连翘6克　炒枳壳5克　甘草梢3克

二诊：服药四剂，咳喘均见缓解，惟夜间仍重，影响睡眠，再本原意续进。

处方：

炙麻黄1克　白杏仁6克　生石膏10克　炙化红5克　西洋参3克（另炖浓汁对服）　旋覆花（代赭石6克同布包）3克　炙苏子5克　白芥子2克　建神曲6克　苦桔梗5克　莱菔子5克　半夏曲6克　炒枳壳5克　大力子6克　银杏仁6克（打）　云苓块10克　嫩射干3克　炙甘草3克

三诊：药服三剂，仍有咳嗽带痰，入夜因咳喘不能入睡，昨日痰中偶见极小血块，胸部尚感堵闷，卧则仍喘，再作胸透，未见异常，食欲欠佳，大便微干，小便稍黄，脉仍弦数，舌苔微黄。喘息之病，来势虽急，但有其远因，必治其本，本固邪去，即所谓扶正驱邪之意，拟改丸方，标本兼顾。

处方：

乌贼骨30克　炙前胡15克　炙百部15克　西洋参15克　炒杏仁30克　苦桔梗15克　冬虫草15克　野于术15克　云茯苓30克　大力子15克　炒苏子15克　条黄芩15克　车前子15克　阿胶块15克　藏青果15克　莱菔子30克

白茅根 30 克　葶苈子 15 克　化橘红 15 克　款冬花 15 克
川贝母 15 克　蔗冰糖 30 克　粉甘草 15 克　肥知母 15 克

共研细末，以适量大枣煮烂，去皮核以枣泥合为小丸，每日早晚各服 5 克。

四诊：丸药即将服完，诸症均有减轻，精神亦好，喘嗽缓解，不发时如常人，喘时仍不能平卧，再改丸方续服。

处方：

炒远志 15 克　使君肉 15 克　于白术 30 克　云茯苓 30 克　炒榧子 30 克　川贝母 15 克　乌贼骨 30 克　肥知母 15 克　白银杏 30 克　炒杏仁 15 克　化橘红 15 克　葶苈子 12 克　黑锡丹 12 克（另研对入）　炙百部 15 克　炙白前 15 克　嫩射干 6 克　西洋参 15 克　炙麻黄 3 克　血琥珀 15 克（另研对入）　条黄芩 30 克　款冬花 15 克　陈阿胶 30 克　大力子 15 克　炙紫菀 15 克　蔗冰糖 30 克　藏青果 15 克　炙百合 30 克　苦桔梗 15 克　炙甘草 15 克

共研细末，仍以适量枣泥为小丸，早晚各服 5 克。

按：本案先以麻黄射干汤合三子养亲汤加减，清肺化痰，降气平喘。病势稍减，即改丸方，标本兼顾，扶正驱邪。小儿喘咳治法与成人无多差异，但控制发作，尤为重要。平素重视保暖，勿暴受寒冷，饮食有节，即可减少发作。常见随身体发育，咳喘亦不再发而自愈，平时注意调摄，胜于长期服药。

本案服二次丸方后，约一个月，患儿家长特来致谢，谓虽已初冬，喘息亦未再发，惟尚有轻度咳嗽。师嘱注意气候变化，随时增减衣着，调摄至要。

11. 春温高热惊风案（流行性脑脊髓膜炎）

吕某，男，3 岁，出诊。

高热二日，头痛呕吐，四肢抽搐，颈项强直，角弓反张，昏不知人，经医院抽脊髓液检查，诊断为流行性脑脊髓膜炎。治疗两日未见好转，情势危急，拟服中药，以冀万一。

口紧未见舌苔，六脉细数无伦。

辨证立法：

感染时疫，邪热炽燔，热盛风动，四肢抽搐，热入心包，神识昏迷。险象堪虑，泻肝清热，辛香通窍，以复神志，姑拟清热镇惊通窍法治之。

处方：

龙胆草 2.5 克　白僵蚕 5 克　酒地龙 5 克　干蝎尾 3 克　全蜈蚣 1 条　双钩藤 6 克　西洋参 3 克（另炖对服）　首乌藤 10 克　白蒺藜 10 克　黄菊花 6 克　酒杭芍 10 克　大生地 6 克　青连翘 6 克　炙甘草 2.5 克　鲜生地 6 克

另：当门子 0.15 克，西牛黄 0.3 克，羚羊角 0.6 克，研细末分两次随药冲服。

二诊：昨日一昼夜尽一剂，夜间即现缓解，热势渐退，抽搐停止，神识仍昏迷，喂药曾吐一次。

处方：

前方去当门子、西牛黄、蜈蚣、蝎尾、大生地、鲜生地。加郁金 5 克，夏枯草 3 克，节菖蒲 3 克，明玳瑁 5 克，仍用羚羊角粉 0.6 克随药冲服。

三诊：前方连服两剂，体温恢复正常，神志清楚，但精神倦怠思睡。病邪乍退，正气未复之象。

处方：

北沙参 10 克　焦远志 5 克　大生地 10 克　盐元参 10 克　寸麦冬 5 克　黄菊花 6 克　青连翘 6 克　紫贝齿 15 克　白蒺藜 10 克　双钩藤 6 克　杭白芍 6 克　制首乌 10 克　炙甘

草 1.5 克：

按：流行性脑脊髓膜炎，病势迅急，死亡率较高。中医用清热解毒、辛香通窍治之，颇有疗效。初诊仿红绵丹方意化裁，先止其痉挛，恢复神志，清其高热，病势缓和后，三诊以养阴收功。

12. 脾虚肝旺惊风案（结核性脑膜炎）

闫某，男，1 岁半，病历号 51、6、236。

神识不清，时现抽搐，但未发高热，已有半月之久，经医院诊断为结核性脑膜炎。现症项强，神识不清，时有呕吐，常用小手打头，大便秘结，微有咳嗽。

舌苔白，指纹色红入于气关，脉滑细。

辨证立法：

体质素弱，积热蕴郁上焦，引动肝风，项强抽搐，脾运不健则呕吐不食，腑气不通大便闭结，拟清肝镇惊，健脾止吐法。

处方：

双钩藤 5 克　制全蝎 3 克　龙胆草 1.5 克（酒炒）　白蒺藜 5 克　黄菊花 3 克　冬桑叶 3 克　蝉蜕 3 克　米党参 3 克　野于术 3 克　东白薇 3 克　酒当归 3 克　鹿角胶 3 克（另炖对服）

二诊：药服三剂，神识渐清，呕吐仍作，大便尚未通畅。

处方：

酒军炭 3 克　旋覆花（代赭石、半夏曲各 3 克同布包）3 克　白扁豆 10 克　炒枳壳 3 克　双钩藤 5 克　白蒺藜 5 克　龙胆草 1.5 克（酒炒）　黄菊花 3 克　东白薇 3 克　焦三仙 10 克　炙甘草 1.5 克

三诊：服三剂大便已通，但干燥，神识时清时昏，

抽搐次数减少，咳嗽仍有。

处方：

白蒺藜6克　双钩藤5克　白僵蚕3克　东白薇3克节菖蒲3克　蔓荆子3克　黄菊花5克　白扁豆10克　冬桑叶3克　炙前胡3克　炒远志3克　嫩桑枝10克　炙紫菀3克　首乌藤6克　杏仁泥5克　炙草梢3克

四诊：前方服之甚效，症象均见好转，连服六剂，神识清楚，抽搐已止，大便通利，不呕吐，渐能食，时常哭闹，小便少，微咳。前方去白扁豆、首乌藤，加夏枯草5克，再服三剂。

五诊：药后现除有时用手打头哭闹外，无其它症状。

处方：

白蒺藜6克　双钩藤5克　苦丁茶3克　龙胆草1.5克白僵蚕3克　蔓荆子3克　黄菊花3克　冬桑叶3克　节菖蒲3克　炒远志3克　酒丹参3克　蝉蜕3克

按：结核性脑膜炎殊难治愈，死亡率甚高。本案始终从肝胆心脑着手，患者每诊均见症状减轻，颇为顺手，近期效果良好，兹备一格，以供参考。

13. 心脾两虚心悸水肿案

陈某，男，8岁，病历号51、7、346。

平素体弱，过事活动则心动过速，经医院检查心脏扩大，下肢时现浮肿，经常气短睡卧不安，甚则失眠，消化力弱，食欲不振，周身关节疼痛。

颜面苍白，舌质淡，苔薄白，脉象细数。

辨证立法：

心气不足，脾运不健，症现心跳气短，浮肿纳差，睡卧不安。气血不充，周身疼痛。拟健脾胃，和气血，补心安神法。

处方：

黄芪皮 6 克　野于术 3 克　焦内金 6 克　炒枳壳 3 克
当归身 3 克　酸枣仁 6 克　朱茯神 6 克　炒远志 6 克　柏子仁 6 克　龙眼肉 6 克　酒杭芍 6 克　油松节 12 克　炙草节 3 克

二诊：服药三剂，精神好转，睡眠安稳，惟纳食欠佳，大便二日一行。前方去朱茯神、油松节，加莱菔子 5 克，莱菔缨 5 克，佩兰叶 6 克。

三诊：前方又服三剂，诸证均有改善，心气不足，体力屡弱，非短期所能获效，配丸药常服图治。

处方：

每日早服强心丹 10 粒，晚临卧服神经衰弱丸 10 粒。

四诊：服丸药一个月，心跳好转，精神较佳，食仍不正常，下肢浮肿，睡眠时好时坏。

处方：

早服复方胚宝片 2 粒，午服人参归脾丸 3 克，晚服强心丹 10 粒。

五诊：丸药又服一个月，心跳腿肿大为好转，精神转佳，能与同学玩耍，食欲尚不正常，睡眠有时不安。

处方：

早服人参健脾丸 3 克，午服香砂养胃丸 3 克，晚服天王补心丹 5 克。

按：本案患者虽是儿童，症象极类成人。体质虚弱，实缘于先天不足后天失养。小儿无七情之扰，治之较成人为易，补气血，健脾胃，强心安神，为始终治疗原则。未及半载已如一般儿童活动玩耍，但患儿未去医院复查，心脏扩大是否恢复正常不得而知。

14. 脾肾两虚少腹疼痛案

关某，男，3 岁。

未足月而产，体质孱弱，经常发热，睾丸时时上抽，生殖器萎缩，少腹疼痛，消化力弱，大便常溏泻。

舌苔薄白，脉象沉弱。

辨证立法：

先天不足，阳气不充，小儿竟现虚寒之证。肾为先天之本，脾为后天之本，当从先后天两方培补，以资恢复，本方可做常服。

处方：

巴戟天 3 克　紫河车 3 克　生熟地各 3 克　荔枝核 5 克
川楝子 3 克 (醋炒)　米党参 3 克　野于术 3 克　炒吴萸 3 克
酒杭芍 6 克　炙甘草 1.5 克　鹿角胶 3 克 (另烊化对服)

按：小儿素称纯阳之体，然亦常见先天不足，后天失调，脾肾不健之小儿，症现虚寒。治法当从先后天两方培补，然又不宜辛热峻补之剂；以其本质纯阳，施治不当，反生燥热，非如成年人肾气亏损可比。据患儿之母后来诊病时云：此方每周服二、三剂，症状逐渐消失，体力日健。

15. 风湿侵袭痹阻关节案 (类风湿性关节炎)

周某，男，8 岁，病历号 54、7、205。

四年前患痢疾一个月，愈后又再发热，周身关节肿痛，经北大医院诊为类风湿性关节炎，曾住院治疗，此后四年来多次发热身痛，十指及肘部拘挛不伸，于阴雨时发作更甚，食睡尚好，经常夜间遗尿。

舌苔白腻，脉象沉滑。

辨证立法：

痢后体弱，风湿入侵，稽留经络，屡治未能根除，感遇寒邪即行发作。当以散风活血通络为治，兼治遗尿。

处方：

桑寄生12克　　川桂枝3克　　北细辛1.5克　　嫩桑枝12克　　杭白芍10克　　生熟地各5克　　乌蛇肉10克　　酒地龙5克　　酒川芎5克　　酒当归6克　　生银杏10枚（连皮打）　　益智仁5克　　桑螵蛸5克　　节菖蒲5克　　炙草节6克

二诊：服药四剂，除遗尿见好外，关节肿痛未见变化，但食睡正常，精神甚好。

处方：

川桂枝3克　　生鹿角10克　　北细辛1.5克　　杭白芍10克　　嫩桑枝15克　　生熟地各5克　　豨莶草10克　　桑寄生15克　　金狗脊10克　　伸筋草10克　　酒川芎3克　　酒当归6克　　乌蛇肉10克　　酒地龙6克　　双钩藤10克　　炙草节3克　　虎骨胶3克（另烊化对服）

三诊：前方连服四剂，颇见功效，曾电话询问是否来诊，嘱效不更方，多服数剂。现已服至十六剂，关节肿痛全消，手指、肘部伸屈较前灵活，遗尿亦基本消除，拟回乡，要求常服方。

处方：

破故纸5克　　巴戟天5克　　乌蛇肉6克　　川桂枝2.4克　　伸筋草10克　　地龙肉6克　　酒当归6克　　嫩桑枝15克　　酒川芎3克　　赤白芍各5克　　桑寄生15克　　节菖蒲5克　　桑螵蛸6克　　生银杏10枚（连皮打）　　炙甘草5克　　虎骨胶3克（另烊对服）

隔日一剂，至愈为度。

按：风湿之邪，皆是乘虚而入，体功不强，防御不力，病邪稽留经络，久则气血均受影响。活血通络为治风湿病良法。患者服二诊方最效，然巩固疗效须加壮筋骨、补肾气之剂。肾主骨，故用破故纸、巴戟天以强肾气，银杏合桑螵蛸、节菖蒲治夜间遗尿颇效。

16. 虫积案（蛔虫病）

李某，女，6岁，病历号51、6、497。

平素时现胃疼腹痛，甚则呕吐，大便不规律，或干结或溏泻，食欲亦时好时坏，日渐消瘦，经常流鼻血。

面色不华，白黄相间，俗称谓虫花之象，舌上有花点，苔斑剥不匀，六脉滑实乍大乍小。

辨证立法：

望诊切脉俱为虫积之象，饮食营养被消耗，故日渐消瘦，食欲无常，积滞不消，食积生热，症现鼻衄。拟驱虫和胃消积法为治。

处方：

炒槟榔5克　炒吴萸0.6克　姜厚朴3克　炒建曲5克
炒黄连2.4克　姜半夏3克　使君肉10克（炒）　炒榧子6克
炒枳壳3克　野于术3克　壳砂仁3克　莱菔子5克　炙甘草1.5克

二诊：前方服三剂，便下蛔虫数条，胃疼腹痛未作，只鼻衄一次，再拟一方清热和胃肠，与前方交换服用，每周服二剂，无须再诊。

处方：

鲜生地10克　炒吴萸0.6克　厚朴花3克　鲜茅根10克　炒黄连2.5克　代代花3克　莱菔子5克　春砂仁1.5克
杭白芍5克　莱菔缨5克　白蔻仁1.5克　炒枳壳5克　姜竹茹10克　广皮炭3克　益元散10克（鲜荷叶包）　节菖蒲3克　炙草梢1.5克

按：小儿患虫积最为常见，凡见腹脐周围时痛，食欲不振，消化不良，日渐消瘦者，即应考虑虫积为祟。中药具驱虫之功者甚多，需据不同虫类，选用适当药物，然驱虫时，必加通便及和胃剂，以免虫体不下或出现胃脘不适之症。

17. 早老症案

吴某，男，9 岁，病历号 60、7、30。

患儿 1951 年 6 月出生，生后不久即发现容貌皮肤异常，于 1953 年 10 月 18 日入北京医学院附属第一妇婴医院儿科检查，当时年为 28 个月。

患儿系 8 个月早产，未届满月即发现全身皮肤发硬成团，头皮薄，眼突，鼻尖，与正常婴儿不同，生后头发尚多，至 4、5 个月即渐脱落。

患儿为第三胎，因母妊娠合并高血压于孕期 8 个月引产。母乳喂养至 5 个月改喂牛乳，均按医院指导喂养。曾接种牛痘、卡介苗、百日咳、白喉预防针。13 个月出牙，14 个月能行走，患过麻疹。28 个月时体重仅 8700 克。父母健康，无结核病及性病史。有姐姐二人，身体、皮肤及容貌均正常。

患儿于北京医学院就诊为早老症，北京阜外医院诊断为周身动脉硬化症。1960 年 7 月来求诊时已 9 岁，体高若 5、6 岁，然奇瘦异常，头面、四肢、皮下无脂肪，皮肤不能用手捏起，皮下血管明显可见，俨然皮包骨骼，头发稀疏而干硬，眉毛缺如，双眼突出，耳壳极薄而透明，鼻梁突起如房脊，口小唇薄，腹部皮肤僵硬无弹性，可触到大小不等之团块与皮肤紧密粘连，不能捏起。

患儿聪慧活泼，说话流利，饮食起居一如他童。营养食品特殊照顾，丰腴胜过一般，乃逾食逾瘠，维持至今，尚可作体操游戏，自觉似无太大痛苦，乍睹畸形，令人惊诧。此症世界少见，据文献记载类似病历自1886年～1956年仅有27例，临诊数十年亦仅见此病例。察其脉象，涩兼沉微，如此削瘦，脉微难于触知，既无先例可循，只能摸索图治。

窃以患儿赋形具体根本不类常人，经络隧道细小已甚显见，时常不能全部畅通；而经络隧道实为人身气血通行之路轨，医籍所谓"营行脉中，卫行脉外"是也，一遇梗阻，气血瘀滞，荣养濡润均不可得，隧道愈来愈窄，甚而干瘪，一切营养不复吸收，继而肌肉消削，脂肪全无，形成枯腊之状，较诸老年瘠瘰尤远过之。如何着手施治，能否得效，诚属毫无把握，今暂认为病在经络，周身隧穴空隙多闭塞不通，以致营卫气血随处稽留，营养物质无法吸收，所以腠理不密，皮聚毛落，神经中枢营养不充，也曾发生严重之脑症，及上下肢麻痹。苟患儿经络尚无损缺，脏腑亦未见特异状况，即应设法图治。拟用大通经络隧道，调卫和营，伴随重量滋补气血之剂，先汤后丸，需以时日，冀获万一疗效，肌肉脂肪再生，健康恢复。

处方：

西红花3克　山甲珠10克　炒桃仁10克　地龙肉6克　绵黄芪18克　全当归10克　酒川芎3克　生地黄（细辛3克同打）10克　杭白芍（桂枝3克同炒）10克　怀牛膝6克　米党参10克　白人参3克　威灵仙5克　漂白术6克　香附米6克（酒炒）　苦桔梗5克　炒枳壳5克　紫苏梗5克　炙草节5克　鹿角胶5克（另烊对服）

另：橘络、丝瓜络、桑枝、桑寄生、通草、路路通各 15 克；白蒺藜、骨碎补各 12 克；白芷 6 克煮汤代水煎药。

另用血琥珀、真血竭各 1.5 克，原麝香粉 0.3 克，沉香粉 0.3 克共研细粉，装胶囊 12 枚，分四次随药送服，两日服一剂。

二诊：前方服八剂，服药期间未发生头痛，精神甚好，食欲较前增加，脉象略见活跃，转显流利。

处方：

陈橘络 5 克　　粉丹皮 6 克　　川桂枝 3 克　　陈橘皮 5 克　　紫丹参 6 克　　杭白芍 10 克　　炒柴胡 3 克　　茺蔚子 6 克（酒炒）　　香白芷 5 克　　苏桔梗各 5 克　　酒川芎 3 克　　骨碎补 5 克　　酒地龙 6 克　　于白术 6 克　　红人参 3 克　　怀牛膝 6 克　　炒枳壳 5 克　　祁蛇肉 3 克　　炙黄芪 24 克　　山甲珠 6 克　　全当归 6 克　　山萸肉 6 克　　香附米 6 克（酒炒）　　红丝线 5 克（剪碎布包）　　炙草节 3 克　　干薤白 3 克　　西红花 5 克　　青葱叶 10 克

另：青毛鹿茸粉 1.2 克，血琥珀、三七粉各 1.5 克，原麝香粉 0.15 克，合匀装胶囊分四次随药送服，两日服一剂。

附：常服丸方及食谱：

1. 丸方：

青毛茸 30 克　　绵黄芪 60 克　　当归身 30 克　　朝鲜参 30 克　　大熟地 60 克　　龟甲胶 80 克　　云茯苓 30 克　　陈阿胶 60 克　　杭白芍 30 克　　酒地龙 30 克　　野于术 60 克　　酒川芎 30 克　　象牙屑 15 克　　骨碎补 30 克　　山萸肉 90 克　　穿山甲 30 克　　甘枸杞 30 克　　血琥珀 30 克　　紫草茸 30 克　　香白芷 15 克　　川桂枝 24 克　　当门子 3 克　　刘寄奴 18 克　　威灵仙 30 克　　三七粉 30 克　　川附片 30 克　　炙甘草 30 克　　紫河车 30 克　　祁蛇肉 30 克　　真血竭 15 克　　怀山药 60 克

上药共研细末以猪骨髓 60 克，枣肉 600 克，捣合小丸，每日早晚各服 3 克，白开水送服。

2. 食谱：

早餐：牛奶 120 克，葡萄干 30 克，花生米，黑豆皆连皮淡盐汤煮，各食 15 克。

午餐：白面 120～150 克，青菜 250～500 克，（可作一菜一汤）酌在菜中用猪油 15 克，猪肉 30 克。

晚餐：大米 120～150 克，青菜 250～500 克，鸡蛋 1 枚，植物油 30 克，猪肉或牛羊肉 30 克。

按：常服丸药方因药价较贵，未能配制，患儿于 1965 年死亡。本病确属罕见，其发病机制，尚不明了。根据其①容貌特殊：秃发，头皮薄，皮肤血管明显，眉毛缺如，眼球突出；②肌肤异常：皮肤发硬，有色素沉着，皮下脂肪极少，消瘦；③生长发育不平衡：一岁以内体重身长发育比较正常，年龄愈大和正常儿童的差别愈大；④骨骼方面：四肢关节膨大，前脑颅骨骨链常在 7、8 岁时仍不闭合，下颌骨发育不良；⑤周身动脉硬化，等等作为诊断根据。师门对该病也无经验，正由于罕见之病，施师立法处方颇费心思，虽未能挽救病儿，特将对该病的认识及治疗，记录于此，以供参考指正。

18. 湿温肠热案（肠伤寒）

翟某，男，7 岁。

患儿三天前有感冒症状，不以为意，旋即参加学校秋季旅行，时在 9 月中旬，旅行归来，当夜病情加重，体温 38℃，头痛、恶寒、恶心，由中医治疗，认为感冒，服药二剂，病势未减，热度继续增高，上午 T38.5℃，下午 T40℃，即往某儿童医院就诊，诊断为肠伤寒，注射并服西药后，症状有增无已，转而神昏谵语（夜间尤甚），小便短赤，大便干燥，呕吐黄水，两眼朦胧，于清醒时则诉四肢麻木，腹痛口干。于是中西医药并进，有云流感者，有云秋温者，有云停食受凉者。患儿已八日未大便，神昏谵语更形加重，家人惶惶，乃来求诊。

舌苔黄厚垢腻，舌尖红，六脉劲而有力，略见徐缓。

辨证立法：

发病将近两旬，恙势有增无减，初似感冒，进而加重，神昏谵语，早轻暮重，大便八日未解，苔厚脉劲，是内热蕴积于肠胃。面情呆滞，唇赤而干，齿痕腐溃，声音嘶哑，皆属危象，是属肠热之症。然则据脉辨证，不得骤用寒凉峻下之剂，病虽两旬，仍须清解兼施，清以退热，解以化毒，轻可去实之意。

处方：

鲜佩兰 10 克　鲜苇根 30 克　淡豆豉 12 克　鲜生地 18 克　鲜茅根 18 克　山枝衣 6 克　白杏仁 6 克　条黄芩 6 克　霜桑叶 6 克　苦桔梗 5 克　川雅连 3 克　嫩桑枝 24 克　生内金 10 克　黑芥穗 6 克　赤芍药 6 克　炒枳壳 3 克　鲜薄荷 6 克　紫雪散 3 克，分两次冲服

二诊：药服三剂，体温降至 37.7℃ ～38℃ 之间，神识已清，大便已通，头痛呕吐均亦停止，惟诉疲倦无力，自觉饥饿求食，家人遵嘱，只给流质饮食及鲜果汁，面情目神灵活，脉象无大改变，舌苔减退变薄，恙势已有渐退之象，正气似有恢复之兆，原方去紫雪散、薄荷，苇根改为 18 克茅根改为 12 克，加原皮洋参 5 克，（另炖浓汁对服）局方至宝丹 2 丸，每服半丸，日二次。

　　按：本案为1933年之病历，整理此案时，患者已将40岁，回忆旧时病况历历在目，据云迄今三十余年只患此次重病。

　　肠热症为急性传染病，第三周为最危险之阶段，施师以清解之法，使热有出路，积聚之"毒"得解，病势顺利消退，本病在此时期最忌峻下之剂，以免损及肠部溃疡引起出血后患。苇根、豆豉、桑叶、芥穗、薄荷解表以清热，芥穗炒炭又可有防止肠出血之功；山栀、黄芩、川连、茅根、赤芍、生地清内热而解毒；佩兰、茅根、芥穗、薄荷芳香化浊；局方至宝丹古人谓为：治时邪内陷，热入心包，舌绛神昏，谵语妄言，有从里透表之功；并有治中恶气绝，睡眠不安，唇干舌燥，伤寒谵语，心肺积热，伏热呕吐，邪气攻心，解一切物毒之功用。

19. 痿证案（小儿麻痹症）

　　孙某，男，9岁。

　　1952年夏月患儿孙智明年9岁，因小儿麻痹症住某儿童医院。住院期间，经多次会诊，确诊为小儿麻痹症，已予注射服药治疗20多天，未见显效。伊母石玉璞同志任平安医院耳鼻喉科医师，经介绍约往旧址儿童医院出诊。检查患儿周身颓软异常，下肢更甚，不能行立，有时且作痛楚之状，低热，夜不安寐，脉现浮数不扬，沉取无力，确属小儿麻痹类型。为之立方，初用疏风透表解毒清热，通调经络煎剂，药如：桂枝、独活、防风、芥穗、葛根、薄荷、秦艽、威灵仙、板蓝根、赤白芍、粉丹皮、生地、天麻、夏枯草、黄连、黄芩、地龙、全蝎、忍冬藤、石楠藤、鸡血藤、豨莶草、桑寄生、海桐皮、豆黄卷、蒲公英、大小蓟、木瓜、牛膝、青葱叶、丝瓜络各品味，更换三方，出入为治。继改清热解毒和肝强肾，活血助气之法，但急病速治，仍宜汤剂，选用三黄、知母、山栀、玄参、麦冬、金银花、连翘、归、芎、芍、地、元胡、蛇肉、川楝、柴胡、枳壳、紫菀、菖蒲、防己、黄芪、白术、续断、菟丝子、金狗脊、功劳叶、山萸肉、薏苡仁诸药，又易三方。但前后各方剂，用药程序，记忆不清，调看该院当年病历，也因医院搬迁时大半遗失，无从查核。服汤剂以来，前后约历十数日，逐渐痛除，麻木减少，身体稍觉灵活，偶然起步，需扶墙杖，不能持久，呈病邪渐退元气未复之象。拟用丸方，补助气血，增加营养，仍兼清热通络。丸剂多种为：全鹿丸、薯蓣丸、河车大造丸、参茸卫生丸、豨桐丸、紫雪散、云南白药、大黄蟅虫丸等，陆续服用。住院月余，行动便捷，壮健如初，身体发育，至18岁时，已如成人。后曾就读北京101中学，毕业后考入哈尔滨军事工程学院。

按：小儿麻痹症如治疗失时或拖延日久，每致遗留残废，若及于呼吸器官麻痹，更为危急。本案为1952年时病历，患者大学毕业后，现在五机部所属工厂担任技术工作，并已结婚生子，迄今观察二十余年，疗效甚为巩固。惜原病历散佚，具体处方无从查询，乃请施师追忆经过，将当初用药情况治疗方案叙述于此。原始处方虽不可得，但治疗经过，用药大意，均极真实。本病处理有序，先以疏风透表，兼解毒清热，俾病邪外达，内热得清。于疏达之中并扩张络路，从而表透毒解，经络亦通，一寓三意，相互为用，免致旷日持久，毒邪盘踞，诚急病速治之良图。初用独活、防风、芥穗、薄荷均属疏风透表之药，而桂枝、葛根且兼解肌解热，仲景氏桂枝加葛根汤主治项背强直，独活并主宣通气道，活血舒筋，治臀腿疼痛，两足痿痹，不能移动，威灵仙及诸藤均有通经络止痛之效，加之天麻、地龙、全蝎解痉舒络，板蓝、二芍、丹皮、生地、夏枯草、芩、连、豆卷、蒲公英均有清热之功，板蓝、芩、连、公英具有解毒之力，小蓟清热，大蓟理血，古笈谓大蓟能健养下气，潜消痈肿，葱叶辛窜配诸藤及瓜络相得益彰。初采上述诸药，调配增减，患儿低热已退，痛楚已减，颇感舒适，睡眠亦随之好转，脉象转而充沛，不似以前之无力，但仍现浮数，是表邪将退之兆，经络通调之象，仍本清热解毒兼入和肝强肾诸药以扶正气，三黄、知母、山栀、柴胡、金银花、连翘诸药清热消毒，近世则谓有抗菌之效，元胡取其活血、利气、止痛。紫菀常用作祛痰药，《本经》谓："去蛊毒痿躄"。蛇肉治诸风顽痹，皮肤不仁；枳壳虽为消化药且有通利关节之效，与木瓜配伍汤服（直指方）疏导治脚气。薏苡米除有健胃营养之外，《本经》谓："治筋急拘挛"，《别录》谓："除筋骨中邪气不仁"。菖蒲香冽通窍，具有兴奋神经之力。防己、功劳叶俱有驱风湿开腠理之效，其余诸药芪、术、续断、菟丝、狗脊、山萸肉等，健壮筋骨，补益元气。

其 他 疾 病

1. 脾胃郁热血燥发疹案

汪某，女，25 岁，病历号 54、10、434。

病起于两年前，初时口唇发痒，夜晚尤甚，继而形成溃疡，流水结成黄痂，经久不愈，饮食俱痛，苦恼异常。经协和医院诊断为维生素 B_2 缺乏症。近来两腿出现红斑，有热痛之感，头晕痛，心慌，睡眠多梦，习惯性便秘，饮食正常。

舌质红，苔薄白，脉沉数而细。

辨证立法：

脾胃郁热，症现口唇肿烂，大便燥结，久则燥热入血，郁滞生斑。心主血，心火过盛则心慌多梦。应以养阴，清热，润燥，活血为法。

处方：

绿升麻 1.5 克　朱茯神 10 克　北细辛 1.5 克　朱寸冬 10 克　晚蚕砂（炒皂角子 10 克同布包）10 克　川黄柏 10 克　酒玄参 12 克　火麻仁 15 克　紫地丁 6 克　蒲公英 10 克　桃杏仁各 6 克　紫草根 5 克　炒蒲黄 10 克　东白薇 6 克　炒远志 6 克　生甘草 5 克

二诊：服药十剂，口唇痒止，溃疡也极见好转，睡眠安稳，心慌、头晕均效，腿上红斑未现，希望用常方巩固。

仍遵前法，每周服二剂，至愈为度。

处方：

绿升麻1克　紫地丁6克　紫浮萍5克　北细辛1克
黄地丁6克　紫草根5克　川黄柏10克　青连翘10克　东
白薇6克　桃杏仁各10克　夏枯草10克　火麻仁15克　炒
蒲黄10克　炒皂角子（晚蚕砂10克同布包）10克　生甘草5克

按：本案原属脾胃郁热日久，致成口腔溃疡，大便
燥结，积热之甚矣。以证来论，三黄石膏汤用之甚宜。
然以其脉沉数而细，若用苦寒泻下之剂，反致热邪深
入，则体力更见衰弱，遂以清热、养阴、润燥、兼用活
血之法，两年夙疾，十剂大效。审脉识证，具见巧思。
方中升麻、细辛不独载药上升直达病所，配以浮萍，亦
取"火郁发之"之意。黄柏、连翘、白薇、夏枯草、
生甘草清热；地丁、紫草、桃杏仁、蒲黄活血；寸冬、
玄参养阴；麻仁、蚕砂、皂角子润燥通便。

2. 胃肠积滞感风发疹案（荨麻疹）

张某，女，19岁，病历号52、7、586。

遍身易起红色痒疹，时发时愈，已有七、八年之
久。平时消化不良，大便干燥，有时呕吐，腹部胀痛，
喜食酸味。近日上述胃肠症状又现，并伴发痒疹。

舌苔垢腻，六脉滑数。

辨证立法：

平素饮食无节，胃肠消化不良。积滞生热，郁久入
于血分，外感风邪，即发痒疹。治宜消导胃肠积滞，并
疏风、清热法。

处方：

炒谷芽10克　青皮炭5克　炒麦芽10克　广皮炭5克
炒半夏曲（旋覆花6克同布包）10克　莱菔子6克　醋柴胡5

克　炒皂角子（晚蚕砂10克同布包）10克　莱菔缨6克　杭白芍6克　焦山楂10克　酒当归6克　黑芥穗6克　炒防风5克　蝉蜕5克　宣木瓜10克　乌梅炭5克

二诊：服药六剂，痒疹全消，大便通畅，食欲增进，消化力好转。嘱留此方，再发痒疹，即连服数剂。

按：痒疹之成因甚多，本案为消化不良而致者。消导积滞，不使火郁，虽感风邪，亦不引发痒疹。方用木瓜、乌梅者，以其素嗜酸味知是生理所需，且此二味合用，养胃生津助消化。

3. 湿热久蕴感风发疹案（荨麻疹）

赵某，女，42岁，病历号53、4、712。

突于昨夜，全身瘙痒、遍起红疹，逐渐连及成片，一夜未能安睡，晨起发现颜面、手足均肿，皮肤自觉灼热，头晕、腰酸，小便深黄。

舌苔薄黄，脉浮数。

辨证立法：

血热受风，遍身痒疹，素蕴湿邪，随风而发，故作浮肿，急用清血热、疏风邪法治之。

处方：

北防风5克　黑芥穗6克　淡豆豉12克　桑寄生20克　赤白芍各10克　北细辛1.5克　嫩桑枝20克　炒山栀5克　绿升麻1.5克　蝉退衣5克　甘草梢5克　北柴胡3克　川桂枝1.5克　东白薇6克　川当归6克　川黄柏6克　沙蒺藜10克　白蒺藜10克　黄地丁10克　紫地丁10克

二诊：服药四剂，疹痒全消，惟感腰酸，四肢关节疼痛，头晕，小便短、风热已消，湿气未净，再进通络利湿剂为治。

处方：

川桂枝 3 克　桑寄生 20 克　生熟地各 6 克　北柴胡 3 克　嫩桑枝 20 克　杭白芍 10 克　春砂仁 5 克　北细辛 1.5 克　片姜黄 10 克　金狗脊 15 克　川黄柏 6 克　川续断 6 克　车前草 12 克　川萆薢 10 克　川杜仲 6 克　旱莲草 12 克　川石韦 10 克　宣木瓜 10 克　酒川芎 5 克　炙草节 6 克

按：上案瘁疹为消化不良引起，本例则因湿热久蕴感风而发，临床常见此病。施师治此病，以柴胡发少阳之火，升麻发阳明之火，防风发太阳之火。诸药味薄气清，升举其阳，通畅三焦，更以山栀清三焦之火，佐以黑芥穗，蝉衣、豆豉引血中风热，出表而解。配伍紧严，一诊数剂即愈。本案患者，初诊方连服四剂，瘁疹全消。但腰酸尿少，关节疼之症未愈，风热虽消，湿滞未净，故又予通络利湿之剂，嘱其服至症状消失为止。

4. 湿热下注阴痒案

王某，女，67 岁，病历号 50、12、140。

阴部瘙痒，已有年余。瘙甚则出黄水，其痒难忍，影响睡眠。经停于 48 岁，白带多，大便三、四日一解。舌苔黄腻，六脉沉滑。

辨证立法：

脉证合参，湿热为病已无疑议。湿热下注则阴部瘙痒，时出黄水，并见白带绵绵。治之宜清肝胆泻湿热，以肝脉络于阴器也，化裁龙胆泻肝汤为治。

处方：

醋柴胡 5 克　北细辛 1.5 克　车前子 10 克（布包）　杭白芍 10 克　大生地 10 克　车前草 10 克　龙胆草 5 克　酒当归 10 克　川楝子 10 克　海螵蛸 10 克　白杏仁 6 克　桑螵蛸 10 克　晚蚕砂（炒皂角子 10 克同布包）10 克　白薏仁 6 克　酒川芎 5 克　酒川军 6 克　粉甘草 3 克

二诊：服药四剂，瘙痒依然，但黄水较少，大便隔日一次。前方加花椒 1.5 克，乌梅炭 5 克，盐知母 6 克，盐黄柏 6 克。

另用熏洗方：

蛇床子 30 克，百部 30 克，花椒 15 克，煎汤外用。

三诊：前方服十剂，又加用熏洗方，瘙痒大减，白带亦少，希予常服方回乡。

处方：

龙胆草 3 克　川楝子 10 克　生白果 10 枚（连皮打）　北细辛 1.5 克　盐知母 6 克　北柴胡 5 克　生熟地各 6 克　盐黄柏 6 克　杭白芍 10 克　沙蒺藜 10 克　酒川芎 5 克　桑螵蛸 10 克　白蒺藜 10 克　黑芥穗 5 克　川花椒 2 克　炙甘草 3 克

按：阴部瘙痒，时出黄水，多见湿热下注之证，清热利湿为主要治法。然清热宜清肝胆之热。东垣治阴痒即以龙胆、柴胡为君，以肝脉络于阴器，湿热下注于此也。施师之经验：黑芥穗、白蒺藜，用于瘙痒殊效，盖芥穗有泄热散风之效，炒黑则入血分，于此处用之，有清热清血之效，白蒺藜则有镇静止痒之功。两者相伍，散风行血止痒治风疹瘙痒殊效。

5. 毒入心包蒙闭清窍案（一氧化碳中毒）

桂某，男，30 岁，病历号 55、12、12。

患者于 1955 年 11 月 14 日因煤气中毒入院，当时昏迷不醒，脉搏几不能触及，情势危急，进行抢救。又经大量输血，生命虽已挽回，但神识迄未清醒。二目呆直，呼唤不应，牙关紧闭，两手拳握，全身僵直。汗出甚多，有时四肢震颤痉挛，然手足尚温，饮食全赖鼻饲，体温忽升忽降，高至 39.5℃，低至 37℃，二便失禁。

会诊时入院已二十八日，是时医院除静脉滴注葡萄糖、生理盐水外，未用其它西药治疗。

舌苔因口紧闭未能见，脉搏来去迟数不匀，乍大乍小。

辨证立法：

卒受煤气，毒入心包，蒙闭清窍，肝失疏达，神明不彰，是以目呆，口紧，僵直而昏迷。所幸壮年体健，气血正盛，抢救及时，生命赖以挽回。急拟开窍以复苏神明，活血以推陈致新，兼以强心扶正用固本之法，以望转机。

处方：

茺蔚子6克　石菖蒲6克　西洋参6克（另炖对入）

将上药煎得后另加西牛黄粉0.3克，元寸香粉0.3克，安宫牛黄丸1丸，调匀，鼻饲。

二诊：前方连用二日，两目呆直稍见活动，呼唤时已有反应，出汗减少，体温降至37.5℃，且趋稳定。

六脉缓而无力。

处方：

炙黄芪30克　酒当归30克　节菖蒲6克　酒川芎5克茺蔚子10克　西洋参5克（研末冲）　煎浓汁化安宫牛黄丸1丸，鼻饲。

三诊：前方连服六剂，体温正常而稳定，神志转清醒，不用鼻饲，已能口服流食，听觉视觉均见好转，有时表现憋气状，心跳又显快速，四肢仍不能活动，大便干。

舌苔垢腻淡黄，六脉数软。

拟活血、通络、润便法为治。

处方：

酒当归6克　酒川芎5克　茺蔚子6克　节菖蒲6克
炒远志10克　炒枳实6克　左秦艽6克　朝鲜参5克（另炖
对服）

煎浓汁送十香返魂丹1丸。

四诊：服四剂，神识更见清醒。询问症状，虽不能
答对，但有反应。肢体渐能活动。予以软食，咽下正
常。大便干燥。有时尚现痉挛现象。

舌苔垢腻而黄，脉数微滑。

处方：

生蒲黄10克　茺蔚子6克　酒川芎5克　西红花5克
当归尾6克　制蝎尾3克　桃杏仁各6克　川桂枝3克　赤
白芍各6克　北柴胡3克　嫩桑枝20克　桑寄生20克　双
钩藤3克　盐地龙10克　左秦艽6克　怀牛膝12克　炒远
志10克　节菖蒲10克　当归龙荟丸10克（包煎）。

五诊：服药十剂，大便已通，神识清楚，但语言尚
不能随意，仍时有痉挛现象。

舌苔黄厚，脉软无力。

处方：

龙胆草6克　茺蔚子10克　鳖甲15克　节菖蒲10克
山楂炭10克　蝎尾3克　炙黄芪25克　酒川芎5克　党参
10克　油当归12克　炒建曲10克　麻仁15克　桃杏仁各6
克　炒枳壳5克　蒲黄10克　炒枳实5克

六诊：前方服六剂，情况大见好转，不仅语言自
如，且能歌唱"东方红"。神情举止容易激动，有时剧
烈抽搐一阵，汗出仍多。

舌苔薄黄，六脉虚数。

处方：

云茯苓6克　生牡蛎（生龙骨15克同打布包先煎）15克　紫贝齿（紫石英10克同打布包先煎）10克　云茯神6克　双钩藤15克　节菖蒲10克　酒地龙10克　制蝎尾5克　川桂枝3克　杭白芍10克　酒川芎5克　北柴胡3克　炒远志10克　东白薇6克　首乌藤25克　炙甘草10克　鹿角胶10克（另烊对服）

七诊：服药三剂，痉挛仍未停止，病情平稳。

舌苔正常，六脉软微数。

处方：

节菖蒲10克　生牡蛎（生龙骨15克同打布包先煎）15克　紫贝齿（紫石英10克同打布包先煎）10克　杭白芍10克　双钩藤15克　制蝎尾3克　酒川芎5克　炒远志10克　酒当归10克　炙甘草10克　鹿角胶10克（另烊对服）　朝鲜参6克（另炖对服）　大蜈蚣3条

八诊：服六剂，情况良好，神识清楚，痉挛未作，惟觉体软无力，心跳、睡眠不安，食不甘味。

舌苔正常，六脉微数而软。

再拟强心安神和胃法治之。

处方：

节菖蒲6克　炙黄芪45克　朱寸冬10克　龙眼肉12克　五味子10克　冬白术10克　云茯苓10克　云茯神10克　生枣仁10克　熟枣仁10克　炒远志10克　鸡内金10克　朝鲜参6克（另炖兑服）　生牡蛎12克（生龙骨12克同打先煎）　半夏曲（北秫米12克同布包）10克

九诊：服药四剂，于一九五六年元月二十一日出院，已能扶杖行走，举止神情如常人，现症全身乏软无力，尤以两腿为甚。

舌苔正常，六脉沉细无力。

拟用丸药培补。

处方：

青毛茸 30 克　　朝鲜参 30 克　　绵黄芪 90 克　　野于术 60 克　　淡苁蓉 60 克　　金狗脊 60 克　　酒杭芍 60 克　　川附片 60 克　　川桂枝 30 克　　川当归 30 克　　宣木瓜 30 克　　破故纸 30 克　　山萸肉 60 克　　酒熟地 60 克　　枸杞子 60 克　　酒川芎 30 克　　功劳叶 60 克　　五味子 30 克　　川杜仲 30 克　　怀牛膝 30 克　　巴戟天 30 克　　云茯苓 30 克　　炙甘草 30 克

共研细末，虎骨 60 克炙酥另研兑入，猪脊髓 900 克捣如泥加炼蜜适量合药为丸，每个重 10 克，早晚各服 1 丸。

按：煤气中毒（一氧化碳中毒）古方无特殊疗法，中医治此亦本诸辨证施治。施师初次会诊时，患者昏迷状态持续二十八日之久，体温升降无定，脉搏迟数不匀，脉律参伍不齐，两目直视，牙关紧闭，汗出痉挛，神志不清，证候复杂，病情危重。施师沉思良久，惟以辛香通窍恢复神志为最关紧要，遂用菖蒲、牛黄、麝香及安宫牛黄丸为主药；茺蔚子有活血化瘀之功，按现代医学观点，可起改善微循环作用；西洋参强心之力甚著，心主神明，维护心脏，以助药力。连用二日，神识即见好转，听觉、视觉均见反应，脉搏已趋规律，体温渐降，并趋平稳，此后偏重活血通络以冀血行气复，阴阳协调。蝎尾、地龙、蜈蚣等动物药均有缓解痉挛之能力，加用钩藤、节菖蒲，益增其力。神识清醒后，改用扶正安神，以资体功恢复，最后以培养气血、脾肾而收功。综观九诊处方，层次井然，步骤分明，除据祖国医学理论外，运用多年临床经验，使昏迷兼旬之患者，九诊即出院调养，行动如常。

吾侪未见之病甚夥，古人未治之症亦多，遇此类病需细心审证，用方不泥古而有法度，选药能创新而有条理，构思俱巧，证准药精，虽疑难危重之证，亦可转危为安。本案先寒凉辛通后培补本元，初时治标多于扶正，最后扶正多于治标，主次分明，均有尺度，临床中多加体会，方能运用自如也。

6. 阳虚头痛案

杨某，女，54岁，病历号55、3、170。

生育九胎，曾患肺结核，身体瘦弱，易受外感。平时多汗，心慌，四肢冷感。一周前来京途中又受感冒，经服中药发汗过多，身如水洗，自觉口鼻发凉，四肢寒冷。近日又感朝冷暮热，时时汗出，头痛如裂，大便溏稀。

舌苔白，六脉紧。

辨证立法：

平素体弱多汗，肢冷，已见阳虚之象，近期感寒，服发汗药后，大汗淋漓，阳虚更甚，遂致头痛如裂，急拟理中扶阳为治。

处方：

川附片15克　淡干姜6克　米党参20克　云茯苓10克云茯神10克　野于术10克　当归身6克　桑螵蛸10克　炙甘草10克　大红枣5枚　煨生姜2片

二诊：连服五剂，除大便仍溏之外，诸症悉退。

处方：

每日早服附子理中丸1丸，晚服参茸卫生丸1丸。连服十日。

按：体质素弱，多汗肢冷易受外感，显示阳虚之证，虽感风寒，不宜发汗，今已误治，急应理中回阳，以免虚脱。

施师以参苓四逆汤加当归、桑螵蛸治之。此方加当归用意颇深，查当归性温散，《本经》载治温疟寒热。患者发汗过多，阳气已虚，阴液也伤，而病邪未除，有朝寒暮热之象，若只固其阳不及阴，不但阳气难复，势将更伤其阴也，参苓四逆加当归则有画龙点睛之妙。

7. 卫阳不固多汗案

李某，男，69岁，病历号52、12、453。

七年前曾患夜间多汗，晨起床褥印有人形之湿迹，平素最易感冒，当时转战各地，亦未多加治疗。解放后在京任职，夜汗未现。四个月前，因感冒服阿斯匹林，汗出甚多，此后每于晨间三、四点钟时即出汗如洗，醒后遍身冰冷，不敢再睡。二个月来不能安眠，精神疲倦，苦恼异常。饮食、二便如常。

舌苔薄白，舌胖有齿痕，六脉芤大，沉取无力。

辨证立法：

阳气者卫外而为固。今阳虚不能卫外，汗液易泄，遂成多汗，拟补气固表为治。

处方：

炙黄芪30克　野於术10克　炒防风3克　五味子6克　云茯苓10克　生牡蛎（生龙骨12克同打先煎）12克　五倍子6克　云茯神10克　熟枣仁12克　浮小麦30克　炙甘草6克

二诊：前方服四剂，服至第二剂汗即减少，四剂则汗止，夜汗即除，睡亦通宵安然，精神焕发，希予常服方，以资巩固。

处方：

炙黄芪30克　米党参10克　野于术10克　炒防风3克

云苓皮 10 克　生牡蛎（生龙骨 12 克同打先煎）12 克　浮小麦 30 克　怀山药 30 克　五倍子 6 克　乌梅肉 5 克　炙甘草 6 克　五味子 6 克　白薏仁 30 克　炒远志 6 克

另：龙骨、牡蛎各 60 克，五倍子、五味子各 15 克，研为细粉，擦身止汗。

按：本案以玉屏风散合牡蛎散为主方，疗效良好。治表虚不固，用之多验。用乌梅、五味者，取酸以敛之，益阴止汗也。

8. 疟疾案

郭某，男，59 岁，病历号 52、8、91。

发疟疾先冷后热已六次，隔日一作，热后汗出头痛，全身乏力，口干渴，大便二三日一解，小溲黄赤，纳食减少。

舌苔白，中间黄，六脉弦数。

辨证立法：

营卫失调，表里不和，内热甚炽，拟用桂枝白虎加小柴胡汤治之。

处方：

川桂枝 1.5 克　白苇根 15 克　冬桑叶 3 克　北柴胡 5 克　白茅根 15 克　嫩桑枝 20 克　赤白芍各 6 克　生石膏 15 克（打先煎）　肥知母 6 克（米炒）　酒黄芩 10 克　法半夏 6 克　米党参 10 克　煨草果 5 克　炒常山 5 克　炙草梢 6 克

二诊：前方连服四剂，寒热未作，大便已通，仍干燥。口渴减轻，全身酸软乏力。

前方去常山、草果。

加晚蚕砂、炒皂角子各 10 克（同包），桑寄生 15 克。

三诊：前方又服四剂，已经八日寒热未再发作，惟觉酸软无力，纳食未复而已。

按：中医治间日疟，疗效颇著，现代医学研究，常山、草果、柴胡均有退热杀疟原虫作用。然无疟原虫而往来寒热者，中医亦用调营卫和表里法治之甚效，即所谓异病同治也。

9. 虫疾案（绦虫病）

侯某，男，29 岁，病历号 53、8、417。

经常头晕沉重，心跳，气短，脘腹时痛，大便日行二、三次。周身酸软无力，食欲尚好，但食后恶心。曾按神经官能症治疗无甚效果，日前经北大附属医院检查，大便有绦虫卵。

舌苔薄黄，六脉细弦。

辨证立法：

绦虫为患，吸夺人体营养，日久则脾胃孱弱，化血少源，气血逐渐亏损，遂现头晕、气短诸症，当先除虫，再复体功为治。

处方：

花槟榔 30 克　南瓜子 60 克（打）　乌梅肉 5 克　炒黄连各 3 克　炒芜荑 6 克　苦桔梗 5 克　紫厚朴 5 克　大腹皮 10 克　风化硝 10 克　炒于术 10 克　炙甘草 5 克

另：雷丸面 10 克，分二次随药送服。

二诊：药服一剂，今晨腹绞痛，肠鸣漉漉，大便稀，并下一团虫体，用水洗涤，泡入玻璃瓶送来检查。据查为绦虫，头尾计长一米九十。嘱将前方留作备用，下月再检大便，如有虫卵仍取原方，今日另开丸方，恢复体功。

处方：

每日早晚各服人参健脾丸 1 丸，连服二十日。

按：治绦虫以槟榔合南瓜子为最有效，实践已得证明。然中医并不单纯治虫，尚予调理胃肠药物为辅。虫被驱下，需服健脾之类方剂，以资恢复体功。

10. 脱发案

徐某，男，34岁，病历号54、1、468。

两年前去广州出差，旋即发现头发脱落，日渐增多，头皮不痒不痛。返京后，经某医院检查，病因不明，施以理疗以及组织疗法，又注射维生素乙、丙等药，治疗三个多月未见效果。饮食、二便、睡眠均正常。

舌苔正常，六脉沉弱。

辨证立法：

经云："肾气实发长。"又《素问·六节藏象论》曰："肾者，主蛰封藏之本，精之处也，其华在发。"由是肾气虚则发易脱。发为血之余，养血则发再生。补肾养血为治脱发常法。

处方：

紫河车6克　鹿角胶6克（另烊对服）　生熟地各10克（酒炒）　败龟甲10克　阿胶珠6克　血余炭10克（包煎）黑芝麻30克（生研）　冬桑叶6克　黑豆衣12克　酒当归6克

二诊：前方服十剂，甚平和，病无进退，拟用丸方缓图。

处方：

黑芝麻120克（生用）　冬桑叶60克　鹿角胶60克　紫河车60克　血余炭30克　生熟地各30克　女贞子30克　酒川芎30克　制首乌60克　桑椹子30克　白蒺藜60克　酒当归30克　酒杭芍30克　黑豆衣30克　炙甘草30克

共研细末炼蜜为小丸，每日早晚各服10克，白开水送。

三诊：丸药服三个月，已见效，头发新生如胎发，柔弱不长，仍用丸方图治。

处方：

黑芝麻120克　冬桑叶60克　制首乌60克　女贞子30克　绵黄芪90克　紫河车30克　当归身60克　酒川芎30克　五味子30克　黑豆衣30克　山萸肉60克　甘枸杞60克　生熟地各30克　白蒺藜60克　酒杭芍30克　生甘草30克

按：脱发治宜补肾养血，前世医家已屡言之矣。丸方本诸此法设计，其中黑芝麻、冬桑叶二味，为桑麻丸，治脱发甚效。

11. 瘿瘤案（甲状腺肿、甲亢）

陈某，女，29岁，病历号55、6、661。

病已年余，初起未予注意，当时只发觉颈部逐渐粗大，有时心跳而已。本年一月，感觉症状日益增多，脉搏速（110～120/分），眼目发胀，易汗头昏，月经行期无定。经北大医院检查诊断为甲状腺机能亢进，曾住院治疗一个半月，现求诊中医施治。

舌苔薄黄，六脉弦数，颈部显著肿大。

辨证立法：

瘿瘤古人已详论之矣，多属情志郁结以致气血瘀滞，结而为瘿瘤，治法以软坚，平肝养心。

处方：

昆布10克　海藻10克　山甲珠10克　贝母6克　小蓟10克　山慈菇10克　玄参10克　远志10克　大力子10克　茯神10克　柏仁10克　夏枯草10克　三七3克（研粉二次冲）

二诊：药服十一剂，心跳好转，脉搏每分钟不越百至，汗出渐少，颈间舒畅，已不堵闷。

处方：

草决明10克　海藻10克　生牡蛎（生龙骨12克同打先煎）12克　石决明20克　昆布10克　山甲珠10克　生鹿角15克　远志10克　夏枯草10克　龙眼肉10克　茯神10克　浙贝母6克　山慈菇10克　小蓟10克　黑玄参10克　三七粉3克（分二次冲）

三诊：前方连服五剂，诸症更见好转，睡卧时脉搏恢复正常，起立、行动又稍增速，前方去龙眼肉加黄菊花10克。

四诊：前方已服二十二剂，中间曾停药数次观察。停药时，脉搏增速，颈间堵胀，连服数剂，诸症即大见好转，拟用丸方缓图，以冀巩固。

处方：

生龙齿60克　淡昆布30克　浙贝母30克　炒远志30克　生牡蛎60克　白人参15克　夏枯草30克　苦桔梗15克　山甲珠30克　大小蓟30克　润玄参30克　川当归30克　柏子仁30克　旱三七15克　杭白芍30克　仙鹤草60克　桂圆肉30克　淡海藻30克

共研细末，炼蜜为小丸，每日早晚各服10克，白开水送。

按：瘿瘤病古人已用昆布、海藻、海带之类药治之。此三味药含碘量甚丰，与现代医学用碘剂治单纯性甲状腺肿有相同之处，然中医尚需辨证，另加佐使之药以辅助。玄参和浙贝有软坚之力，患者脉搏过速加用远志、茯神、柏子仁等养心药。丸药连服两料，甲状腺显著缩小，症状消失。

12. 寒湿腹胀腹痛案（结核性腹膜炎）

都某，男，58岁，病历号52、8、285。

病程八阅月，腹痛而胀大，小便短赤，腿足均现浮肿，且有麻木及冷感，心跳气短，食睡尚如常。最近一个月兼患疝气，曾经协和医院诊断为结核性腹膜炎。

舌苔薄白，六脉沉迟。

辨证立法：

肾阳不充，寒湿凝聚不化，腹痛胀大，水道不利，下肢浮肿，近发疝气亦属寒凝之象，当以温肾阳，利水道，调气机治之。

处方：

川桂枝5克　杭白芍6克　车前草10克　北柴胡5克台乌药6克　旱莲草10克　大腹皮10克　冬瓜子12克　赤小豆12克　大腹子10克　冬葵子12克　赤茯苓12克　川附片6克　紫厚朴5克　川楝子6克　炙草梢5克

二诊：药服三剂，小溲增多，浮肿渐消，余证仍无变化，病属慢性，丸方图治。

处方：

川附片30克　川桂枝30克　巴戟天30克　北柴胡30克　金铃子30克　台乌药30克　花槟榔30克　车前子30克云茯苓30克　云茯神30克　橘荔核各30克　淡猪苓30克豨莶草30克　建泽泻30克　大腹皮30克　紫厚朴15克盔沉香15克　陈广皮15克　酒杭芍60克　冬葵子30克川萆薢30克　炒远志30克　莱菔子30克　炙草梢15克

共研细末，炼蜜为小丸，每日早晚各服10克，白开水送。

三诊：丸药共服二个半月，近将服完。腹痛大减已不胀，下肢浮肿全消。惟行路过多仍现浮肿，两腿麻木冷痛，亦大好转，小便通利，食睡均佳，疝气亦愈十分之八，再用丸药治之以冀痊可。

其他疾病

处方：

威灵仙 30 克　　炙黄芪 60 克　　川附片 60 克　　巴戟天 30 克　　醋元胡 30 克　　上肉桂 30 克　　川草薢 30 克　　豨莶草 30 克　　酒杭芍 60 克　　山萸肉 30 克　　云苓块 30 克　　汉防己 30 克　　北柴胡 30 克　　川楝子 30 克　　白乌药 30 克　　车前子 30 克　　广橘核 30 克　　大腹皮 30 克　　大熟地 30 克　　紫厚朴 15 克　　春砂仁 15 克　　建泽泻 30 克　　淡猪苓 30 克　　野於术 30 克　　均青皮 15 克　　广陈皮 15 克　　炙草梢 15 克

共研细末，炼蜜为小丸，每日早晚各服 10 克，白开水送。

按：寒邪久聚，水气凝结而肢肿，水道不利，导致气机不调，遂有腹痛而胀之症。寒水凝聚，多由命火不充，故施师治此症从温肾阳着眼，兼施通利法。釜底火盛寒水得从气化，三焦通利，肿胀得消，诸症遂除。

13. 疝气案

韦某，男，17 岁，病历号 53、2、390。

左阴囊肿大已八日，按之作痛，卧时可以回缩，站立行动则下坠增大。经同仁医院诊断为腹疝，本人不欲手术，求诊中医治疗。

舌苔正常，六脉沉弦。

辨证立法：

疝气多属虚寒，盖寒主收引，引抽作痛；虚则气陷故下坠也。脉沉为里，弦则肝气不行，宜于补中益气汤加减治之。

处方：

北柴胡 5 克　　炙升麻 3 克　　盐橘核 6 克　　杭白芍 10 克　　炙甘草 3 克　　盐荔核 6 克　　米党参 6 克　　炙黄芪 12 克　　野于术 5 克　　广陈皮 6 克　　酒当归 10 克　　川楝子 10 克（醋炒）

醋元胡 10 克　台乌药 6 克　醋青皮 5 克

二诊：服药八剂，左阴囊已不下坠，亦未作痛，希予丸方巩固，以防再发。

处方：

每日早晚服补中益气丸各 10 克，午服茴香橘核丸 6 克，连服二十日。

按：疝气病多见于老人及幼儿，以其中气不足气虚下坠，提固不利也。多因寒气引发，古人称之为寒疝，每以补中益气汤为主方，随症加减，疗效颇为满意。然须早治，若已年久，治愈较难。须手术者，切勿姑息，以免骤变。

14. 血热发癜案（过敏性紫癜、风湿病）

戚某，男，38 岁，病历号 54、11、114。

病已八年，周身肿痛无定处，痛甚即于患处出现紫癜。疼痛缓解后，时现尿血，平时睡眠不好，食欲欠佳，经某医院诊断为：①过敏性紫癜。②风湿病。平素疼痛不甚，每次发病均与情绪不快或遇激怒痛即加重，诸症出现。

舌苔黄腻，六脉弦数。

下肢及肘部均有大小不匀之紫癜。

辨证立法：

热邪蕴郁，气血受阻，络脉滞塞不通，症现周身疼痛，热郁则逼血外溢，形成紫癜，或时现血尿，拟活血、通络、清热法为治。

处方：

酒川芎 5 克　炒丹皮 10 克　朱茯神 10 克　酒地龙 10 克　炒丹参 10 克　朱寸冬 10 克　旱莲草 25 克　当归尾 10 克　南红花 5 克　大生地 15 克　嫩桑枝 20 克　北柴胡 3 克　鲜

生地 15 克　桑寄生 20 克　川桂枝 3 克　赤白芍各 10 克　油松节 30 克　炙草梢 10 克　炒山楂 10 克

二诊：服药八剂，窜痛时间减短，每次不过十分钟即止。此次周身窜痛发作未见血尿，紫癜亦少，惟齿龈少量渗血。

处方：

大生地 15 克　北柴胡 3 克　赤白芍各 6 克　鲜生地 15 克　川桂枝 3 克　炒丹参 10 克　炒丹皮 10 克　嫩桑枝 20 克　桑寄生 20 克　仙鹤草 30 克　旱莲草 15 克　酒川芎 5 克　酒当归 10 克　黑芥穗 6 克　小蓟炭 10 克　阿胶珠 10 克　炙草节 10 克

三诊：前方服十二剂，紫癜退，窜痛未作，血尿未现，遂停药，历半年病未发。近日工作过忙，深夜始能回家休息，久久不能入睡，周身窜痛又有再发趋势，即时诊治，以防复发。

处方：

川桂枝 3 克　赤白芍各 6 克　北柴胡 3 克　大生地 10 克　北细辛 3 克　鲜生地 10 克　生牡蛎（生龙骨 12 克同布包）12 克　朱茯神 10 克　朱寸冬 10 克　酒黄芩 10 克　酒黄连 3 克　酒当归 6 克　酒川芎 5 克　炒丹参 10 克　炒丹皮 10 克　片姜黄 6 克　功劳叶 10 克　炙草节 10 克　陈阿胶 10 克（另烊化兑服）　三七粉 3 克（分二次随药送服）

按：紫癜病不论其原因为何，均由血管溢出血液凝聚皮下而成，自不待言。而周身窜痛又属脉络瘀滞，故活血通络为主要治法。但只活血通络反而容易溢血，又须止血，使血管壁致密，血流通畅，血液自不外渗。本方则以川芎、当归、丹皮、丹参合阿胶、仙鹤草、生地并用，既活瘀又防止溢血，两全其美，效果显著。方中用桂枝以和营卫、通络道，柴胡清血中之热，重用旱莲草者，以防血尿也。

15. 气虚鼻衄案（原发性血小板减少症）

时某，女，19岁，病历号55、11、52。

两年来齿龈经常出血，时发鼻衄，两腿均现出血点，月经量多，经期不定。近时头晕而痛，心跳气短，全身乏力，来诊时曾化验血小板8万。经某医院诊断为：原发性血小板减少症。

舌质淡，脉沉弱。

辨证立法：

齿龈、鼻腔经常出血，癸水量多，两腿时现溢血斑点，均是血不归经之象，原于血燥心火过盛，迫血妄行，出血愈多，营分益亏，转而心阳不振，故心跳、气短、头晕等症遂现，舌质淡，脉沉弱，是气虚血亏之故，拟养心益气摄血法治之。

处方：

生地炭30克　沙蒺藜10克　川杜仲10克　熟地炭30克　白蒺藜10克　川续断10克　二仙胶10克（另烊化对服）陈阿胶10克（另烊化对服）　祁艾炭10克　侧柏炭12克　紫丹参10克　当归身10克　朱茯神10克　朱寸冬10克　炒远志10克　炙黄芪25克　漂白术6克　炙甘草6克

二诊：前方服二十剂，除出血减少外，余症无大进退。近日睡眠不良。前方去祁艾炭，侧柏炭，加仙鹤草15克，五味子10克，生熟枣仁各10克，服二日，停一日，再进二十剂。

三诊：自从视诊以来，共服汤剂四十剂，月经量大减，只来四日即净，两年间无此佳象。齿龈出血停止，鼻衄只见一次，量亦少，两腿出血点已消退。头晕、心跳、气短均好转，检查血小板数仍为 8 万/立方毫米，未恢复正常。

处方：

老紫草 10 克　仙鹤草 12 克　小蓟炭 10 克　二仙胶 12 克（另烊对服）　生地炭 20 克　朱茯神 10 克　陈阿胶 10 克　熟地炭 20 克　朱寸冬 10 克　炙黄芪 25 克　酒当归 10 克　西党参 10 克　漂白术 10 克　炙甘草 10 克

引用米醋 60 克入药同煮。

四诊：前方服十四剂，检查血小板已增至 14 万，饮食睡眠均好。精神旺健。要求常服方。三诊方加五倍，研细末枣泥为丸，每日早晚各服 10 克。

按：血小板减少症，施师每以当归补血汤加龟鹿二仙胶，陈阿胶合紫草、仙鹤草、生熟地，治之多见显效。于丸方或膏方中再加入大红枣，效果更佳。

16. 少阳风热耳道肿痛案

江某，男，34 岁，病历号53、4、108。

病已四月，右耳道肿胀，灼热流黄水，听觉不敏，曾注射青霉素未见功效。

舌苔薄白，脉浮数。

辨证立法：

耳者，手足少阳具会其中，三焦及胆经有热，外感风邪，风热相搏，遂致耳道肿痛。舌苔薄白是属表证，脉浮数者，风热也。当疏表清热为治。

处方：

龙胆草 5 克（酒炒）　蝉蜕 5 克　冬桑叶 10 克　青连翘 10 克　黄菊花 10 克　苍耳子 6 克　节菖蒲 6 克　苦桔梗 5 克　东白薇 6 克　白蒺藜 10 克　酒军炭 6 克　怀牛膝 10 克

二诊：服三剂，耳内黄水减少，肿胀轻松，听觉稍清。近日周身遍发红疹作痒，此为内热外透之象，仍遵前法。

处方：

蒲公英 15 克　漏芦 6 克　黑芥穗 6 克　赤芍药 6 克　紫地丁 6 克　忍冬花 10 克　赤茯苓 6 克　紫草茸 6 克　忍冬藤 10 克　苍耳子 6 克（炒）　蝉退衣 5 克　节菖蒲 6 克　炒防风 5 克　苦桔梗 5 克　炒山栀 5 克　鲜生地 12 克　鲜茅根 12 克　甘草节 6 克

三诊：前方服四剂，黄水消失，听力恢复，肿痛大减。现症只余皮疹尚未痊愈，改用丸方收功。

处方：

每日早晚各服防风通圣丸 6 克。连服六日。

按：风热聚于上焦，并及手足少阳经则发病于耳窍。施师治此类病采用表里双治法，既疏表邪，又清里热，且用牛膝，酒军引热下行，病势顿减。俟表邪已解，着重清热解毒，数剂即愈。

17. 阴阳失调躁扰不安案

金某，男，28 岁，病历号 55、9、202。

三个月前，发现腹之左部跳动，逐渐上行至剑突，心脏及周身均感跳动，手足发颤，气短，神倦，胸闷、头晕、饮食二便尚可，经医院检查，心脏胃肠均正常，未能确诊。

舌苔正常，脉沉紧。

辨证立法：

肝郁不舒，阴阳失调，致以周身跳动，病无定所。心阴失养，气短神疲，躁扰不安之症现。拟调阴阳，安心神，平肝和胃治之。

处方：

川桂枝5克　杭白芍12克　北柴胡5克　生牡蛎（生龙骨12克同布包先煎）12克　炙甘草10克　酒当归6克　代赭石（旋覆花6克同布包）12克　炒远志6克　浮小麦30克　沙蒺藜10克　大红枣5枚　白蒺藜10克　紫贝齿（紫石英12克同布包先煎）12克

二诊：前方服十剂，中间曾停药数日，服药时头晕、气短、全身跳动、心下悸均好转，停药数日，诸症又现。

处方：

川桂枝5克　紫贝齿（紫石英12克同布包先煎）12克　北柴胡5克　生牡蛎（铁落15克同布包先煎）15克　春砂仁3克　生熟地各6克　酒当归10克　北细辛3克　酒川芎5克　炒远志10克　野百合12克　节菖蒲6克　炙甘草3克　鹿角胶10克（另烊对）

按：本案在脏腑器质上无任何病变，而患者自觉心下悸，全身跳动，躁扰不安，现代医学所谓神经官能症者。施师用桂枝柴胡龙骨牡蛎汤和其阴阳，甘麦大枣汤安缓躁烦，二诊则合用百合生地汤、四物汤并化裁桂枝柴胡龙骨牡蛎汤连服二十剂，诸症痊愈，已恢复工作。

18. 气聚腹胀案

金某，男，32岁，病历号53、9、449。

病已月余，腹胀而痛，右少腹时现突起一块，按之则上移，或左窜，并不固定。肠鸣漉漉，但不腹泻，且间见大便干结。饮食睡眠正常，经单位诊疗所诊断为消化不良肠胀气症。

舌苔厚腻微黄，脉弦涩间见。

辨证立法：

平时饥饱不匀，加之情志郁结，日久胶痰固积，留滞于六腑，郁气邪火充塞于上焦，气血失其常候，脏腑不能传导，清阳不升，浊阴不降，升降失调，遂发气痛，当以理气为法治之。

处方：

川厚朴5克　香附炭10克　台乌药6克　青皮炭5克　莱菔子6克　苏桔梗各5克　陈皮炭5克　莱菔缨6克　炒枳壳5克　云茯苓10克　法半夏6克

二诊：前方服七剂、腹胀减轻，胸间堵闷并有一硬块，按之则痛，大便干。

仍遵前方，增加药力。

处方：

青皮炭5克　瓦楞子（生牡蛎15克同布包先煎）30克　代赭石（旋覆花6克同布包）10克　陈皮炭5克　紫油朴5克　法半夏6克　香附炭10克　苏桔梗各5克　薤白头10克　全瓜蒌25克　台乌药6克　炒枳壳5克　炙甘草3克　晚蚕砂（炒皂角子10克同布包）10克

三诊：服药六剂胀痛全消，大便通畅，希配常方，以防再发。嘱其将二诊方留用，稍觉胀满即服二、三剂。

按：本案为胃肠型神经官能症，系以四七汤、小乌附汤、旋覆花代赭石汤、瓜蒌薤白散等方综合化裁。用瓦楞子、牡蛎等以为软坚化积之用。据患者云：服第一方后矢气极多，腹胀顿消，极为畅快。然胀满并未根除。服第二诊方，腹胀消后，亦不再起，遂告痊可。

19. 黄疸案

姜某，男，27岁，病历号51、7、219。

半月前曾发热二日，旋即眼球皮肤发黄。在机关诊所治疗，发热虽退，黄疸未除，且现胸肋刺痛，呃逆不思食，小便深黄，大便干结。

舌苔黄厚，脉弦数。

辨证立法：

湿热蕴郁，胃肠结食不消，遂发黄疸，当以清热利湿并助消化为治。

处方：

赤茯苓12克　厚朴花6克　北柴胡5克　赤小豆20克　代代花6克　杭白芍10克　酒黄芩10克　川郁金10克　薤白头10克　清半夏10克　焦内金10克　全瓜蒌20克　绿豆芽30克　炒枳壳5克　甘草梢5克

二诊：服四剂，大便通利，呃逆已止，黄疸稍退，食欲渐增，再遵前法增加药力。

处方：

豆黄卷30克　赤小豆30克　茵陈蒿30克　酒黄芩6克　柴胡5克　广郁金10克　酒黄连3克　赤白芍各6克　焦内金10克　建神曲6克　厚朴花6克　炒枳壳5克　半夏曲6克　玫瑰花各6克　野於术5克　扁豆衣12克

三诊：前方连服七剂，黄疸全退，小便清长，大便通利，惟觉消化力弱，食欲尚未恢复正常。

处方：

每日早晚各服曲麦枳术丸10克，连服十日。

按：急性黄疸，治之尚易，清热利湿为主要治法。前世医家对此类证候，积累经验颇多。施师常以茵陈三物汤、小柴胡汤加利湿健胃药治之，疗效甚显。急性肝炎可参考用之。

绿豆芽解毒热、利三焦，与豆卷同为再生之品，治黄疸颇效。

20. 肝郁胁痛案

李某，男，43岁，病历号53、5、469。

第一辑

曾于1938年右肋间发生刺痛，以后又患过肠伤寒、回归热、恶性疟疾等病。1943年右肋骨间逐渐形成如鸡蛋大之肿块，西医诊断为良性肿瘤。当年已行手术剥除，但长期发觉肝区压痛。于1950年经某医院诊断为肝硬变。麝香草酚浊度试验20单位。1953年转回北京，由铁路医院诊断亦为肝硬变兼慢性胆囊炎。经治疗未见好转，肝区压痛日渐增剧，近来每日发寒热如疟疾状。

舌苔薄白，脉象弦数。

辨证立法：

病历复杂，诊断不一，肠伤寒、回归热、恶性疟疾等，均可损及肝脏，肝功异常是其一证，就主诉而论，右胁痛，逐日增剧，亦为肝之范围，寒热如疟，均在日晡，加之脉弦而数，是属肝郁日久，邪实正虚，寒热互结拟疏达养阴清热保肝，随证施治，以应变化。

处方：

赤白芍各6克　酒黄芩6克　米党参10克　醋柴胡6克　酒黄连3克　川郁金10克　冬瓜子30克　炙黄芪15克　白杏仁6克　车前子10克　晚蚕砂（炒皂角子10克同布包）10克　代赭石（旋覆花6克同布包）15克　车前草10克　清半夏6克　当归身6克　苦桔梗5克　炙草梢3克

二诊：服药五剂，仍发寒热如疟疾，每日发作七、八小时。

舌苔边白中黄而厚。

处方：

川桂枝5克　车前草12克　白苇根15克　醋柴胡5克　旱莲草12克　白茅根15克　煨草果5克　赤白芍各10克

黄常山 5 克　野党参 10 克　生石膏 12 克　炒建曲 10 克　肥知母 6 克（米炒）　炙草梢 6 克　清半夏 10 克　何首乌 10 克　生鳖甲 15 克　酒黄芩 6 克　酒黄柏 6 克

三诊：服前药一剂即不发冷，体温下降至 37℃。连服三剂后，寒热全无，体温正常，颜面苍黄无神，有时鼻衄。

处方：

鲜生地 15 克　生龙齿 10 克　草决明 10 克　鲜茅根 15 克　生牡蛎 10 克　石决明 20 克　苍耳子 6 克　苦桔梗 5 克　南白薇 6 克　白蒺藜 12 克　川郁金 10 克　炒杏仁 6 克　厚朴花 6 克　陈橘红 5 克　朱茯神 10 克　玫瑰花 6 克　陈橘络 5 克　朱寸冬 10 克　野於术 5 克　炒枳壳 5 克　酒黄连 3 克　酒黄芩 10 克

四诊：服药八剂，神气好转，鼻衄已愈，睡眠梦多。

处方：

川桂枝 3 克　生牡蛎（生龙骨 10 克同布包先煎）10 克　代赭石（旋覆花 6 克同布包）10 克　杭白芍 10 克　冬瓜子 30 克（打）　南白薇 6 克　白蒺藜 12 克　酸枣仁 12 克（生炒各半）　炒远志 10 克　米党参 10 克　炙黄芪 15 克　酒丹参 15 克　酒当归 6 克　广皮炭 6 克　佩兰叶 10 克

五诊：又服十剂，病情稳定，预防肝胆炎复发，改为常方。

处方：

北柴胡 5 克　酒黄芩 10 克　炒皂角子（晚蚕砂 10 克同布包）10 克　赤白芍各 6 克　酒黄连 5 克　火麻仁 15 克　广郁金 10 克　炙草梢 3 克　车前草 12 克　冬瓜子 25 克　旱莲草 12 克　冬葵子 12 克　滑石块（瓦楞子 30 克同打先煎）25 克　桃

杏仁各 6 克　盐黄柏 6 克　代赭石（旋覆花 6 克同布包先煎）15 克　炒枳壳 5 克　盐知母 6 克　建神曲 6 克　紫厚朴 5 克半夏曲 6 克

六诊：前方每周服三剂，连用半年，全身症状消减，惟肝部压痛如旧。暂用利胆道，化坚结，通大便兼以安眠。

处方：

生牡蛎（瓦楞子 30 克同打先煎）15 克　代赭石（旋覆花 6 克同布包）15 克　晚蚕砂（炒焦皂角子 10 克同布包）10 克　火麻仁 15 克　酒黄连 5 克　醋柴胡 5 克　郁李仁 10 克　酒黄芩 10 克　杭白芍 10 克　桃杏仁各 6 克　朱茯神 6 克　生栀仁 6 克北秫米 12 克（布包）　朱寸冬 6 克　生枣仁 12 克　紫石英 12 克　鲜生地 10 克　炒枳壳 6 克　紫贝齿 12 克　鲜石斛 10 克川郁金 10 克　磁朱丸 6 克（布包）

另加：当归龙荟丸 10 克每晚服 1 次。

七诊：服药十数剂，大便正常，睡眠好，肝部压痛如旧，长期有轻度黄疸症，兼腰痛。

处方：

生牡蛎 15 克（布包先煎）　海浮石 10 克　川杜仲 6 克瓦楞子 30 克（布包先煎）　滑石块 18 克　川续断 6 克　茵陈蒿 10 克　北柴胡 5 克　川郁金 10 克　炒栀子 6 克　赤白芍各 6 克　荆三棱 6 克　酒川芎 5 克　炒枳壳 5 克　淡苁蓉 18 克　龙胆草 6 克　甘草梢 3 克

八诊：自 1953 年就诊以来，迄今已近五年，服药百余剂，病势趋向好转，此后每觉症状加重，患者自选二诊及七诊方交替服用，诸证即见减轻，惟肝区压痛逐渐增重，如大石重压之感，肝脏内部跳动如化脓状，在睡眠时不敢右侧卧压，右上肢发麻。

处方：

川桂枝 3 克　海浮石 10 克（醋煅包煎）　桃杏仁各 10 克　醋柴胡 3 克　瓦楞子 25 克　赤白芍各 6 克　云茯苓 10 克　荆三棱 6 克　牡丹皮 10 克　法半夏 10 克　蓬莪术 6 克　龙胆草 6 克　化橘红 6 克　生鳖甲 15 克　绵茵陈 25 克　米党参 18 克　制乳香 6 克　水红花子 15 克　炙甘草 6 克　鲜生姜 3 片　大红枣 3 枚

服上药十余剂后，右肋部压痛逐渐减轻，一日晨起大便时，便内混有长约寸余黄绿青三种颜色的条状物。又于十月八日中午大便时混有手掌大之圆形灰色囊状物两个半块。此物排下以后，右肋部发空，原叩诊时之浊音界已恢复正常范围，疼痛区域亦大为缩小，相隔三、四天后进行灌肠，又便下一部分灰色破碎的粘膜。此后肝区压痛完全消失，再经医院检查肝功能，麝香草酚试验为 4 个单位，恢复正常。本案究属何病，迄未确诊。临床经过如此，仅录全案以供参考。

21. 肾虚肤色变黑案（阿狄森氏病）

林某，男，40 岁，病历号 54、5、121。

病已经年，初起四肢乏力，头晕而痛，逐渐皮肤颜色变黑，尔后口腔、舌尖、齿龈亦均发黑，腰酸腿软，心慌气短，睡眠多梦，食欲欠佳，饭后恶心，大解日行二、三次，溏便，经沈阳医大检查，诊断为阿狄森氏病。

舌尖色黑，薄有苔，六脉沉弱无力。

辨证立法：

肾者至阴也，其色为黑。《素问·五运行大论》曰："肺主皮毛，皮毛生肾。"故肤色如墨，其病在肾。《普济方》载："肾病其色黑，其气虚弱，呼吸少气，两耳若聋，腰痛，时时失精，饮食减少，膝以下清冷"。治宜强腰肾，调气血法。

处方：

川杜仲10克　生地炭15克　沙蒺藜10克　川续断10克　熟地炭15克　白蒺藜10克　破故纸10克　五味子5克　山萸肉12克　怀山药30克　酒川芎5克　酒当归10克　苍术炭6克　云茯苓10克　炙黄芪20克　白术炭6克　云茯神10克　炙甘草3克

二诊：服药六剂，自觉身体较前有气力，大便亦好转，每日一次软便，食欲增强，仍遵原法丸药图治。

处方：

紫河车60克　山萸肉60克　上肉桂15克　大熟地60克　鹿角胶60克　金石斛60克　川附片30克　破故纸30克　酒川芎15克　酒当归30克　酒杭芍60克　川杜仲30克　沙苑子60克　炙黄芪60克　冬白术60克　川续断30克　云茯苓30克　云茯神30克　旱莲草30克　车前子30克　血余炭30克　春砂仁15克　山楂炭30克　焙内金30克　粉丹皮30克　广陈皮15克　建泽泻30克　炙草梢30克

共研细末，怀山药600克打糊为小丸，每日早晚各服10克，白开水送。

三诊：丸药一料，三个月始服完。皮肤黑色减退，口腔、舌尖、齿龈均已不黑，精神体力，大为好转，小便亦不深黄，腰酸、腿软、心跳气短等症大减，再用丸剂，以冀愈可。

处方：

肉桂15克　制附片30克　大熟地60克　山萸肉60克　丹皮30克　建泽泻30克　云茯苓30克　云茯神30克　黄芪60克　怀山药120克　酒当归30克　酒川芎15克　白术

60 克　酒杭芍 60 克　鹿角胶 60 克　金狗脊 60 克　远志 30 克　紫河车 60 克　五味子 30 克　旱莲草 30 克　龙骨 60 克　沙蒺藜 30 克　白蒺藜 30 克　干姜 30 克　姜黄 30 克　炙草梢 30 克

共研细末，炼蜜为小丸，每日早晚各服 10 克，白开水送。

按：现代医学诊断阿狄森氏病，为肾上腺皮质疾患。中医亦据脉证断为肾之病也。以桂附八味丸和四物汤为主方，加紫河车、破故纸、鹿角胶、五味子、沙苑子、杜仲、续断等强腰肾药，使其阴阳两补，气血和调。疑难重症，得此殊效，应用现代医学进一步研究其原理。

22. 牙疳案

艾某，男，73 岁，病历号 52、4、436。

右侧下颌骨生瘤肿痛已半年，经某医院诊断为骨髓癌症，在北大附属医院理疗两月，右半颜面肿溃，舌面生疮，两处溃疡，口腔气味恶臭，饮食难进，咀嚼不利，食欲日减，大便燥结，口干不能饮。

苔黄垢，脉洪数。

辨证立法：

上焦郁热深久，热毒袭骨，破溃腐烂，证属牙疳。当以清热解毒为法，兼施润燥通便，取釜底抽薪之意。

处方：

大力子 10 克　忍冬花 15 克　紫地丁 10 克　生蒲黄 10 克　忍冬藤 15 克　黄地丁 10 克　酒黄芩 6 克　风化硝 6 克　炒皂角子（晚蚕砂 10 克同布包）10 克　酒黄连 3 克　全瓜蒌 20 克　连翘壳 10 克　甘中黄 6 克　炒枳壳 5 克　火麻仁 15 克　大青叶 6 克

二诊：前方服四剂，肿痛均减，忽又感冒咳嗽治疗九天，感冒已愈，咳少痰多，大便燥结，要求专治骨瘤。

处方：

山慈菇10克　山甲珠10克　草河车6克　大力子6克　生蒲黄10克　藏青果10克　忍冬花10克　风化硝10克　黛蛤散（马勃5克同布包）10克　忍冬藤10克　全瓜蒌25克　苦桔梗5克　蒲公英15克　桃杏仁各6克　连翘壳10克　酒川连5克　炙甘草5克

三诊：药服五剂，舌面溃疡大见好，下颌骨及右颜面肿痛均有所减轻，大便仍燥，不服药即不能下。

处方：

风化硝10克　炒皂角子（晚蚕砂10克同布包）10克　全瓜蒌25克　黛蛤散（马勃5克同布包）6克　火麻仁15克　酒军炭6克　酒黄连5克　酒玄参5克　蒲公英15克　山慈菇10克　大力子6克　生蒲黄10克　浙贝母10克　杏仁泥10克　青连翘10克　苦桔梗5克　粉甘草5克

四诊：服五剂，疼痛已止，颜面肿亦见消，仍口干津少，大便已通畅。

处方：

鲜石斛10克　忍冬花10克　金石斛10克　忍冬藤10克　马勃（青黛3克同布包）5克　山慈菇10克　山甲珠10克　玄参12克　蒲公英15克　生石膏12克（先煎）　知母6克　浙贝母5克　生蒲黄10克　黄连3克　川贝母5克　怀牛膝10克　黄芩6克　大力子6克　草河车6克　桔梗5克　青连翘10克　生甘草3克

五诊：前药服七剂，颜面肿消，溃疡愈合，舌烂痊愈，下颚疼痛已止，大便每日一次，现症口干少津，拟用丸药收功。

处方：

酒生地30克　酒玄参60克　天门冬30克　原寸冬30克　金石斛60克　山慈菇30克　山甲珠30克　草河车30克　川贝母30克　马齿苋30克　白知母30克　大力子30克　夏枯草30克　藏青果30克　青连翘30克　蒲公英30克　川黄柏15克　川黄连15克　酒条芩30克　五味子15克　苦桔梗15克　绿升麻15克　风化硝30克　粉甘草30克

共研细末，炼蜜为小丸，每日早晚各服10克，白开水送。

1954年冬，忽发寒热头痛，全身酸楚，是属感寒所致，予解表驱寒方二剂。两年前所患下颌骨肿瘤，经治疗并服丸药三料已愈，至今未见复发。

1955年夏来诊，去年冬日感寒来诊一次即愈，旧疾未见复发，近日大便又行干结，右耳连及腮颊部感觉疼痛肿胀，自恐已愈三年之病再生变化，急来就诊，以防旧病复发，再予清热解毒通便之剂。

处方：

金银花10克　黄地丁10克　酒黄芩10克　金银藤10克　紫地丁10克　酒黄连5克　大力子6克　青连翘10克　苦桔梗5克　炒枳实5克　风化硝6克　桃杏仁各6克　炒枳壳5克　全瓜蒌20克　火麻仁15克　郁李仁6克　粉甘草6克

按： 本案即中医谓之牙痈是也。初诊时破溃恶臭，服汤剂二十一剂后破口愈合，肿消痛止嗣予丸剂。三年未见复发。此病殊险恶，施师以大量清热解毒剂，药味多至二十三味，其中清热解毒如黄芩、黄连、连翘、紫地丁、蒲公英、草河车、金银花藤、山慈菇、青黛、马勃、大力子等药，集中优势兵力，一鼓作气，灭其凶焰，此种方式亦是治癌症之一法，今后更应进一步研究其疗效。

23. 颈瘤案 （淋巴腺瘤）

丁某，女，19岁，病历号52、10、396。

去年九月间左颈部生一瘤，发展甚速。虽经治疗亦未能控制，近日已破溃出少量血。经山东医学院病理科检查诊断为：颈淋巴腺瘤。饮食二便尚属正常，经期不规则。

舌苔薄白，脉象沉涩。

辨证立法：

肿瘤已见破溃，并无化脓现象，仍从消肿化坚法治之。

处方：

皂角刺6克（去尖）　生鹿角20克　山慈菇10克　炮甲珠10克　海藻10克　昆布10克　夏枯草15克　川郁金10克　大力子6克　青连翘10克　忍冬花10克　苦桔梗5克　小蓟10克　忍冬藤10克

三七末3克，分二次冲服。

二诊：前方服六剂，肿瘤见轻，拟回山东，希予常服方。

处方：

前方去生鹿角、青连翘。

加：川贝母10克，桃仁6克，炒丹皮10克，浙贝母10克，杏仁6克，炒丹参10克，酒玄参12克。

三诊：两个月前，带回常服方，在山东除服药外兼用理疗，肿瘤已消减十分之八，情况良好，嘱照二诊方再服，至肿瘤全消为度。

按：中医治肿瘤多用消肿化坚法治之。若治疗及时，每多奏效。施师常用皂角刺、鹿角、山甲、山慈菇等药方中加一味三七末则疗效较显。查三七有止血、散血、定痛、消痈肿之功，近年来施师治癌瘤多用此药，确有一定疗效，并有减除疼痛之苦。

24. 骨疽案（腰椎结核）

张某，男，25岁，病历号53、1、55。

腰及尾骶处酸楚不适，时日已久。两个月前于左臀部下方生一肿疡，渐破溃出脓，然疮面不红不痛。经某医院检查为腰椎结核所致，为寒性脓疡瘘道破溃。又经中医外科诊断为骨疽。本人畏行手术，遂来求诊。除上述证状外尚有食欲不振，气短乏力感等症。

苔薄白、舌质淡、脉沉细。

辨证立法：

肾气虚损，气血留滞，阴毒结于内，遂成骨疽。病起于腰际，现于臀部下方破溃，阴毒流注所致也。肿疡不红不痛，六脉沉细均是阴证表现。拟培肾元，扶正气，由里托出治之。

处方：

鹿角胶6克（另烊对） 紫河车6克 炙黄芪12克 当归身6克 酒生地6克 酒熟地6克 金狗脊15克 酒杭芍10克 功劳叶12克 白薏仁20克 炒远志10克 炙草节6克

二诊：服药十剂，气短乏力均感好转，脓疡破溃面积缩小，脓液亦减少，腰仍酸楚，食欲尚差。

处方：

生鹿角20克（先煎） 真虎骨（以狗骨代之）10克（先煎） 炙黄芪15克 当归身6克 金狗脊15克 野於术6克 焦内金

10克　厚朴花6克　玫瑰花6克　白薏仁20克　功劳叶12克
威灵仙6克　盐地龙10克　炒远志10克　炙草节6克

三诊：前方服七剂，肿疡已消，破溃面缩小三分之
二，流出少许粘液，食欲转佳，精神、体力均好，腰腿
仍酸楚不适。

处方：

真虎骨10克（先煎）　炙黄芪30克　鹿角霜10克　金
狗脊15克　功劳叶12克　宣木瓜10克　炙草节10克　桂
枝3克　杭白芍10克　汉防己10克　当归身6克　海桐皮
10克　黑豆衣12克（热黄酒淋三次）

四诊：服药十剂，溃疡已收口，腰腿酸楚减轻，食
睡均佳，体力渐复。拟丸药收功。

处方：

每日早服健步虎潜丸1丸，晚服虎骨木瓜丸1丸。连
服一个月。

按：现代医学诊断之骨结核病与中医古典文献中之
骨疽，症状描述极近似。中医谓为阴毒虚证，所用方
剂，多为补气血、壮筋骨药。使气血充沛，肌肉由里新
生，古人组成托里诸方无不有黄芪、当归。以其既补气
血，又可排脓生肌活瘀，再加诸壮筋骨药，治骨结核，
亦多收效。

25. 阴虚发热头痛案（结核性脑膜炎）

林某，女，28岁，病历号55、12、141。

低热36.6℃～37.4℃已两个多月，上月十三日突
然昏厥一次。全身抽搐，四肢冰冷，经急救后缓解。神
志清楚，全身乏力，不能起床。头痛连及颈椎，行动需
人扶持，时欲跌倒。月经两三个月一次。食欲不振，睡
眠不实，二便尚属正常。经开封市人民医院及河南医学

院会诊，诊断为结核性脑膜炎症并有局灶性肺结核。

薄有白苔，舌质淡，六脉细数微弦。

辨证立法：

阴虚之火，上扰神明，头晕而痛。肝主筋，血不养肝则令全身乏力、抽搐。当拟敛阴潜阳，滋补心肾之剂。

处方：

生龙骨12克　草决明10克　沙蒺藜10克　生牡蛎12克　石决明10克　白蒺藜10克　北柴胡5克　冬桑叶10克　朱茯神10克　赤白芍各6克　桑寄生15克　朱寸冬10克　川杜仲10克　砂仁3克　生熟地10克　川续断10克　细辛3克　东白薇10克　酒川芎5克　双钩藤12克　鹿角胶6克（另烊对服）

二诊：连服二十二剂，低热全退，精神旺健，四肢自觉有力，行动不需扶持，头痛大减，时感昏晕，间或头顶跳动，食睡均好。

处方：

草决明10克　东白薇6克　石决明20克　紫贝齿（紫石英12克同布包先煎）12克　香白芷5克　制蝎尾3克　酒川芎5克　北藁本5克　川杜仲10克　沙蒺藜10克　北细辛3克　川续断10克　白蒺藜10克　春砂仁3克　生熟地各10克　鹿角胶10克　滁菊花10克　密蒙花10克　明天麻5克　炙甘草3克

三诊：前方服十六剂，除头有时稍晕外，已无其它症状，拟用丸方收功。

处方：

每日早服神经衰弱丸30粒，晚服河车大造丸1丸。连服一个月。

按：发病缓慢，虚象毕现，阴亏躁扰，神明受制，重剂滋阴扶正，以助祛邪之力，中医之辨虚实，治标本，衡量缓急，丰富了医疗理论，本案即是一例。

26. 肝胆火盛头痛案（结核性脑膜炎）

余某，女，26岁，出诊。

病已两月，初起为头晕，身倦无力，嗣后转为头痛，多在枕部，连及右太阳穴右眼，逐渐加剧，入院检查，诊断为结核性脑膜炎。最近一周，寒热交作，神志不清，时作谵语，手抖战，恶心、呕吐、不思食，咳嗽有绿色痰，大便干结。

舌苔黄腻，脉细数。

辨证立法：

头为诸阳之会，后脑连及目痛者，病在太阳，偏头痛则病在少阳。风从上受，伤及两经由表入里，遂有寒热。引动肝胆火炽，风助火势，病情日益加重，竟致神志不清，谵语时作。当泻肝胆之火以缓其急。

处方：

龙胆草5克　姜竹茹6克　白蒺藜12克　生龙骨12克　化橘红5克　生牡蛎12克　广橘络5克　代赭石（旋覆花6克同布包）10克　酒当归3克　黄菊花10克　白茅根12克　白苇根12克　怀牛膝10克

二诊：前方服四剂，寒热减，神志较前清楚，已能自己翻身转动，大便仍未下，头痛如故，腹胀不适。

处方：

龙胆草5克　鲜生地6克　酒川芎5克　代赭石（旋覆花6克同布包）10克　鲜石斛6克　白蒺藜12克　酒当归6克　东白薇6克　节菖蒲5克　生龙骨（生牡蛎12克同布包）12克　火麻仁15克　炒焦皂角子（晚蚕砂10克同布包）10克　莱菔

子5克　莱菔缨5克

三诊：药服三剂，寒热已退，神志更现清楚，不作谵语，头痛、目疼减轻，唯大便仍未解，腹胀痛，嘱服中药外，可予灌肠，前方再服三剂。

四诊：服药及灌肠后，大便已下，神志清楚，手抖战已止，头痛目疼大为减轻，食欲渐增。

处方：

草决明10克　石决明20克　生牡蛎（生龙骨12克同布包）12克　代赭石（旋覆花6克同布包）10克　龙胆草5克　夏枯草10克　白蒺藜12克　化橘红5克　桃杏仁各6克　晚蚕砂（炒焦皂角子10克同布包）10克　广橘络5克　炒枳壳5克　炒枳实5克　鲜生地10克　酒川芎5克　怀牛膝10克　鲜茅根10克　清半夏6克

五诊：前方服十剂，病情日见转好，头痛目疼已不显著，有时只觉如窜走样轻痛，大便每日一次，渐能下地行走。

前方去鲜生地、鲜茅根，再服十剂。

按：前世医家论头痛不外内伤外感。辨证则有寒热虚实，治法或从火，从痰，从风。本案与前案诊断同属结核性脑膜炎，前则滋阴扶正。本案则始终以泻肝胆之火为主，兼用活血通络、同病异治，因症而施，既辨病亦辨证，方能取得良好效果。患者后以他病来诊，据云第四诊方共服二十余剂，诸症悉除。

27. 腑实火盛头晕案

张某，女，54岁，病历号5、25、219。

平时喜进膏腴，体态素丰。年及五旬时，经水闭止，逐渐发现头晕，耳鸣、心跳、气促。经医院检查血压为180/100～210/120毫米汞柱。三年来屡经治疗，时轻时重，血压迄未降至正常。近数月来，除上述症状外，又添鼻衄，有时周身窜痛，胸间堵闷，性情急躁，饮食减退，大便干结数日一行。

舌苔黄垢，脉象寸关弦数有力。

辨证立法：

喜食膏脂，体质丰满，腑实生热，热甚生火，迫血上行，遂有头晕耳鸣诸症。上焦郁热甚久，邪寻出路，致生鼻衄。肝热气实，急躁、胸闷、又以更年期之后，益使症状明显、脉象弦数，舌苔黄垢，均属腑实火盛之象。理应苦寒折逆，清火泻实之法。

处方：

条黄芩6克　川黄连3克　生石膏18克　酒川军4.5克　鲜生地10克　大生地6克　山栀子6克　龙胆草4.5克　旋覆花（代赭石12克同布包）6克　东白薇6克　怀牛膝12克　白蒺藜10克　沙蒺藜10克　代代花4.5克　厚朴花4.5克　川郁金6克

二诊：前方连服三剂，大便已通畅，鼻衄未发，头晕、胸闷均已减轻，耳鸣心跳仍存。血压180/110毫米汞柱，仍照前法略作调整。

处方：

酒黄芩6克　灵磁石（紫石英24克同打布包先煎）24克　旋覆花（代赭石12克同布包）6克　大生地6克　鲜生地6克　炒山栀6克　酒黄连3克　龙胆草4.5克（酒炒）　怀牛膝12克　白茅根18克　东白薇6克　沙蒺藜10克　厚朴花6克　佛手花6克　炒远志6克　黄菊花10克

三诊：前方连服七剂，鼻衄未发，头晕耳鸣均甚见轻，食欲渐开，胸间不闷，大便亦不干结。据检血压150/100毫米汞柱。患者即将返乡要求常服方。

处方：前方去白薇、白蒺藜、厚朴花、佛手花，加蝉蜕4.5克，菖蒲4.5克。

按：本病为一实性高血压，喜食厚味，体肥少动。积热生火，火热迫血上行，郁结不下，血压迄未下降，腑实便结，必用苦寒挫其腾焰。初诊用三黄石膏汤者有釜底抽薪之意。一俟腑气已通，火势稍减，无须累进酒军、石膏之类，况年已五旬有四，更年期后，本元渐衰，泻实过甚，反伤元气，用药宜适当，不应过分。二诊既然大便通畅，血压亦有下降之势，以用静通之法为宜。患者旅居不便，病情好转，即欲返乡，处以常服方以巩固疗效。

28. 气血两亏肝阳亢盛头晕案

陈某，女，38岁，出诊。

病已匝年，主要症状为头时晕痛，失眠，精神不振，心烦怕吵。屡经治疗，时轻时重，经北京医院检查血压190/120毫米汞柱。近日来上述诸病症均感加甚，又有恶心，易于出汗现象，月经量少。

脉弦上溢鱼际，尺弱。

辨证立法：

情志郁结，气血阻抑，血充于上，盈亏失调，肝阳上亢，致有头晕头痛，失眠等症。病久不愈，正气已亏，体倦乏力，精神不振，血少则心烦，月经量少，阴病则喜静。先拟上病治下，移盈补亏之法治之。俟血压有下降之势，再拟补血强心，使之阴平阳秘，斯病可瘁。

处方：

紫石英18克　灵磁石18克（打、先煎）　旋覆花（代赭石15克同布包）6克　炒远志6克　蟹化石30克（打碎先煎）　云苓神各10克　白蒺藜12克　川牛膝15克　熟枣仁12克　半夏曲12克　玫瑰花4.5克　厚朴花4.5克　东白薇6克　谷麦芽各10克

二诊：前方连服九剂，血压172/110毫米汞柱，较诸前时已有下降之势，症状均有所减轻，病属慢性，拟服丸药，以观其效。仍按原方，将剂量加一倍，研细末，为蜜丸，每丸重10克，早晚各服1丸，白开水送服。

三诊：服丸药一个月，情况甚好，诸症大为减轻。睡眠可达五、六小时，精神甚佳，已不心烦，据检血压160/100毫米汞柱。

处方：

夏枯草10克　生龙骨12克　生牡蛎12克　蟹化石24克（打碎先煎）　灵磁石（紫石英18克同打布包）18克　云苓神各10克　白蒺藜12克　炒远志10克　鹿角霜10克　橘红络各4.5克

四诊：

前方连服二十剂，除觉乏力口干之外，诸症若失。血压为：140/100毫米汞柱。病邪已退，正气未复，拟用强心补血巩固疗效。

处方：

夏枯草10克　白蒺藜12克　蟹化石30克（打碎先煎）朱寸冬10克　朱茯神10克　远志肉10克　金石斛6克　鲜石斛6克　黄菊花10克　东白薇6克　大生地6克　鲜生地6克　西洋参4.5克（另炖对服）　陈阿胶10克（另烊对服）鹿角胶6克（另烊对服）

五诊：前方连服二十剂，检查血压130/90毫米汞柱，已趋正常，仍将上方去鲜石斛、鲜生地，加龟胶

20克，除三胶另兑服外，其余诸药共研细末，炼蜜为丸，每丸重10克，早晚各服1丸，白开水送服。

按：本例为一虚性高血压病，始则因其下虚上盛，脉上鱼际，血压过高，即以四石（磁石、赭石、石英、石蟹）重坠之品，平肝潜阳以治其标。一俟标证减轻，改用丸药培补本元。鹿角纯阳，龟甲纯阴，阿胶养血，洋参益气，以四药为主，补益阴阳气血，又佐以大量滋阴之药，育阴涵木以从根本图治。

29. 气血两亏脾胃不健头晕案

朱某，男，42岁，病历号55、5、352。

久患失眠，极不耐劳，头晕头痛，记忆力减退。患胃病亦有年余，食欲不振，消化不良，恶心口干，在铁路医院检查诊断为神经官能症。血压80/60毫米汞柱。

脉象：指下不满，按时且见滞涩。

辨证立法：

患者就诊时，体弱神疲，面白少华，营养不良之象。营出中焦，纳食既少，消化又复不良，饮食精微，无从转化，营血无源，消耗日甚。心主血，血既不足，心气亏耗，血不上荣，血压低于正常，致头晕而痛，脑失营养，遂有失眠而记忆力则必减退。阴分已亏，自生虚热，口干者职是之故。先应治胃，待消化力强，营养得能输布，血气旺盛，诸症可瘥。拟和胃强心安神法。

处方：

厚朴花4.5克　玫瑰花4.5克　半夏曲6克　建神曲6克　砂仁壳4.5克　豆蔻壳4.5克　朱茯神10克　朱寸冬10克　炒枳壳4.5克　炒远志6克　生枣仁10克　熟枣仁10克　白蒺藜10克　东白薇6克　金石斛10克　鲜石斛10克　漂白术4.5克

二诊：服药十剂，纳食消化均见好转，已不恶心，睡眠比前好转。但仍体倦神疲，头时晕痛。拟调气血，和脾胃，补肾强心法。

处方：

野党参10克　酒川芎4.5克　生牡蛎（龙骨12克同布包先煎）12克　炙黄芪15克　焙内金10克　漂白术6克　厚朴花4.5克　玫瑰花4.5克　白蒺藜10克　酒当归6克　炒枳壳4.5克　鹿角胶10克（另烊对服）

三诊：前方连服二十剂，诸症均有好转，睡眠较前安稳，精神日益旺健。因公出差四个月未能服药，前症又有复现之势。头晕痛，腰酸楚，自觉思想不易集中，睡眠亦较前差，纳食不佳，消化力弱，仍遵原法加重补肾药力治之。

处方：

川桂枝6克　杭白芍12克　生牡蛎（龙骨12克同布包，先煎）12克　酒川芎4.5克　朱茯神10克　朱寸冬10克　川续断10克　川杜仲10克　白蒺藜10克　淡苁蓉18克　山萸肉12克　香白芷4.5克　焙内金10克　炒枳实6克　炙草节6克　沙蒺藜10克　漂白术10克

四诊：服药十剂，纳食渐佳，消化也好转，大便每日一次，头仍晕痛，腰背酸楚，血压88/60毫米汞柱，守原法治之。

处方：

野党参10克　炙黄芪18克　云茯神10克　云茯苓10克　川桂枝4.5克　漂白术10克　酒当归12克　肉苁蓉18克　杭白芍10克　金狗脊15克　炙草节6克　川杜仲10克　酒川芎4.5克　川续断10克

五诊：服前方十剂，诸症减轻，但读书时间稍久，

仍觉头晕，睡眠可达六、七小时，亦较前安稳，饮食二便均甚正常。血压 100/70 毫米汞柱，血压有恢复正常之势。症状亦见减轻，拟将上方将剂量加一倍，配为蜜丸，每丸重 10 克，早晚各 1 丸，白开水送服。

按：本病治疗，着重在于脾胃，同时调补气血心肾。健脾胃则生血有源，补心肾，则上下交通，气血协调，心脑安泰，诸症消除，精神旺健，患者前后服丸药八十日，已照常工作。

30. 中风半身不遂案

龙某，女，59 岁，出诊。

平素患高血压病，一月以前突然中风不语，急至医院抢救。口㖞，语言不清，右半身不遂，经治月余，诸症稍见转好。出院后，拟服中药治疗，现症为语言不利，心烦不眠，右半身不用，下肢有痛感，口干思饮，小便多而黄，大便干燥。血压 170/100 毫米汞柱。

舌苔白厚中间带黑，脉寸关均弦，尺脉弱。

辨证立法：

年近六旬，气血已亏，下虚阳亢，血压过高。经云："邪之所凑，其气必虚"，内因为主，外因为由。突然中风，血络壅阻，以致口㖞舌强，语言不利，半身不用。血行不畅，心脑失养，郁则生热，遂有心烦不眠，口干便结，舌苔中黑诸症。脉寸关弦而尺弱，是为上充血，下元虚之象。拟用清热安神，通调血络法。

处方：

夏枯草 10 克　炒远志 10 克　朱茯神 12 克　枳实炭 6 克　青竹茹 10 克　川黄连 4.5 克　陈皮炭 10 克　怀牛膝 10 克　朱寸冬 6 克　炒香豉 10 克　生栀仁 6 克　酸枣仁 12 克　甘草梢 3 克

第一辑

二诊：前方服二剂，大便通畅，是属腑气已通，血络行将通达之兆。他症尚未轻减，再拟引血下行，调节盈亏。

处方：

首乌藤15克　生蒲黄10克　磁朱丸（秫米12克同布包）6克　怀牛膝10克　桑寄生15克　嫩桑枝15克　紫石英12克　紫贝齿12克　酸枣仁18克（生炒各半）　朱茯神12克　干石斛12克　清半夏6克　茺蔚子10克　炒远志10克　合欢花10克　甘草梢3克

三诊：

前方连服五剂，睡眠较好，但仍不实，心烦口干，均见轻减，舌苔薄白，已无厚黑之象，拟用黄连阿胶鸡子黄汤化裁，并施针灸治疗，以期速效。

处方：

川黄连4.5克　朱寸冬10克　朱茯神10克　桑寄生18克　嫩桑枝18克　茺蔚子12克　怀牛膝12克　干石斛12克　夜交藤15克　合欢花10克　炒远志6克　生枣仁15克　生栀仁6克　杭白芍10克　炙甘草4.5克　双钩藤12克　陈阿胶10克（另烊对服）

另：生鸡子黄2枚（分二次调下）

四诊：又服五剂，睡眠比前更好，口渴心烦均减轻，头尚晕，小便有时黄，原方再服三剂。

五诊：服药后睡眠已达七小时之多，头晕见好，精神转健，自觉右脚有血往下行之感，手微酸，右臂痛，再予丸方，仍配合针灸治疗。

处方：

绵黄芪18克　野党参60克　地龙肉30克　净桃仁60克　川红花30克　蕲蛇肉60克　川桂枝30克　全当归60克

明玳瑁 30 克	明天麻 30 克	酒川芎 30 克	杭白芍 60 克
白蒺藜 60 克	大生地 60 克	天麦冬各 30 克	干石斛 60 克
五味子 30 克	何首乌 60 克	真黄精 60 克	东白薇 30 克
金狗脊 60 克	云黄连 30 克	酸枣仁 60 克	磁朱丸 30 克
云茯神 30 克	怀牛膝 60 克	远志肉 30 克	夏枯草 60 克
条黄芩 60 克			

共研细末，蜜为丸每丸重 10 克，每日早晚各服 1 丸，本方可服半年，感冒发热时停服。

按：本案为素患高血压病，突然中风后，虽经抢救，生命已保，而半身不遂，口㖞、语言不清，未能恢复。经服温胆汤加减采取化痰通络之法，使其血络通畅，实虚调节，诸症逐次减轻。再进安神、清虚烦之法，得能安睡。精神逐渐恢复，使正气充沛，气血和协，血压恒常，症状当可指除。丸药用补阳还五汤加减，以补益气血，通调脉络，巩固疗效。患者服丸药半年，经追访知食睡均好，精神旺健，已能扶杖行动，语言清晰，谈笑如常。嘱再配前方以冀瘥可。综观各诊，辨证精细，用药恰当，通补各有先后，温清皆有比例，步骤分明，理法井然。

31. 风痰阻络口眼㖞斜案

范某，男，39 岁。

平素血压高，经常觉头脑发胀昏晕，看书更觉不适，视物模糊。就诊前三个星期，突觉语言、咀嚼时口唇活动不便，逐渐加重，右侧口眼㖞斜，饮水顺嘴角漏出，后头皮有时疼痛。经针灸及理疗，稍见好转，效果不甚显著，拟加用中药治疗。

舌苔薄白质略红，脉象弦细而数。

辨证立法：

平素肝阳亢盛，故有血压增高，头脑晕胀，视物模糊诸症，阳亢风动，风痰窜扰经络，气血阻滞不通，遂致口眼㖞斜，拟用平肝熄风，活血通络治之。

处方：

双钩藤 12 克　　白僵蚕 5 克　　制全蝎 5 克　　地龙肉 6 克　白蒺藜 12 克　　生蒲黄 10 克　　北防风 5 克　　酒川芎 5 克　　杭白芍 10 克　　节菖蒲 6 克　　干石斛 15 克　　全当归 6 克　　炙甘草 3 克

二诊：前方连服四剂，自觉口角发麻，右眼看书时发胀模糊，后头处仍时疼痛，病属慢性，宜服丸药。

处方：

白蒺藜 60 克　　石决明 30 克　　制全蝎 15 克　　白僵蚕 30克　草决明 30 克　　地龙肉 30 克　　双钩藤 60 克　　密蒙花 60 克酒川芎 15 克　　节菖蒲 30 克　　谷精草 60 克　　杭白芍 60 克干石斛 60 克　　寻骨风 30 克　　明玳瑁 30 克　　细生地 60 克木贼草 15 克　　明天麻 15 克　　鹿角霜 30 克　　生蒲黄 30 克全当归 30 克　　炙甘草 30 克

共研细末，蜜为丸，每丸重 10 克，每日早晚各服 1 丸。

按：口眼㖞斜，有因外风、内风引起之分，外风宜散，内风宜熄，而活血通络则相同。本案口眼㖞斜即由内风引起，施师以钩藤、全虫、地龙、僵蚕平肝熄风；以蒲黄、川芎、白芍、当归活血通络；加防风以防外邪乘虚而入；用白蒺藜疏肝解郁，用节菖蒲化浊开窍，用石斛养阴清热。整个方剂配伍，主次分明，照顾周到。服药后患者觉口角发麻，药力已及患处。二诊更从平素肝阳亢盛着眼，加用石草决明、玳瑁、天麻、密蒙花、谷精草、木贼草等药，加强平肝清热的作用，以从根本解除引起肝风内动之因。患者服丸药一百日，口眼㖞斜已完全纠正，而血压也恢复正常，头胀头痛，视物模糊亦随之而愈，已恢复工作。